董氏奇穴与经穴临证集验

杨朝义　编著

奇正结合　重点突出
内容翔实　经验丰富

北方联合出版传媒（集团）股份有限公司
辽宁科学技术出版社

图书在版编目（CIP）数据

董氏奇穴与经穴临证集验 / 杨朝义编著 . -- 沈阳：
辽宁科学技术出版社, 2025. 4. -- ISBN 978-7-5591
-4041-8

Ⅰ . R244.1

中国国家版本馆 CIP 数据核字第 2025N8445X 号

出版发行：辽宁科学技术出版社
　　　　　（地址：沈阳市和平区十一纬路 25 号　邮编：110003）
印　刷　者：辽宁新华印务有限公司
经　销　者：各地新华书店
幅面尺寸：170mm×240mm
印　　张：22.25
字　　数：360 千字
出版时间：2025 年 4 月第 1 版
印刷时间：2025 年 4 月第 1 次印刷
责任编辑：丁　一
封面设计：刘冰宇
版式设计：袁　舒
责任校对：许琳娜
书　　号：ISBN 978-7-5591-4041-8
定　　价：88.00 元

编辑电话：024-23284363，15998252182
邮购热线：024-23284502
E-mail：191811768@qq.com
http://www.lnkj.com.cn

编 委 会

编 著

杨朝义

副主编

杨朝飞　王泽龙　杨兴胜　刘　鹏　杜志雄

编 委（以姓氏笔画排序）

刘秀丽　李颖慧　张维慧　鞠龙秀

内容提要

　　本书是董氏针灸与传统针灸相结合的综合性针灸著作，以董氏针灸为核心内容。首先，本书系统地阐述了关于董氏针灸的重要理论，并着重介绍了董氏针灸的重要穴位，旨在为董氏针灸初学者提供一条快速全面掌握董氏针灸的捷径。

　　治疗篇则是取其董氏针灸与传统针灸之精华，采用以"奇正"相结合的方法，相互为用，取长补短。通过对临床经典案例的深入分析，本书总结了长期临床实践的经验，具有用穴少、见效快、安全性高、标本兼治、易复制和操作等多种优势，有效地发挥了"奇正"各自之优势，极大地提高了临床疗效，临床实用性强，是针灸领域"奇正"结合的重要参考用书。本书适合于针灸医师、中医师、针灸专业学生、董氏针灸研究者及中医针灸爱好者阅读和学习。

前　言

　　距《董氏奇穴与十四经穴临证治验》一书的出版，已时隔近10年。在这近10年中，本书已历经十几次印刷。在此期间中医发展极为迅速，尤其是党和国家高度重视中医的深入发展。经过新冠疫情三年的考验，以及各种甲流及其他流行病的广泛流行，中医的突出贡献有目共睹，此时中医的发展壮大显得尤为重要。这10年也是董氏针灸迅速发展的阶段，并得到了国家中医药管理部门的高度认可，相关书籍也陆续出版。在这10年中，笔者又连续编写出版了4本关于董氏针灸方面的书籍和一套董氏针灸穴位挂图，均十分畅销，并且得到了诸多同人的高度关注和大力支持。其中有两本书每年印刷3次以上，且有3部作品又分别由中国台湾再次出版发行。董氏针灸的培训机构也如雨后春笋般发展起来，自传承发展以来，董氏针灸在业界一直备受关注，世界各地也相继建立了董氏针灸相关机构，成为目前各种针灸体系中最具有生命力的一支。在这10年发展过程中，笔者不断学习、临床、讲课、研究，对董氏针灸的认识更加深入，运用也更加成熟。因此，距今已有10年之久的《董氏奇穴与十四经穴临证治验》一书的内容有待于完善更新。

　　本书是对《董氏奇穴与十四经穴临证治验》一书的更新与完善，是上一本书的全面升级。在内容上做了较大改动，理论上更系统，内容上更全面，更加凸显了"奇正"结合的临床有效运用，实用性更强。本书是董氏针灸与传统针灸的实用性综合用书。

（一）穴位内容上的系统变化

　　（1）穴位图片调为彩色版，采用真人模特针刺照片，穴位位置更加清晰，容易辨识。在穴位定位及取穴上，语言文字通俗易懂，更直观，便于自学。

　　（2）在穴位作用主治上进行了更系统的全面总结，对每穴的主治作用进行了精准的概括，所列作用疗效确切，对临床疗效不佳的作用功效不再罗列，使得每穴作用疗效更为实用。

（3）在穴位运用内容上，将近10年的临床实践运用总结为心得体会，包括特效穴位的配合运用、针刺注意事项、新的临床运用功效等内容。

（二）理论方面的完善总结

（1）在理论上更加系统条理化，理论上的完善才能推动实践的进步。本书使读者能够系统地掌握董氏针灸基本内容，便于初学者学习了解。

（2）在理论上注重董氏针灸与传统针灸的有效结合，使得"奇正"结合更加融会贯通。对于没有董氏针灸基础的传统针灸同人，从相关理论上能够深入理解二者之间的关系，便于接受和学习。

（三）"奇正"结合在内容上深入更新，突出实用性

（1）在治疗中加强了董氏针灸与传统针灸优势结合的运用，二者优势互补，相得益彰，相互为用。所有治疗篇内容皆是通过"奇正"结合的联合运用，根据疾病所需，或以董氏针灸为主，或以传统针灸为主，或者两者并重，总之，以疗效为目的，形成了独特的治疗风格，极大地增强了治疗效果。

（2）本书中增加了董氏针灸优势病种的治疗内容，使得读者对董氏针灸能更深入地掌握运用。

（3）每种疾病治疗处方后皆有全面的注释，对其用穴组方进行了精确分析，明确了用穴的原理；对"奇正"结合点也做了深入分析，明确了二者之间结合所用的切入点，使读者能够知其然而知其所以然。

由于本人水平和经验有限，书中错误及不足之处在所难免，敬请各位同人批评指正。大家在阅读本书时，若有关于书中内容问题需要咨询，请通过微信交流联系，微信交流号：15966990292，杨朝义针灸。

杨朝义

于山东潍坊杨朝义针灸传承中心

癸卯年丑月初六（2024年1月16日）

目　录

第四章 董氏针灸用穴理念

一、暗影、青筋或红筋的运用

中医认为"观其外而知其内"，董氏针灸认为诸多疾病常在某一部位有明显的反应，其反应多表现为呈暗影、青筋或红筋的出现，这些表现常是疾病的诊断点，也是治疗的关键点，若用之则有较佳的疗效。如急性背痛常在重子、重仙位置出现瘀络；肺肾疾病常在水通、水金出现瘀络；中风后遗症在木火穴常出现瘀络；疝气常在五间穴出现瘀络等。所以，这些疾病常选择相应的穴位运用，尤其当反应部位表现出相应的反应，用之往往会效如桴鼓。

二、全息论的运用

中医的核心理论就是整体观，认为每一个局部皆与全体相关，每一个局部均能反映全体，同样从某一局部也能治疗全体，这就是中医全息论的观点。在针灸学中，最早提出全息理论观的当属第2掌骨全息论。之后，诸多的微针针法的诞生就是全息论的具体运用，如头针、耳针、眼针、脐针、腹针、掌针、足针等多种微针系统的发明，都是通过全息论观点应运而生的。董氏针灸全息论的运用主要表现在以下几点。

（1）董氏针灸之穴位分为十二个部位，但在十二个部位中的每个部位均可治疗全身的疾病（也就是每一个部位均可与人的整体相应）。同类性质和作用的穴位在不同部位可皆有分布，比如指五金、指千金、手五金、手千金、足五金、足千金；指驷马、足驷马等，皆是此意。

（2）穴位针刺及其穴位的设置原理也多从全息理论运用。如灵骨穴针刺时必须深刺，其含义是深刺侧面之上、中、下三焦之意，故而效果强大；再如五虎穴，自指尖向手掌，依序为五虎一、五虎二、五虎三、五虎四、五虎五，用于全身骨关节的治疗，按此五穴之分布及主治本身即有全息意味，五虎一治疗手指痛，五虎三治疗脚趾痛（五虎二加强五虎一、五虎三的疗效），五虎四治疗脚背痛，五虎五治疗足跟痛；再比如三三部位的肠门、肝门、心门三穴的设置也是根据全息而设的，肠门在三三部位最下，用于下焦治疗，肝门在三三部位中间，用于中焦治疗，心门在最上，用于上焦治疗。以上这些处处无不包含着全息论的运用。

（3）董氏奇穴倒马针的运用，三针分别代表上、中、下三焦的关系。董氏针灸的倒马针法的组成常用两针或三针组成，其原理在于借其全息作用，实现全体呼应，从而加强了其疗效。尤其以调整脏腑功能的八八部位穴位，皆是以倒马针组合而成，其倒马针运用，有上、中、下三针相应三焦，整体合用，全体照应，疗效固然强大。

三、体应针法的运用

董氏奇穴作用强大的一个重要原因就是能够应骨、应筋、应肉、应脉的针刺用穴原则，由此，董氏针灸体应针法分为四点：即以骨治骨、以筋治筋、以肉治肉、以脉治脉。通过取穴这一要点决定了临床取穴如何合理地进行针刺。

以骨治骨：针刺时尽量贴骨，如灵骨穴是在拇食指叉骨缝上，大白穴针刺时紧贴第二掌骨小头，所以其功效非常强大。又如四花穴组，被称为"消骨针"，本穴组均紧贴胫骨边缘下针，可治疗膝关节骨刺，肥大性、退化性关节炎。

以筋治筋：能够贴筋针刺的尽量贴筋，以治筋病，如董氏奇穴中的正筋、正宗，完全针刺于筋上，故可治疗落枕、颈项强痛、腰背痛等。传统针灸的尺泽穴也是治疗筋病的常用重要穴位，早有歌赋言"尺泽能医筋拘挛"，因为本穴就在肱二头肌之边缘。

以肉治肉：如肩部肌肉丰厚区域中的肩中、上曲、下曲、云白、李白等穴位均可以治疗肌肉萎缩及小儿麻痹后遗症。大腿肌肉丰厚部位的足驷马穴也是治疗肌肉萎缩的重要穴位，因为这些穴位皆在肌肉丰厚之处，体现了以肉而应肉的原则。

以脉治脉：紧贴于血管之部位，可以治疗血脉病，如传统针灸中的太渊穴为脉之会，其穴就在桡动脉边，用之可治疗无脉症。再如董氏奇穴中的人宗、地宗等穴位，近于肱动脉，因此可治疗血液循环系统疾病，能够调整血液循环。

通过长期的临床运用来看，在以上四种体应针法中，以骨治骨的效果最为确切，其次则是以筋治筋的临床运用。

四、对应取穴法的运用

《标幽赋》中提到："交经缪刺，左有病而右畔取，泻络远针，头有病而脚上针。"左病右治、右病左治、上病下治、下病上治的方法，其运用就是左右对应、上下对应的具体体现。这种针法主要是根据经络循行、同名经、阴阳之理论而诞生，董氏针灸非常重视这一取穴方法，治疗疾病不在病患处，而远离疾病点，这种取穴方法有取穴少、见效速、疗效高等特点。董氏针灸常用的对应取穴有以下10种方法：①前后对应取穴；②等高对应取穴；③头足对应取穴；④头骶对应取穴；⑤手足顺对取穴；⑥手足逆对取穴；⑦足躯顺对取穴；⑧足躯逆对取穴；⑨手躯逆对取穴；⑩手躯顺对取穴。

上述对应取穴法在临床中应灵活合理地运用，根据患者的疾病特点选择相应的对应取穴，在临床运用时很少单纯地从对应上来用穴，多是从全息对应结合其他相关理论而用之。例如，传统针灸之长强穴能治疗癫痫病，其中所用就是根据头骶对应的理论，再就是本穴在督脉上，督脉入脑，因此治疗癫痫效佳。如果仅从对应上用穴，就会出现"人身寸寸皆是穴"的现象，可以用一穴治疗全身疾病，所有穴位也都能治疗一种病的现象。这种情况显然是不可取的。因此，临床所用必须结合其他的相关理论，如通过足躯逆对来看，脚踝部对应于颈部，正筋、正宗在脚踝部与之相应。其中二穴在足太阳膀胱经上，足太阳膀胱经经过颈项部，二穴正在筋上，通过以筋治筋的理论，正筋、正宗就可以治疗颈项痛特效，所用不仅是对应理论，还有其他两个方面的理论相结合，才达到了非常有效的治疗目的。又如用手三里治疗小腿酸痛极具特效，这一取用是根据手足顺对的应用原理，但取效之因不仅仅是对应关系，手三里为手阳明大肠经穴，手阳明多气多血，酸痛之因多是气血不足而致，故用之佳效。在临床中，以关节部位的对应取穴用之最多且疗效可靠，如用心门穴、尺泽穴治疗膝盖内侧痛，用曲池治疗膝盖外侧痛，用犊鼻穴治疗肘外侧痛，用小节穴治疗脚踝痛等，皆是关节对应取穴，临床尤具实用性。这样的例子举不胜举，以举其例，领会其内涵。只有掌握了其内涵，才能融会贯通，以此发挥理论运用更能得心应手，挥洒自如。

五、董氏掌诊的运用

董氏针灸的一大特色是善用掌诊。这是通过掌诊的变化明确其相应脏腑及相应部位的病变，取用相应的穴位。董氏掌诊的具体方法是察看手青筋或红筋分布的部位（详见董氏掌诊图），从而深知病因之所在，并据以用穴治病。由于各脏腑皆有经络到达手掌上，且董氏针灸所言某腑神经或身体某部位神经，具有与该脏腑或该部位的相应关系（这里所指的神经并不是一般所指现代解剖学上的神经）。透过这种脏腑与掌握脏腑与穴位的联系，便成为一种诊断与治疗的体系。

董氏掌诊的运用理论也来自传统中医学，在中医诊断学中，有"盖有诸内者，必行诸外""视其外应，以知其内脏，则知其所病矣"的望诊理论。因此，董氏掌诊没有一些书籍当中所说的那么复杂，但也没有想象中的那么简单。董氏掌诊是通过手掌青筋暗点来观察其变化的（图1）。

1.察看内容

所要察看的是掌上浮起的经脉管（筋脉）所在部位。

2.作用意义

（1）色青者主寒、主虚；青黑愈甚，病越重；颜色红者主热、主发炎，颜色越紫，病情越重。

（2）柔软内陷者属虚。

（3）有光泽者则无病；色浮者主新病；色沉者主久病。

3.掌诊部位变化代表意义

（1）掌诊三焦经上，中白、下白一段诊脾，凹陷为脾虚。

（2）掌外缘（尺侧）小肠经上现青筋或柔软内陷者诊肾虚。

（3）生命线靠鱼际侧缘上段青黑主内伤久年胃病、胃溃疡，下段青黑主十二指肠溃疡。

（4）大指指掌连接处附近诊外感胃病。

（5）生命线靠手心侧缘属肺（食指至鱼际穴）；青筋浮起主肺虚。

（6）中指至掌心劳宫穴为心经。

（7）无名指本节手心部为肝经。

（8）虎口色青主妇人白带；色紫诊慢性发炎。

（9）手腕内侧诊妇科病，红筋主发炎，青筋主寒、主血虚。

（10）胃下垂区见青筋主脾肿胀。

（11）脾肿区见青筋出现则是脾肿腹胀。

（12）二、三尖瓣至肝区（标有◎）同时出现深青黑色为死诊；董师名之曰"生死关"。

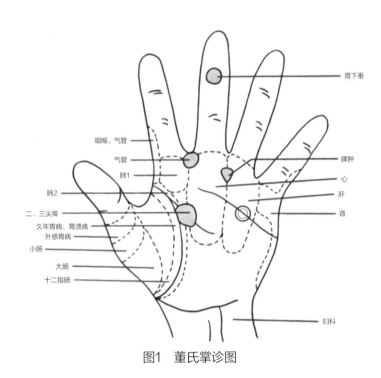

图1　董氏掌诊图

第五章　董氏针灸与经络之间的关系

董氏针灸与经络之间存在着非常密切的关系，在穴位运用原理方面存在着千丝万缕的联系，明确经络与穴位之间的关系，对于学习董氏针灸是不可或缺的内容，现从以下几个方面简述两者之间的密切联系。

一、循经用穴与董氏针灸之间的关系

在传统针灸中，循经取穴是取穴的最基本的方法，即遵循"经络所行，主治所及"的理论，也就是这条经联系到的脏腑、组织、器官，可以通过取用这条经脉的穴位进行治疗。董氏奇穴中的许多穴位功用就是以经脉的循行所运用的。如火主、火硬穴可以治疗咽喉痛、张口不灵、妇科病、尿道炎等，其用法就是根据经络所行而用，这两个穴位在肝经循行线上，接近于传统针灸的太冲、行间穴，足厥阴肝经"循股阴，入毛中，环阴器，抵小腹……"其支者"从目系下颊里，环唇内"，均是在经络循行理论指导下有了以上相关的运用；如三其穴（其门、其角、其正）位于手阳明大肠经脉上，可以治疗便秘、痔疮、大肠病变；正筋、正宗治疗颈项部两筋拘急疼痛及背痛有特效，因这一组穴位在足太阳膀胱经上，所以特效；如治疗急性肝病的肝门穴，其穴处于小肠经脉循行线上，中医认为肝病多湿，小肠为分水之官，所以利湿退黄作用强；人士、地士、天士能治疗感冒、气喘、鼻炎，因为这三穴位位于手太阴肺经上；门金穴在足阳明胃经上，与陷谷相符，故可治疗肠胃病等，以上皆是通过经脉循行理论进行运用的实例。

二、表里经、同名经用穴与董氏针灸的关系

表里经与同名经取穴是传统针灸取穴的重要理论，在董氏针灸中这种取穴思维也处处彰显。如用火菊穴、天皇穴治疗前头痛，二穴均在脾经上，前头痛为阳明经头痛，脾胃互为表里，因此属于表里经用穴；火膝穴治疗心痛，火膝穴位于手太阳小肠经上，心与小肠互为表里，因此其用也属于表里经用穴；用腕顺一

第二篇　董氏针灸重要穴位精解

引言

针灸穴位的发展是几千年来经过长期的实践，从无到有陆续发展而来的。每一个穴位从发展到确定都经过了一定的过程、大量的临床实践结果才确定下来。在晋代《针灸甲乙经》中记载了349穴；到了南宋王执中所著的《针灸资生经》中所载穴位有359个，仅增加了10穴；到了明代的《针灸大成》中只增加了2个穴位，成为361穴；新中国成立以后，将经外奇穴印堂归入了督脉，经穴为362穴。通过这个发展过程来看，针灸穴位的确立是非常慎重的，非至成熟阶段，绝不轻易肯定，这是一种认真严肃的治学态度。针灸学的发展并不是靠着新穴位的出现而发展的，反而是对原有穴位深入的研究，明确穴性、知穴之属、辨穴之长、熟穴之伍、明穴之用，以穴尽其用，充分发挥穴位的治疗作用，提高临床疗效。

传统针灸时至今日，穴位数量增加较少，其中一个原因就是穴位发展到这些数目，为数已是不少，已完全适应临床需求，穴位过多则难以对每个穴位深入研究，反而不利于临床的发展。可是在董氏针灸发展以来，穴位增加得越来越多，当年董师写书时就提出了672穴，这些穴位已经够多了，完全能够适应临床之需求。没想到的是董氏针灸被推广以来，穴位增长之快、增加之多难以让人置信，在短短的十几年就增长到了千余穴，且呈有增无减之趋势，让人处于目不暇接之现状。这种局面真是达到了人身寸寸皆是穴之境地，此现象并不值得乐观，更令人担忧，使初学者望而却步，已学习者无法适从。对于这种现象不但不利于推广董氏针灸，反而有损于董氏针灸的传播，如果不抵制这种不良现象，董氏针灸的前途将不堪设想。

慎重而又积极地发展新穴，这实属必要，时代在前进，针灸学在发展，经过不断的临床实践，新穴的确立也是必不可少的。但是真正新穴的确立是需要完整资料的，在一定理论指导下，需要较长时间的应用和观察，积累一定数量的病案，当成熟后方可推广应用。董氏针灸穴位也是如此，不要随随便便地增添穴位，时下的董氏针灸新穴增加就极为随意，比如——部位董师原定出了27穴，但目前仅新穴就增加到了50个穴位，增加了23个穴位，二二部位董师原定出了10个穴位，现在有人将其增加到了33个穴位，比原来增加了23个穴位，另外某些原有的穴位上随便增添穴点，如木穴、木炎原来均由2个穴点组成，有人增加为3个点，木火原有一个穴点，现有人增加为4个穴点，董师一个穴点还要求限用时间及次数，此处再多出3个点，在增加的新穴中有些穴位是由七八个点组成的，如七华、八关分别是由7个点和8个点组成的，可谓是一种拼凑，这完全违背了董氏针灸用穴思想。这种设穴真正成了"人身寸寸皆是穴"的现象了，失去了科学性和实用性。保持严谨审慎的治学态度，科学合理地增添新穴是值得发扬的，比如增添的小节穴治疗踝关节的扭挫伤，三叉三穴在五官科疾病的广泛运用，反后绝穴治疗肩背痛的运用等，这就是有意义的穴位增加，值得提倡。

　　所以本书所讲述的用穴主要是董师原著中的穴位，并根据穴位临床运用的广泛性而有重点地阐述，对临床用之较少的穴位，仅作引述，供大家参考。

【**操作**】使用5分针，针深1~2分。

4.外间穴

【**标准定位**】食指掌面第2节正中线外开（偏向桡侧）2分，距下横纹1/3处取穴（图1-4）。

【**解剖**】桡骨神经之皮下支，心脏及六腑分支神经。

【**准确取穴**】在手指，将食指第2指节分成3等份，于桡侧下1/3处紧贴着指骨的边缘进针即可。

【**主治**】疝气、尿道炎、牙痛、胃痛。

【**操作**】使用5分针，针深2~2.5分。

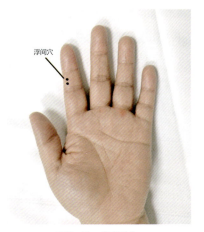

图1-3　浮间穴

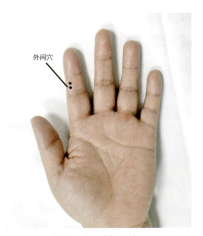

图1-4　外间穴

5.中间穴

【**标准定位**】食指掌面第1节正中央处取穴（图1-5）。

【**解剖**】桡骨神经之皮下支，肺分支神经，心脏及六腑分支神经。

【**准确取穴**】在手指，首先确定出食指掌面第1节正中央点，于此处取穴即可。

【**主治**】心悸、胸部发闷、膝痛、头晕眼花、疝气。

【**操作**】手心向上，针深1~2.5分。

◆ **临床运用发挥及说明**

（1）前文五穴是治疗疝气的特效针。董公的原著中明确表示，外间、大间、小间、中间四穴同时用针，为治疗疝气之特效针法（治疝气成方），单侧取穴即可，或者左右两侧交替取穴。说明本穴组治疗疝气极具特效，临床用之确具实效，尤其在穴位处有明显瘀络者用之更具实效。传统针灸以肝经穴位最为常用，如大敦、行间、太冲、蠡沟等相关穴位，其运用原理则是根据足厥阴肝经经络循行理论，足厥阴肝经"循股阴，入毛中，环阴器，抵小腹……"所以传统针灸肝经穴位取穴最为主要，其次三阴交、百会、气海、归来等穴位也经常取用。

（2）用于下焦湿热疾病。外间、浮间同用常治疗睾丸炎、阴部瘙痒、前列腺炎、膀胱炎、尿道炎（尿急、尿频、尿痛等）生殖系统疾病。

（3）大间、小间、中间可治疗膝痛。三穴在主治中有治疗膝痛的作用，但董氏奇穴传承中较少提及膝痛治疗的运用，近几年笔者临床验证其效果不错，值得临床推广运用。

（4）小间穴治疗咳吐黄痰有特效。在小间穴主治中有治疗吐黄痰的作用，这一功效极为确切，若配用心常穴其效更佳，二穴伍用对老年人、心脏病患者之咳痰极效。

（5）可治疗肠炎。前文五穴可治疗肠炎，尤其大间与小间倒马运用，可配门金穴其效更佳。

（6）刺血可治疗心脏病。若心脏病患者在五间穴区域有瘀络出现，可点刺出血有较好的治疗作用。

6.木穴（又名手感冒穴）

【标准定位】在食指第1节掌面内侧（即尺侧），距中央线2分之直线上，距上横纹1/3处1穴，距下横纹1/3处1穴，共2穴（图1-6）。

【解剖】正中神经、指掌侧固有神经、肝神经、肺肾经。

【准确取穴】在手指，首先将食指掌面第1节分成3等份，分别紧贴尺侧的指骨边缘上下1/3处取穴。

【主治】肝火旺、脾气躁、感冒、眼发干、眼流泪、流鼻涕、出汗感冒、手皮肤病、手皮发硬（鹅掌风）、角化不全（手掌心脱皮）。

【操作】针深半分。

◆ 临床运用发挥及说明

（1）本穴治疗感冒特效。本穴又名手感冒穴，故治疗感冒，对感冒引发的流涕（无论清涕、黄涕）均有显效，针之立效。笔者以本穴治疗数例患者，无不

9.木炎穴

【标准定位】在掌面无名指第2节中央线外开（偏向尺侧）2分，距上横纹1/3处1穴，距下横纹1/3处1穴，共2穴（图1-9）。

【解剖】正中神经，肝神经，指掌侧固有神经。

【准确取穴】在手指，首先将掌面无名指第2节分成3等份，分别紧贴着尺侧的指骨边缘上下1/3处各取一穴。

【主治】肝炎、肝肿大、肝硬化。

【操作】针深半分。

◆ 临床运用发挥及说明

（1）本穴因清降肝胆之火，火性炎上，故名为木炎，对肝胆之火而致的口苦、易怒、烦躁、目赤等用之甚效，犹如传统针灸之行间。

（2）本穴治疗急性肝病效佳，可用于治疗急性肝炎、急性肝胆疾病，常配肝门、眼黄等穴。

10.还巢穴

【标准定位】在无名指中节外侧（偏向尺侧）正中央点取穴（图1-10）。

【解剖】肝副神经，肾副神经。

【准确取穴】在手指，首先确定无名指中节尺侧缘上的正中央点，于此处取穴。

【主治】子宫痛、子宫瘤、子宫炎、子宫不正、月经不调、赤白带下、输卵管不通、小便多、阴门发肿、先兆流产。

【操作】针深1~3分。

◆ 临床运用发挥及说明

（1）赖金雄医师言有凰巢穴就有凤巢穴，可与妇科穴同时配用，因凤巢穴与凰巢穴作用相同，且以凰巢穴作用确实，故现较少用凤巢穴，并将凰巢穴名改为还巢穴。

（2）"巢"即指卵巢，该穴位作用于卵巢的意思，因此故名。本穴配妇科穴左右交替用针，治疗多种妇科疾病，尤其对不孕症有特效，因此在临床二穴有"送子观音"穴之称。

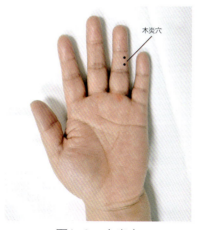

图1-9　木炎穴

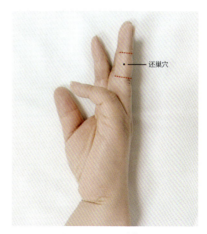

图1-10　还巢穴

11.胆穴

【标准定位】在中指背第1节两侧中点各1穴，共2穴（图1-11）。

【解剖】桡尺神经皮下支，胆神经。

【准确取穴】在手指，于中指背第1节正中央两侧分别紧贴着指骨边缘取穴。

【主治】心惊，小儿夜哭。

【操作】用三棱针点刺出血。

◆ 临床运用发挥及说明

（1）本穴主治小儿夜哭，因治疗小儿夜哭作用特效，故又名"夜哭穴"。轻者可以按揉此穴，重者轻轻点刺出血即可。

（2）本穴可单独运用治疗膝关节疼痛，也可与心膝穴同时运用，尤其膝盖关节增生最具特效。

（3）本穴可用于治疗心胆气虚之疾。本穴具有调补胆虚的作用，可用于心胆气虚所致的心悸、惊恐、夜寐不安等症状。

12.二角明穴

【标准定位】在中指背第1节中央线上，距上横纹1/3处1穴，距下横纹1/3处1穴，共2穴（图1-12）。

【解剖】桡尺交叉神经，肾神经。

【准确取穴】在手指，首先将中指背第1节分成3等份，分别于上下1/3处各取1穴。皮下针，向小指的方向针刺。

【主治】闪腰岔气、肾痛、眉棱骨痛、鼻骨痛。

【操作】横针皮下半分。

◆ 临床运用发挥及说明

（1）本穴治疗急性闪腰岔气特效。二角明为治疗急性闪腰岔气之特效穴，其疼痛游走不定，呼吸、咳嗽均会使疼痛加重，此时选用二角明最具特效，可配火串穴，也可配马金水穴。

（2）治疗鼻骨痛、眉棱痛、前头痛效佳。本穴治疗鼻骨痛、眉棱骨痛为基本主治，其作用疗效肯定，治疗前头痛常配中白穴效佳。

（3）本穴有补肾之效，对肾虚性腰痛有很好的作用，疼痛在脊柱两侧至腰眼穴及京门穴处皆为特效治疗区域。

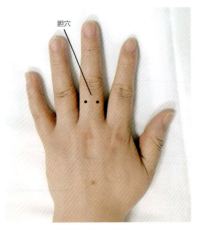

图1-11　胆穴

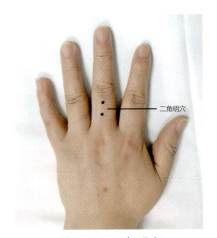

图1-12　二角明穴

13.心膝穴

【标准定位】在中指背第2节两侧之中央点各1穴，共2穴（图1-13）。

【解剖】正中神经，心脏分支神经。

【准确取穴】在手指，于中指背第2节正中央两侧分别紧贴着指骨边缘处取穴。

【主治】膝痛、肩胛痛。

【操作】针深半分。

◆ 临床运用发挥及说明

（1）本穴对膝关节疼痛有特效，因此名为心膝穴。尤对膝关节骨质增生效佳，可单独运用本穴，也可与胆穴配用。

（2）本穴在中指背上，对应于脊柱，可治疗脊柱疼痛，包括颈椎、胸椎、腰椎疼痛。

14.肺心穴

【标准定位】在中指背第2节中央线上，距上横纹1/3处1穴，距下横纹1/3处1穴，共2穴（图1-14）。

【解剖】正中神经，心脏及分支神经。

【准确取穴】在手指，首先将中指背第2节分成3等份，分别于上下1/3处各取1穴。皮下针，向小指的方向针刺。

【主治】脊椎骨疼痛、颈项痛、小腿胀痛。

【操作】横针皮下半分。

◆ 临床运用发挥及说明

（1）本穴在中指指背上，对应脊椎，可治疗颈项痛、胸椎痛，也可以治疗尾椎痛，尤对尾椎部位疼痛极效，对于尾椎骨尖端部位疼痛，可取用心门穴。

（2）治疗髂后上棘两侧痛有特效。

（3）本穴有调节心肺不足的作用，凡因心肺不足引发的心慌、心悸、胸闷、咳喘、头晕目眩、身体无力等症状皆可以调节治疗。

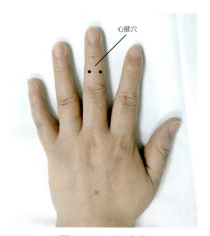

图1-13　心膝穴

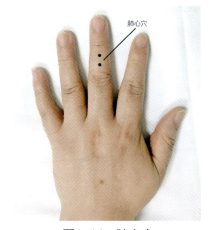

图1-14　肺心穴

15.木火穴

【标准定位】在中指背第3节横纹中央点处取穴（图1-15）。

【**解剖**】正中神经，心脏及肝分支神经。

【**准确取穴**】在手指，于中指背第3节的横纹上取穴。皮下针，向小指的方向针刺。

【**主治**】半身不遂。

【**操作**】横针皮下半分。

◆ **临床运用发挥及说明**

（1）本穴用针次数及每次针刺留针时间有严格限制，一般不超过7分钟，多在5~7分钟之间，连续运用一般不超过7次；针刺本穴后，应活动患肢提高疗效；在治疗中风后遗症时，一般先针刺本穴，取针后再针刺其他穴位。

（2）本穴的运用有两大要点：一是肢体发凉，尤其下肢发凉；二是穴位区域有明显的瘀络变化。如果有任何一点存在即为本穴适应证。

16.妇科穴

【**标准定位**】在大指背第1节之中央线外开（偏向尺侧）3分，距上横纹1/3处1穴，距下横纹1/3处1穴，共2穴（图1-16）。

【**解剖**】桡神经，正中神经，子宫神经。

【**准确取穴**】在手指，首先将手大拇指背面第1节分成3等份，然后于手大拇指尺侧紧贴着骨缘上下1/3处取穴即可。

【**主治**】子宫炎、子宫疼痛（急、慢性均可）、子宫肌瘤、小腹胀、妇人久年不孕、月经不调、痛经、月经过多或过少。

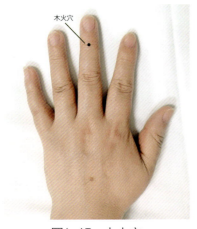

图1-15　木火穴

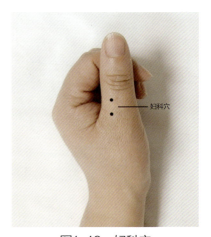

图1-16　妇科穴

【**操作**】5分针，针深2分，一用两针。

◆ **临床运用发挥及说明**

本穴因治疗妇科病具有特效作用，故名妇科穴。临床常与还巢穴左右交替配穴使用，还巢穴主要作用于卵巢，妇科穴主要作用于子宫。其运用可参阅还巢穴。

17.制污穴

【**标准定位**】在大指背第1节中央线上（图1–17）。

【**解剖**】桡神经浅支。

【**准确取穴**】在手指，其穴位位于手大指背面正中央的直线上。也可以将大指背第1节分成4等份，分别在正中央线上下1/4及中点处取穴。

【**主治**】久年恶疮，恶瘤开刀后刀口流水不止、不结口。

【**操作**】以三棱针扎出黑血。

◆ **临床运用发挥及说明**

（1）本穴原著中定位为大指背第1节中央线上，并言明点刺出黑血为用，之后董氏传人将本穴定为3个穴点，但临床仍以大指背第1节区域瘀络刺血为常用方法。

（2）治疗伤口不愈合具有特效。本穴公认的作用就是治疗伤口不愈合，临床用之具有特效，轻证者可于本穴区域瘀络点刺出黑血即可，重者可配合外三关针刺提高疗效。

（3）本穴除了对伤口不愈合有特效外，还常用于烧烫伤、化脓性中耳炎、红肿的青春痘、带状疱疹水疱破溃期、牙龈脓肿、甲沟炎、口腔溃疡、脚癣感染等病的治疗。一般也常配用外三关运用。

18.五虎穴

【**标准定位**】在大指掌面第1节外侧（即桡侧），每2分1穴，共5穴（图1–18）。

【**解剖**】桡神经浅支，正中神经，指掌侧固有神经，脾神经。

【**准确取穴**】在手指，首先将手大指掌面第1节分成6等份，紧贴桡侧指骨5等份点上分别取穴即可。

【**主治**】治全身骨肿，脚跟痛、脚痛、手痛、头顶痛。

【**操作**】针深2分。

◆ **临床运用发挥及说明**

（1）根据全息对应原理，五虎穴分别对应于相应的关节治疗。五虎一穴在最上，用于治疗手指疼痛及麻木；五虎三穴治疗足趾疼痛及麻木；五虎二穴分别加强五虎一和五虎三穴的疗效；五虎三、五虎四穴治疗下肢痛；五虎四、五虎五穴治疗踝关节扭伤、足跟痛。

（2）治疗全身骨肿。五虎穴同用可治疗类风湿关节炎、痛风性关节炎等。

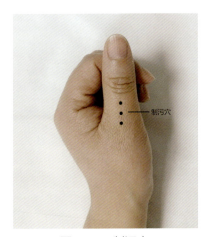

图1-17　制污穴

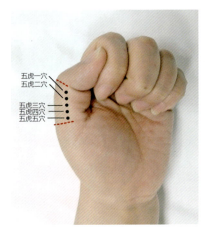

图1-18　五虎穴

三、一一部其他穴位（仅作了解穴位）

19.复原穴

【**标准定位**】在掌面无名指第1节之中央线外开（偏向尺侧）2分直线之中央点1穴，距上横纹1/4处1穴，距下横纹1/4处1穴，共3穴（图1-19）。

【**解剖**】尺神经，肝神经，指掌侧固有神经。

【**准确取穴**】在手指，首先将掌面无名指第1节分成4等份，分别紧贴尺侧指骨边缘上1/4处、下1/4处及中央点处取穴。

【**主治**】消除关节肿大(主要用于无名原因的关节肿大，或风湿、类风湿及痛风等原因导致的关节肿大)。

【**操作**】针深半分。

20.三眼穴

【**标准定位**】在掌面无名指第1节中央线之内开（偏向桡侧）2分，距第2节横纹2分处取穴（图1-20）。

【**解剖**】正中神经，指掌侧固有神经。

【**准确取穴**】在手指，于掌面无名指第1节的桡侧指骨缘上2分处取穴。

【**主治**】补针，功同足三里穴（其作用力量极小，故少用之）。

【**操作**】针深半分。

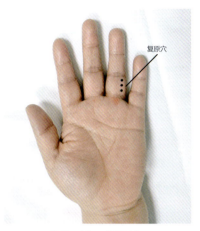

图1-19　复原穴

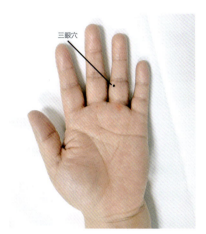

图1-20　三眼穴

21.眼黄穴

【**标准定位**】在掌面小指第2节之中央点处取穴（图1-21）。

【**解剖**】尺神经，胆神经。

【**准确取穴**】在手指，于掌面小指第2节之正中央处取穴。

【**主治**】眼发黄（可用于黄疸病与急性肝炎的治疗，也可以治疗某些眼疾）。

【**操作**】针深半分。

22.火膝穴

【**标准定位**】在小指甲外侧（即尺侧）角之后2分处取穴（图1-22）。

【**解剖**】尺神经、心脏神经。

【**准确取穴**】在手指，以小指指甲为标志点，于手小指指甲根角外开2分处定穴。

【**主治**】膝痛，关节炎，风湿性心脏病，因生气而痰迷心窍之神经病（即精神病）。

【**操作**】针深半分，两边同时用针。

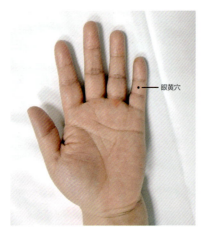

图1-21　眼黄穴

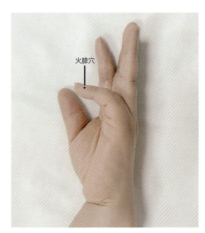

图1-22　火膝穴

23.指肾穴

【**标准定位**】在无名指指背第1节中央线外开（偏向尺侧）2分之中点1穴，距上横纹1/4处取1穴，距下横纹1/4处1穴，共3穴（图1-23）。

【**解剖**】尺神经，肝副神经，肾副神经。

【**准确取穴**】在手指，将无名指背面第1节分成4等份，分别紧贴尺侧指骨边缘上1/4处、下1/4处及中央点处取穴。

【**主治**】口干、肾亏、心脏衰弱、背痛。

【**操作**】针深半分，治痛宜三针同下。

24.指三重穴

【**标准定位**】在无名指指背中节中央线外开（偏向尺侧）2分中点1穴，距上横纹1/4处1穴，距下横纹1/4处1穴，共3穴（图1-24）。

【**解剖**】尺神经，肝副神经，肾副神经。

【**准确取穴**】在手指，将无名指背面的第2节分成4等份，分别紧贴尺侧的指骨边缘上1/4处、下1/4处及中央点处取穴。

【**主治**】祛风，治脸面神经麻痹、乳腺肿大、肌肉萎缩。

【**操作**】针深半分。

25.指五金、指千金穴

【**标准定位**】在手指，于食指背第1节中央线外开（偏向尺侧）2分直线

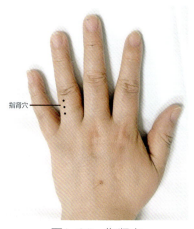

图1-23　指肾穴

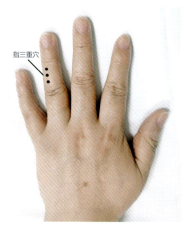

图1-24　指三重穴

上，距上横纹1/3处为指五金穴，第2节下横纹1/3处为指千金穴（图1-25）。

【解剖】桡神经，肺分支神经。

【准确取穴】将食指背面的第1节分别分成3等份后，分别紧贴指骨边缘上1/3处与下1/3处下针。

【主治】肠炎、腹痛、鱼刺梗候。

【操作】针深半分。

26.指驷马穴

【标准定位】食指背第2节中央线外开（偏向尺侧）2分之中点取1穴，距上横纹1/4处1穴，距下横纹1/4处取1穴，共3穴（图1-26）。

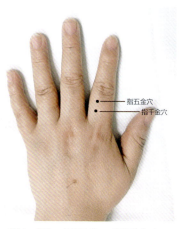

图1-25　指五金、指千金穴

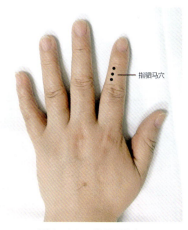

图1-26　指驷马穴

【解剖】桡神经，正中神经，肺分支神经。

【准确取穴】在手指，将食指背面的第2节分成4等份，分别紧贴尺侧指骨边缘上1/4处、下1/4处及中央点处取穴。

【主治】肋膜炎、肋间神经痛、皮肤病、脸面黑斑、鼻炎、耳鸣、耳发炎。

【操作】针深半分。

27.止涎穴

【标准定位】在大指背第1节之中央线内开（偏向桡侧）2分，距上横纹1/3处1穴，距下横纹1/3处1穴，共2穴（图1-27）。

【解剖】桡神经，指掌侧固有神经。

【准确取穴】在手指，将手大指背面第1节分成3等份，于手大指桡侧紧贴着骨缘上下1/3处取穴。

【主治】小儿流口水。

【操作】针深2分。

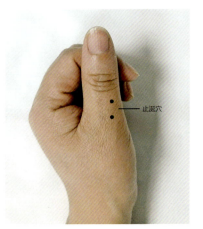

图1-27　止涎穴

四、——部位穴位总图（图1-28）

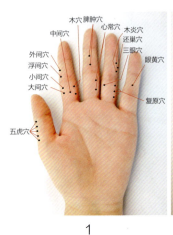
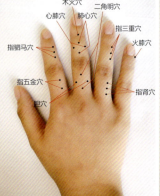
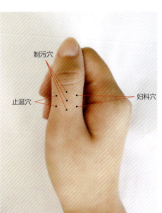

1　　　　　　2　　　　　　3

图1-28　——部位穴位总图

第二章　二二部位（手掌部位）

一、概述

二二部位为手掌部位，本部位总计11个穴名，共26穴（注：穴名后括号内数字表示左右两侧穴位点数）。具体穴位列举如下。

①重子穴（2）；②重仙穴（2）；③上白穴（2）；④大白穴（2）；⑤灵骨穴（2）；⑥中白穴（2）；⑦下白穴（2）；⑧腕顺一穴（2）；⑨腕顺二穴；⑩手解穴（2）；⑪土水穴（6）。

尽管二二部位所设穴位数量不多，但这些穴位很重要，临床常用，除了上白穴之外，其余10个穴位都是临床常用的重要穴位。下面将这一部位穴位的临床运用要点简要归结如下。

二、常用重要穴位临床精解

1.重子穴

【标准定位】在虎口下1寸处取穴，即大指掌骨与食指掌骨之间（图2-1）。

【解剖】有桡骨神经之分布与桡骨动脉，肺分支神经。

【准确取穴】在掌区，首先于掌面虎口画一条与第1掌骨相平行的直线，再于直线上虎口下1寸处取穴即可。

【主治】背痛、肺炎（有特效）、感冒、咳嗽、气喘（小儿最有效）。

【操作】针深3~5分，手心向上，用1寸针，直刺。

2.重仙穴

【标准定位】在大指骨与食指骨夹缝间，距虎口2寸，与手背灵骨穴正对相通（图2-1）。

【解剖】有桡骨神经之分布及桡骨动脉，肺分支神经及心细分支神经。

因此本穴组可用于治疗呼吸系统疾病。土水中穴配水通穴治疗哮喘特效，土水中穴配曲陵穴治疗咳嗽甚效，用土水中穴配三叉三穴治疗咽痛、喉痒极效。

（2）董氏奇穴将其主要作用定于胃，其原理来源于经络，手太阴肺经"起于中焦，下络大肠，还循胃口"，与肠胃有密切联系，早在《黄帝内经》中记载："胃中寒，手鱼之络多青矣；胃中有热，则鱼际络赤。"通过此处的瘀络变化能够得知胃中之寒热，说明这一部位与胃的关系极为密切。临床可用于治疗胃痛、胃胀，其主治中言治疗久年胃病，通过临床来看，对急性胃痛和腹胀疗效显著，通常配灵骨穴同用。

11.上白穴

【标准定位】在手的背面，食指与中指叉骨之间，距指骨与掌骨接合处下5分处取穴（图2-10）。

【解剖】肺与心分支神经，肝细分支交错神经。

【准确取穴】在手背，先确定出食指与中指背面掌指关节结合处，再向下5分处取穴即可。

【主治】眼角发红，坐骨神经痛，胸下（心侧）痛。

【操作】手背向上，针深3~5分。

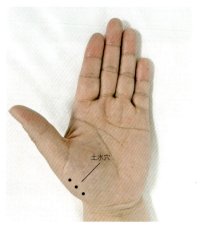

图2-9　土水穴

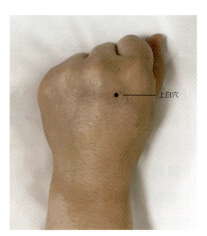

图2-10　上白穴

三、二二部位穴位总图（图2-11）

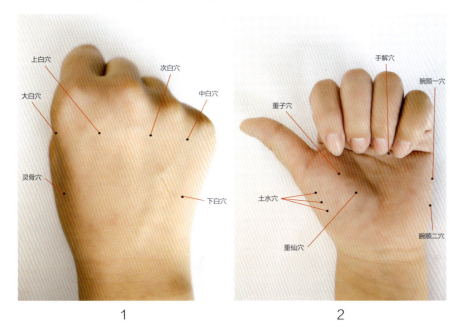

1　　　　　　　　　　　2

图2-11　二二部位穴位总图

第三章　三三部位（小臂部位）

一、概述

三三部位为小臂部位，本部位总计16穴名，共32穴（注：穴名后括号内序数为左右两侧穴位数）。其具体穴位如下。

①其门穴（2）；②其角穴（2）；③其正穴（2）；④火串穴（2）；⑤火陵穴（2）；⑥火山穴（2）；⑦火腑海穴（2）；⑧手五金穴（2）；⑨手千金穴（2）；⑩肠门穴（2）；⑪肝门穴（2）；⑫心门穴（2）；⑬人士穴（2）；⑭地士穴（2）；⑮天士穴（2）；⑯曲陵穴（2）。

本部分穴位多数在临床较为常用，且本部分穴位针刺没有前两部分穴位敏感，其针刺疼痛感降低，所以需要掌握的穴位较多，临床中常常倒马运用，下面仅对常用穴位精解分析，重点穴位如下。

①其门穴；②其角穴；③其正穴；④火串穴；⑤手五金穴；⑥手千金穴；⑦肠门穴；⑧肝门穴；⑨心门穴；⑩人士穴；⑪地士穴；⑫天士穴；⑬曲陵穴。

以上穴位为临床常用重要穴位，需要全面掌握，其余穴位仅作了解即可，或者根据自己临床需求掌握。

二、常用重要穴位临床精解

1.其门穴

【标准定位】在桡骨外侧，手腕横纹上2寸处取穴（图3-1）。

【解剖】此处为拇短伸筋，头静脉，桡骨动脉支，后下膊皮下神经，桡骨神经，肺支神经。

【准确取穴】在前臂桡侧，首先将前臂侧放，在桡骨外侧（在手阳明大肠经脉上），以手腕横纹为标志点，定准手腕横纹，自手腕横纹上量2寸处取穴，皮下针。治疗妇科病时针向三焦经方向斜刺，治疗肠道疾病时沿着手阳明大肠经脉方向而刺。

【主治】妇科经脉不调，赤白带下，大便脱肛，痔疮痛等。

【操作】臂侧放针斜刺与皮下平行，针深2~5分。

2.其角穴

【标准定位】在桡骨外侧，手腕横纹上4寸处取穴（距其门穴2寸）（图3-2）。

【解剖】此处为拇短伸筋，头静脉，桡骨动脉支，后下膊皮下神经，桡骨神经，肺支神经。

【准确取穴】在前臂，首先将前臂侧放，在桡骨外侧（在手阳明大肠经脉上），以手腕横纹为标志点，定准手腕横纹，自手腕横纹上量4寸（其门穴上2寸）处取穴，皮下针。一般治疗妇科病时针向三焦经方向斜刺，治疗肠道疾病时沿着手阳明大肠经脉而刺。

【主治】妇科经脉不调，赤白带下，大便脱肛，痔疮痛等。

【操作】臂侧放针斜刺与皮下平行，针深2~5分。

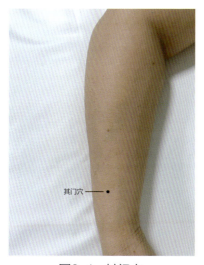

图3-1　其门穴

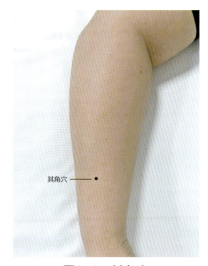

图3-2　其角穴

3.其正穴

【标准定位】前臂桡骨外侧，手腕横纹上6寸处取穴（距其角穴2寸）（图3-3）。

【解剖】此处为拇短伸筋腱，头静脉，桡骨动脉支，后下膊皮下神经，桡骨神经，肺支神经。

【准确取穴】在前臂桡侧，首先将前臂侧放，在桡骨外侧（在手阳明大肠经脉上），以手腕横纹为标志点，定准手腕横纹，自手腕横纹上量6寸处取穴（也即其角穴上2寸处取穴），皮下针。一般治疗妇科病时针向三焦经方向斜刺，治疗肠道疾病时沿着手阳明大肠经脉而刺。

【主治】妇科经脉不调，赤白带下，大便脱肛，痔疮痛。

【操作】臂侧放针斜刺与皮下平行，针深2~5分。

◆ 临床运用发挥及说明

（1）原著中要求其门、其角、其正三穴同时下针，这在董氏针灸中较为罕见，董公一般要求能用一针的禁用两针，由此可见本穴组必须三针同针，三穴同用名为"三其穴"。

（2）关于三穴针刺方法各说不一，有的顺着大肠经一针接着一针刺，被称之为"顺经一条龙"；有的逆着大肠经一针接着一针刺，被称之为"逆经一条龙"；还有的从大肠经向三焦经皮下针刺，被称为"川"字形针法。笔者过去在治疗痔疾、便秘、脱肛常以大肠经顺刺法为主，在治疗妇科病时，多以大肠经向三焦经"川"字皮下刺为用，笔者临床多以"川"字形针法为常用，以起到泄三焦和大肠火气为用。

（3）本穴组主治妇科病和肛周疾病，妇科病以赤白带下、阴痒、月经不调为主，肛周疾病以便秘、脱肛、痔疮为主。这几个方面的主治皆有确实的疗效。

（4）本穴组有通腑安脏的作用，可用于治疗脘腹胀满、肚子大、肥胖、体内垃圾堆积，可达到腑通则脏安的目的。

4.火串穴

【标准定位】在手背腕横纹后3寸，两筋骨间凹陷中取穴（图3-4）。

【解剖】有总指伸筋、骨间动脉、后下膊皮下神经、桡骨神经、肺分支神经、心之副神经。

【准确取穴】在前臂后区，前臂平伸，手掌向下，在前臂的外侧正中央之两筋之间，以手背横纹为标志点，定准手背横纹，自腕背横纹上量3寸处取穴。

【**主治**】便秘，心悸，手下臂疼痛。

【**操作**】手平伸，掌向下，针深3~5分。左手下臂痛针右穴，右手下臂痛针左手穴。

◆ **临床运用发挥及说明**

（1）本穴取穴与传统针灸的支沟一致，支沟穴为治疗便秘及胁痛主穴，因此火串穴的功效也基本相同，临床可参阅支沟穴的功效。

（2）其穴在手少阳三焦经，三焦与手厥阴相表里，故可治疗心悸、胸闷、胸痛、发胀等。

（3）本穴在三焦经上，支沟为经火穴，火中之火，故名为"火串"。因此针之可强化人体之相火，有培育相火之能势，所以可用于手足发凉及全身发凉的调理。

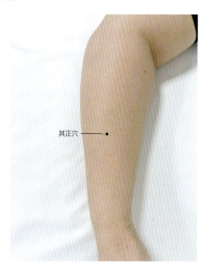

图3-3　其正穴

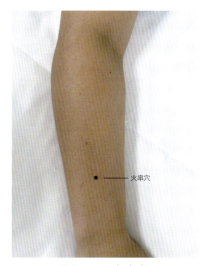

图3-4　火串穴

5.手五金穴

【**标准定位**】尺骨外侧，距豌豆骨6.5寸，去火山穴后开（偏向尺侧）5分处取穴（图3-5）。

【**解剖**】肝分支神经。

【**准确取穴**】在前臂后区，首先将手抚胸，自手腕横纹上量6.5寸，紧贴尺骨外缘处取穴。

【主治】坐骨神经痛、腹痛、小腿发胀、脚痛、脚麻。

【操作】手抚胸取穴，针深3~5分。

6.手千金穴

【标准定位】尺骨外侧，距豌豆骨8寸（距手五金穴1.5寸）处取穴（图3-6）。

【解剖】肺分支神经。

【准确取穴】首先将手抚胸，自手腕横纹上量8寸，紧贴尺骨外缘处取穴。

【主治】坐骨神经痛、腹痛、小腿发胀、脚痛、脚麻。

【操作】手抚胸取穴，针深

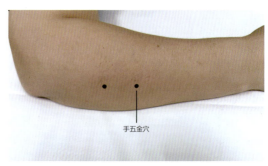

图3-5　手五金穴

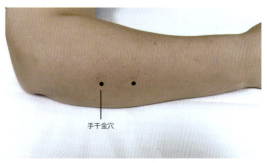

图3-6　手千金穴

3~5分。手五金与手千金二穴同用，左侧坐骨神经痛，取用右手穴，右侧坐骨神经痛，取用左手穴，即用交叉取穴的方法治疗。

【注意】两手五金穴、千金穴同时使用，会引起气血错乱，应忌之。

◆ 临床运用发挥及说明

（1）名为"五金""千金"穴位有三组，分别位于指、手、足三个不同的部位，同类性质作用的穴位在人身不同部位分布，体现出了全息论的运用。

（2）本穴组对下肢疾病有较广泛的治疗作用，常用于坐骨神经痛、小腿胀痛、脚痛及脚麻，其临床作用极为确实，常与肩中穴、灵骨穴、大白穴配用，其效极佳。

（3）本穴组治疗胸闷立除，还可以治疗腹痛。

7.肠门穴

【标准定位】在尺骨内侧与肌腱之间，距豌豆骨3寸处取穴（图3-7）。

【解剖】有尺骨动脉之背支及尺骨神经，肝之神经，肾之副神经。

【准确取穴】在前臂，手抚胸，在手腕横纹上量3寸，于尺骨内侧与肌腱之间取穴。

【主治】肝炎引起的肠炎，头晕眼花。

【操作】手抚胸取穴，针深3~5分。

8.肝门穴

【标准定位】在尺骨内侧，距豌豆骨6寸处取穴（图3-8）。

【解剖】此处为指总伸筋，歧出前膊骨间动脉之分支，肝之支神经。

【准确取穴】在前臂，手抚胸，在手腕横纹上量6寸，于尺骨内侧与肌腱之间取穴。

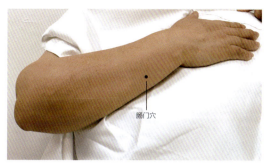

图3-7 肠门穴

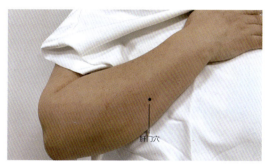

图3-8 肝门穴

【主治】急性肝炎（特效）。肠门穴与肝门穴同时使用，可治肝炎及肝炎引起之肠炎。

【操作】手抚胸取穴，针深3~5分。针下后，肝痛立消。此时将针向右旋转，胸闷解除；再向左旋转，肠痛亦解除。

◆ 临床运用发挥及说明

（1）此3穴均需抚胸取穴，并以30°向上斜刺。3穴所设是以全息对应观点为思想，故分别对应于上、中、下三焦。

（2）肠门穴在三穴最下，对应于下焦的肠道，作用于肠，故称之为"肠门"。可治疗肠炎，尤其对急性肠炎极效，常与肝门穴倒马针配用加强疗效，若与七七部位的腑肠穴、四花下穴同用对急慢性肠炎皆效。

（3）肝门穴对应于中焦的肝，作用于肝，故称为"肝门"。是治疗急性肝炎的特效穴位，在十四经穴中无穴位与其相比拟，治疗急性肝病确实有效，被称为急性肝炎第一针。常与眼黄、木炎配用治疗急性肝病。本穴配上三黄穴治疗慢性肝病也有很好的疗效。

9.心门穴

【标准定位】在尺骨鹰嘴突起的上端，下尺骨内侧凹陷处，距肘尖1.5寸处取穴（图3-9）。

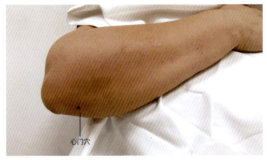

图3-9　心门穴

【解剖】在二头膊筋间，有下尺骨副动脉、桡骨神经支以及心之分支神经。

【准确取穴】在肘后区，首先将手抚胸，于肘尖下紧贴尺骨内侧取穴。

【主治】心脏炎、心悸、胸闷、呕吐、干霍乱、丹毒、疝气以及大腿弯前侧疼痛。

【操作】手抚胸取穴，针深4~7分。

【注意】禁忌双手同时取穴。

◆ 临床运用发挥及说明

（1）心门穴在最上方，对应于上焦之心，因其作用于"心"，故称为"心门穴"。是治疗心脏疾病常用要穴，尤其对于心悸、胸闷极具特效，常与心常穴配用治疗心律失常，与通关、通山、通天穴配用治疗各种心脏病。本穴作用不仅仅作用于心，用途极为广泛，是临床的重要穴位之一。

（2）本穴治疗膝痛极效，尤其内侧膝痛；治疗尾椎尖端疼痛特效，肺心穴治疗尾骶椎至尾椎骨尖端痛有特效，二穴常配伍运用治疗尾椎部位疼痛；治疗腹股沟部位疼痛极效，常与门金穴牵引配用；治疗腰痛效佳，常配中白穴运用。

10.人士穴

【标准定位】在前臂桡骨内侧，从腕部横纹上4寸处取穴（图3-10）。

【解剖】此处为桡骨近关节处之上侧，有桡骨动脉支，外膊皮下神经，桡骨神经之皮下支，肺支神经，心分支神经。

【准确取穴】在前臂前区，首先将前臂平伸，掌心向上，以手腕横纹为标志点，自手腕横纹直上4寸，紧贴桡骨内侧边缘取穴即可。

【主治】气喘、手掌及手指痛、肩臂痛。

【操作】手平伸，掌心向上，针深5分~1寸。针深5分治气喘、手掌及手指痛（左手痛，针右穴；右手痛，针左穴）、肩臂痛、背痛；针深1寸治心脏病、心悸不安。

11.地士穴

【标准定位】在前臂桡骨中部内侧，去腕横纹7寸处取穴，即距人士穴后3寸（图3-11）。

【解剖】肱桡骨肌内缘。拇长屈肌外缘，正中神经之分支，为桡骨神经与后臂神经之分布区，有桡骨动脉、头静脉、肺支神经、心分支神经。

【准确取穴】在前臂前区，首先将前臂平伸，掌心向上，以手腕横纹为标志点，自手腕横纹直上7寸（即人士穴上3寸）紧贴桡骨之内侧边缘取穴即可。

【主治】气喘、感冒、头痛及肾亏、心脏病。

【操作】手平伸，手心向上，针深1寸治气喘、感冒、头痛及肾亏；针深1.5寸治心脏病。

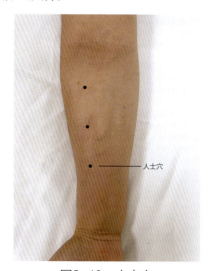

图3-10　人士穴

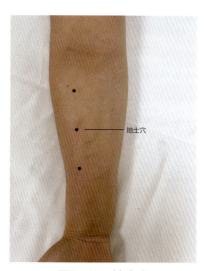

图3-11　地士穴

12.天士穴

【标准定位】在前臂桡骨内侧，距地士穴3寸处取穴（图3-12）。

【解剖】肱桡骨肌内侧，为桡骨神经、后臂神经及正中神经分布区，有桡骨动脉、头静脉、肺支神经、肾之副神经。

【准确取穴】在前臂前区，首先将前臂平伸，掌心向上，于手腕横纹直上10寸（即地士穴上3寸）紧贴桡骨内侧边缘取穴即可。

【**主治**】气喘、鼻炎、感冒、臂痛、胸部发胀。

【**操作**】针深1.5寸。天士、地士、人士三穴，可左右两手同时取穴，并配灵骨穴，为治疗哮喘的特效针方。

◆ **临床运用发挥及说明**

（1）人士、地士、天士三穴合用被称为三士穴。取穴时手平伸，掌心侧向上。三穴的位置处于手太阴肺经与手厥阴心包经之间，其治疗多在肺、心，浅刺5分治疗肺系疾病，深刺1~1.5寸治疗心系疾病。

（2）三士穴对于气喘、心脏无力、心律不齐、心动过速具有特效，尤其对肺心病患者最为适宜。三士穴配灵骨穴可治疗上述诸疾。

（3）人士穴具有特殊作用，可用于治疗手指痛、手掌痛、肩臂痛及背痛，尤其对于手指痛最具特效，左病用右穴，右病用左穴。

13.曲陵穴

【**标准定位**】在肘窝横纹上，在大筋之外侧以大指按下，肘伸曲时有一大凹陷处是穴（图3-13）。

【**解剖**】有肱二头肌腱，为后臂皮神经、桡骨神经及正中神经之分布区，有桡骨动脉、头静脉、心之支神经、肺之分支神经。

【**准确取穴**】在肘区，首先将前臂平伸，掌心向上，于肱二头肌桡侧缘凹陷中取穴。

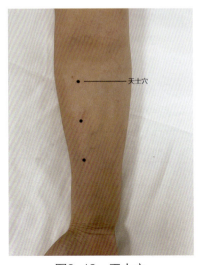

图3-12 天士穴

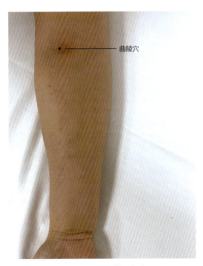

图3-13 曲陵穴

【主治】抽筋、阳霍乱、气喘、肘关节炎、心悸。

【操作】针深3~5分。用三棱针刺曲陵穴内侧的静脉血管，使其出血，可治霍乱、干霍乱、心脏停搏。

◆ 临床运用发挥及说明

（1）曲陵穴取穴与传统针灸尺泽穴同为一穴，只是穴名不同，传统针灸尺泽为手太肺经之合穴，且为本经之子穴，为传统针灸重要穴位，临床可参阅尺泽穴的功效。

（2）本穴为合穴、子穴，非常适宜刺血，刺血可治疗诸多疾病，《黄帝内经》言"心肺有邪，其气留于两肘"，因此，此处瘀络点刺出血可治疗心肺疾病；点刺出血治疗急性呕吐特效；点刺放血治疗肩背痛效佳。

（3）曲陵穴配分金穴治疗咽喉炎、感冒极具特效；配肾关治疗小便频数、遗尿、癃闭特效。

三、三三部其他穴位（仅作了解穴位）

14.火陵穴

【标准定位】距火串穴2寸（距腕横纹5寸）处取穴（图3-14）。

【解剖】有骨间动脉、桡骨神经之后支、心之副神经。

【准确取穴】在前臂后区，首先将手抚胸，在前臂的外侧正中央之两筋之间，以腕背横纹为标志点，定准手背横纹，自腕背横纹上5寸处（即火串穴直上2寸）取穴。

【主治】胸痛及发闷、发胀，手抽筋，坐骨神经痛。

【操作】手抚胸取穴，针深5分~1寸。

15.火山穴

【标准定位】距火陵穴1.5寸处（距手腕横纹6.5寸）取穴（图3-15）。

【解剖】有骨间动脉、桡骨神经之后支、心之副神经。

【准确取穴】在前臂后区，首先将手抚胸，在前臂的外侧正中央之两筋之间，以手背横纹为标志点，定准手背横纹，自腕背横纹上量6.5寸处（即火陵穴上1.5寸）取穴。

【主治】胸痛及发闷、发胀、手抽筋。

【操作】左手抽筋取右手穴，右手抽筋取左手穴。胸部发闷、发胀及疼痛则火陵、火山两穴同时用针，但只可单手取穴，即用右手穴则不用左手穴，用左手穴则不用右手穴。

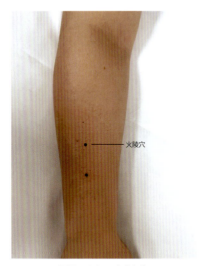

图3-14 火陵穴

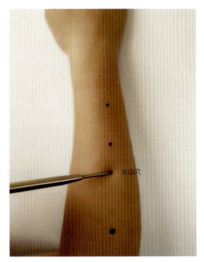

图3-15 火山穴

16.火腑海穴

【标准定位】在火山穴上2寸，按之肉起，锐肉之端（图3-16）。

【解剖】有拇长屈筋，桡骨动脉，中头静脉，外膊皮下神经，桡骨神经，肺分支神经，心之副神经。

【准确取穴】在前臂，首先将手抚胸，以火山穴为标志点，首先确定出火山穴，然后于火山穴上2寸处取穴即可。

【主治】咳嗽、气喘、感冒、鼻炎、坐骨神经痛、腰酸腿酸。

【操作】针深5分~1寸。治贫血、头昏眼花、腰酸腿酸、疲劳过度时，下针10分钟后取针，改用垫灸3壮至5壮（无须下针，仅灸3~5壮亦可），隔日一灸，灸上3月，益寿延年；灸至第5、第10、第15次时，下灸7壮至9壮（大壮），即每月大壮3次，小壮12次。

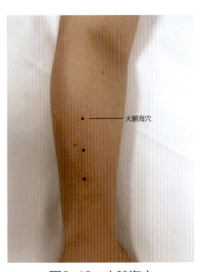

图3-16 火腑海穴

四、三三部位穴位总图（图3-17）

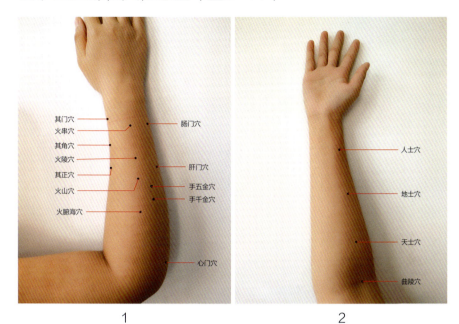

图3-17 三三部位穴位总图

第四章　四四部位（大臂部位）

一、概述

四四部位为大臂部，本部位总计17穴名，共34穴（注：穴名后括号内序数为左右两侧穴位数）。其具体穴位如下。

①分金穴（2）；②后椎穴（2）；③首英穴（2）；④富顶穴（2）；⑤后枝穴（2）；⑥肩中穴（2）；⑦背面穴（2）；⑧人宗穴（2）；⑨地宗穴（2）；⑩天宗穴（2）；⑪云白穴（2）；⑫李白穴（2）；⑬支通穴（2）；⑭落通穴（2）；⑮下曲穴（2）；⑯上曲穴（2）；⑰水愈穴（2）。

本部分穴位虽然数量不多，但穴位最为复杂，穴位运用在临床中较前三部分用穴要少，穴位定位复杂，但其治疗有一定的规律性和区域性功效，如富顶穴、后枝穴、支通穴、落通穴、下曲穴、上曲穴均能治疗高血压、头痛、头晕；肩中穴、天宗穴、云白穴、李白穴、下曲穴、上曲穴均能治疗小儿麻痹及小腿痛；后枝穴、肩中穴、地宗穴、支通穴、落通穴均能治疗血管硬化等。

根据长期临床实践经验，将本部分常用重要穴位归结如下：

①分金穴；②富顶穴；③后顶穴；④肩中穴；⑤人宗穴；⑥地宗穴；⑦天宗穴；⑧云白穴；⑨李白穴；⑩水愈穴。

以上穴位为临床常用重要穴位，需要全面掌握，其余穴位仅作了解即可，或者根据自己临床需求掌握。

二、常用重要穴位临床精解

1.分金穴

【标准定位】在上臂肱骨下部之中央，距肘窝横纹1.5寸处取穴（图4-1）。

【解剖】有肱二头肌，为后臂皮下神经、正中神经之分布区，伴有肱动脉、头静脉、心之分支神经、肺之交叉神经。

【**准确取穴**】在臂部，首先将手抚胸，以肘窝横纹为标志点，确定好肘窝横纹后，再于肘窝横纹（曲陵穴）直上1.5寸处取穴即可。

【**主治**】感冒、鼻炎及喉炎之特效针。

【**操作**】手抚胸取穴，针深5分~1寸。

◆ **临床运用发挥及说明**

分金穴所在位置位于尺泽穴上方，在肺经循行线上，作用于肺。在临床上，主要用于感冒及咽喉疾病的治疗，具有确实的疗效。分金穴配火腑海治疗感冒；分金穴配曲陵穴治疗咽喉痛甚效；分金穴、曲陵穴、曲池穴合用治疗咳嗽甚效，多有立竿见影的效果。

2.富顶穴

【**标准定位**】在上臂肱骨外侧，距肘横纹7寸（即首英穴上2.5寸）处取穴（图4-2）。

【**解剖**】肝之副神经，心之分支神经。

【**准确取穴**】在臂后区，首先将手臂自然下垂，以肘窝横纹为标志点，确定出肘窝横纹，然后自肘窝横纹上7寸（即首英穴上2.5寸）紧贴肱骨的外缘取穴。

【**主治**】疲劳、肝弱、血压高、头痛、头晕。

【**操作**】手臂下垂，针深3~5分。针浅刺治疲劳、肝弱；深刺治头痛、头昏

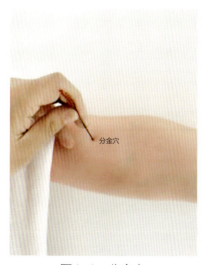

图4-1　分金穴

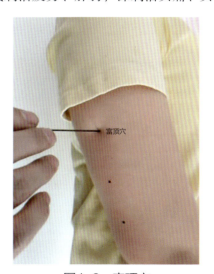

图4-2　富顶穴

及血压高。

3.后枝穴

【标准定位】位于肩中与肘的直线上，距富顶穴一寸（即肘横纹上8寸）处取穴（图4-3）。

【解剖】心之分支神经。

【准确取穴】在臂后区，首先将手臂自然下垂，以肘窝横纹为标志点，确定出肘窝横纹，然后于肘窝横纹上8寸（即富顶穴上1寸）之上臂紧贴肱骨外缘取穴。

【主治】血压高、头晕、头痛、皮肤病、血管硬化、杀菌。

【操作】手臂下垂，针深3~7分。富顶穴、后枝穴同时下针，可治颈项疼痛扭转不灵及面部麻痹。

◆ 临床运用发挥及说明

（1）富顶穴、后枝穴在上臂肱骨之外侧，进针时均紧贴肱骨外侧进针。

（2）富顶穴与后枝穴有滋补肝肾的作用，主要用于治疗肝肾阴虚而致的头晕、头痛及血压高。

（3）后枝穴与肩中穴配用，可治疗皮肤病及血管硬化。

4.肩中穴

【标准定位】位于上臂肱骨的外侧，于肩骨缝向下2.5寸中央处取穴（图4-4）。

【解剖】此处为三角筋部，头静脉后，有回旋上膊动脉、腋窝神经、心之分支神经。

【准确取穴】在臂部，首先将手臂自然下垂，以肩骨缝为标志点，确定出肩骨缝，然后自肩骨缝向下2.5寸之正中央处取穴。

【主治】膝痛（特效针）、皮肤病（对颈项皮肤病有特效）、小儿麻痹、半身不遂、心悸、血管硬化、鼻出血、肩痛。

【操作】手臂平垂，针深0.5~1寸。左肩痛针右肩穴，右肩痛针左肩穴，具有特效。

◆ 临床运用发挥及说明

（1）肩中穴是四四部位最常用的穴位之一，诸多穴位的定位也是以肩中穴为标志点，因此本穴是临床需要重点掌握的穴位。

（2）肩中穴治疗膝痛极效，是治疗膝痛的重要穴位之一，对膝关节骨病而引起的筋肉同病者疗效极佳，常配太冲穴运用；本穴对下肢疾病具有广泛的作用，可配灵骨穴、大白穴治疗坐骨神经痛，配上曲穴、云白穴或下曲穴、李白穴治疗下肢无力、小儿麻痹后遗症、小腿肚疼痛；健侧取穴治疗肩痛。

（3）肩中穴治疗皮肤病效佳，尤其颈项部皮肤病，可配后枝穴。

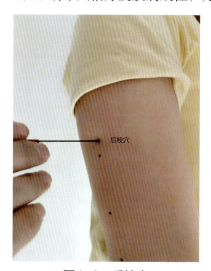

图4-3　后枝穴

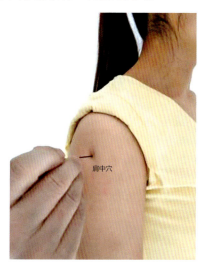

图4-4　肩中穴

5.人宗穴

【标准定位】在上臂肱骨内缘与肱二头肌腱间之凹陷处，距肘窝横纹3寸是穴（图4-5）。

【解剖】在二头膊筋旁，桡骨副动脉、头静脉及内膊皮神经、肺之副神经、心之分支神经、肝之副支神经。

【准确取穴】在臂部，首先屈肘以手拱胸，以肘窝横纹为标志点，确定出肘窝横纹，然后于肘窝横纹上3寸之上臂肱骨内缘与肱二头肌腱之间凹陷处取穴。

【主治】脚痛，手痛，肘臂肿痛导致活动困难，面黄（胆病），四肢水肿，脾肿大，感冒，气喘。

【操作】取穴时屈肘测量，以手拱胸。用毫针，针深5分治感冒、气喘，针深8分治臂肿，针深1.2寸用于治疗肝、胆、脾相关疾病。

【**注意**】下针时，偏外伤肱骨，偏里伤肱二头肌腱，针刺部位应特别准确。

6.地宗穴

【**标准定位**】在上臂肱骨内缘与肱二头肌腱间之凹陷处，距肘窝横纹6寸（即人宗穴上3寸）是穴（图4-6）。

【**解剖**】在头静脉后，有回旋上膊动脉、腋窝神经、心之支神经。

【**准确取穴**】在臂部，首先屈肘以手拱胸，以肘窝横纹为标志点，确定出肘窝横纹，然后于肘窝横纹上6寸（即人宗穴上3寸）之上臂肱骨内缘与肱二头肌腱之间凹陷处取穴。

【**主治**】心脏病及血管硬化；能使阳证患者起死回生。

【**操作**】取穴时屈肘测量，以手拱胸。用毫针，针深1寸治轻病，针深2寸治重病，两臂穴位同时下针。

【**注意**】下针时，偏外伤肱骨，偏里伤肱二头肌腱，针刺部位应特别准确。

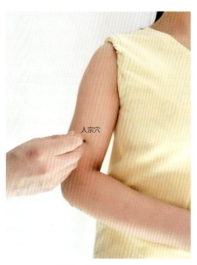
图4-5　人宗穴

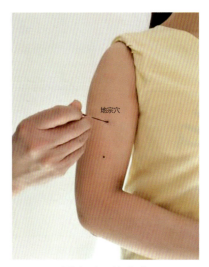
图4-6　地宗穴

7.天宗穴

【**标准定位**】在上臂肱骨内缘与肱二头肌腱间之凹陷处，距肘窝横纹9寸（即地宗穴上3寸）是穴（图4-7）。

【**解剖**】在头静脉后，有回旋上膊动脉、腋窝神经、六腑神经、小腿神经。

【准确取穴】在臂部，首先屈肘以手拱胸，以肘窝横纹为标志点，确定出肘窝横纹，然后于肘窝横纹上9寸（即地宗穴上3寸）之上臂肱骨内缘与肱二头肌腱之间凹陷处取穴。

【主治】妇科阴道炎、阴道痛、赤白带下（具有速效）、小腿痛、小儿麻痹、狐臭、糖尿病。

【操作】取穴时，屈肘测量，以手拱胸。用毫针，针深1~1.5寸。

【注意】下针时，偏外伤肱骨，偏里伤肱二头肌腱，针刺部位应特别准确。

◆ 临床运用发挥及说明

（1）本穴组取穴要以手拱胸取穴，要求针刺特别准确，针刺偏外伤及肱骨，偏内伤及至肱二头肌腱。应紧贴肱骨内缘下针。

（2）人宗穴可治疗四肢痛，如四肢肿胀、疼痛及手脚痛，尤其在治疗脚痛方面疗效佳，具有活血化瘀之效；地宗穴的主治作用能使阳证起死回生，也具有急救的作用，可治疗突发性晕厥、休克、昏迷，尤其对心脏病而致为最佳；天宗穴在治疗妇科炎性疾病效佳，可与云白穴配用，治疗妇科阴道炎、阴道痒、阴道痛、赤白带下等症状，对狐臭有特效，常配李白穴运用。

（3）三穴同用，可治疗肩胛冈以上疼痛，不分经络皆效；还可治疗大腿内侧痛及小腿肚胀痛；在治疗胸闷方面，下针立除。

8.云白穴

【标准定位】在肩关节前方，骨缝去肩尖约2寸处是穴。亦即背面穴向胸方向斜下开2寸（图4-8）。

【解剖】有三角肌，回旋上膊动脉、头静脉支，锁骨神经支，六腑神经、肺之副神经。

【准确取穴】在臂部，首先将手下垂，在肩关节前方，肩尖前约2寸处取穴。或者定出肩中穴，再于肩中穴向前横开约1寸，然后再直上约1寸处取穴。

【主治】妇科阴道炎、阴道痒、阴道痛，赤白带下，小儿麻痹等。

【操作】垂手取穴，针深3~5分。

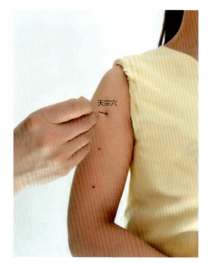

图4-7　天宗穴

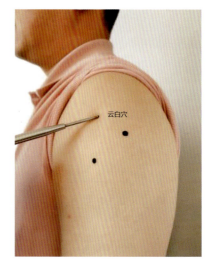

图4-8　云白穴

9.李白穴

【标准定位】在上臂外侧，从云白穴稍向外斜下2寸处取穴（图4-9）。

【解剖】头静脉后，有回旋上膊动脉、腋窝神经、肾之副支神经、肺之支神经。

【准确取穴】在臂部，以云白穴为标志点，首先定出云白穴，然后自云白穴稍向外斜下2寸处取穴。或者，首先定出肩中穴，然后再于肩中穴向前横开约1.3寸，然后再直下约1寸左右处取穴即可。

【主治】狐臭、脚痛、小腿痛、小儿麻痹。

【操作】针深3~5分。

◆ 临床运用发挥及说明

（1）云白穴与李白穴定位可以先定肩中穴，云白穴位于肩中穴前开1寸再直上1寸；李白穴前开1.2寸，再向下1寸。

（2）云白穴主要用于治疗妇科炎性疾病，主要用于阴道痒、阴道痛、阴道炎及赤白带下，可配天宗穴同用；李白穴可治疗狐臭，常配天宗穴。

（3）云白穴、肩中穴、上曲穴或李白穴、下曲穴、肩中穴配用治疗下肢无力、小儿麻痹后遗症、小腿肚疼痛等。

10.水愈穴

【标准定位】在上臂后侧，背面穴向后横开（稍斜下）2寸处取穴（图

4-10）。

【解剖】有三角筋，头静脉，后回旋上膊动脉，后膊皮下神经，腋下神经，肾之支神经。

【准确取穴】在臂后区，首先确定出背面穴，然后再于背面穴向后横开（稍斜下）2寸处取穴。

【主治】肾脏炎、肾结石、腰酸腰痛、全身无力、小便蛋白尿、臂痛，手腕及手背痛。

【操作】针深3~5分。用三棱针刺出黄水，为主治肾脏病的特效针；用三棱针刺出黑血者，主治手腕手臂痛。用三棱针刺左边穴治左臂痛，刺右边穴治右臂痛。

◆ 临床运用发挥及说明

本穴重在刺血运用，刺血可治疗诸多顽症痼疾。浅刺出黄水可治疗肾病，包括肾炎及肾结石皆可；双侧刺血治疗灰指甲甚效，一般5~7天刺血一次，5次可愈；患侧刺出黑血可治疗肩臂痛、手腕痛、手背痛。

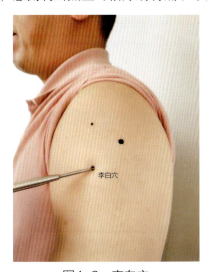

图4-9　李白穴

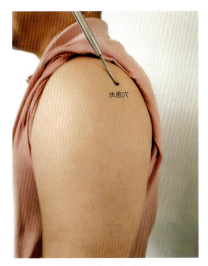

图4-10　水愈穴

三、四四部其他穴位（仅作了解穴位）

11.后椎穴

【标准定位】当上臂肱骨外侧，距肘窝横纹2.5寸处取穴（图4-11）。

【解剖】肝副神经，心之副交叉神经及直属脊椎骨神经。

【准确取穴】在臂后区，首先将手臂自然下垂，以肘窝横纹为标志点，确定出肘窝横纹，然后自肘窝横纹上2.5寸紧贴肱骨的外缘取穴。

【主治】脊椎骨脱臼、脊椎骨胀痛、肾脏炎、腰痛。

【操作】手臂下垂，针深3~5分。

12.首英穴

【标准定位】在上臂肱骨外侧，距肘窝横纹4.5寸（即后椎穴2寸）处取穴（图4-12）。

【解剖】肝副神经，心之副交叉神经，直属脊椎骨神经。

【准确取穴】在臂后区，首先将手臂自然下垂，以肘窝横纹为标志点，确定出肘窝横纹，然后自肘窝横纹上4.5寸（即后椎穴上2寸）处紧贴肱骨的外缘取穴。

【主治】脊椎骨脱臼、脊椎骨胀痛、肾脏炎、腰痛。

【操作】手臂下垂，针深3~5分。后椎穴、首英穴通常同时用针（即所谓回马针），效力迅速而佳。

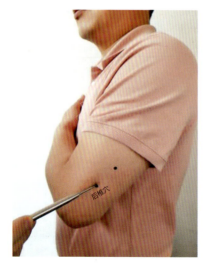

图4-11　后椎穴

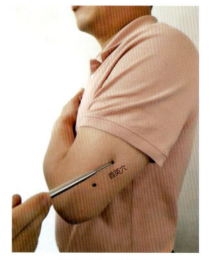

图4-12　首英穴

13.背面穴

【标准定位】当肩骨缝之中央，举臂时有空陷之中央处取穴（图4-13）。

【解剖】有三角筋，回旋上膊动脉，头静脉支，锁骨神经支，丹田神经。

【准确取穴】在三角肌区，屈臂外展，在肩峰外侧端前缘之凹陷处取穴。

【主治】腹部发闷，发音无力。

【操作】举臂取穴，针深3~5分。用三棱针时，可治疗全身疲劳、两腿发酸、呕吐、干霍乱、阴阳霍乱。

14.支通穴

【标准定位】在上臂后侧，距肘窝横纹4.5寸，也即首英穴向后横开1寸（图4-14）。

【解剖】有头静脉，后回旋上膊动脉支，后膊皮下神经，肝之副支神经，肾之副支神经，后背神经。

【准确取穴】在臂后区，以肘窝横纹为标志点，确定出肘窝横纹，然后自肘窝横纹直上4.5寸（也即首英穴向后横开1寸）之上臂外侧，紧贴肱骨外缘取穴。

【主治】高血压、血管硬化、头晕、疲劳、腰酸。

【操作】针深6分~1寸。

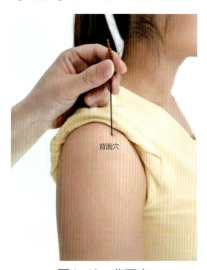

图4-13　背面穴

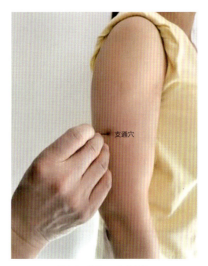

图4-14　支通穴

15.落通穴

【标准定位】在上臂后侧，距肘横纹7寸外，当富顶穴向后横开1寸处取穴（图4-15）。

【解剖】有头静脉，后回旋上膊动脉支，后膊皮下神经，肝之副支神经，肾之副支神经，后背神经。

【准确取穴】在臂后区，以肘窝横纹为标志点，确定出肘窝横纹，然后自肘窝横纹直上7寸（也即富顶穴向后横开1寸）之上臂外侧，紧贴肱骨外缘取穴。

【主治】血压高、血管硬化、头晕疲劳、四肢无力、腰酸。

【操作】针深6分~1寸。

16.下曲穴

【标准定位】在上臂后侧，肩尖后直下，后枝穴向后横开1寸处取穴（图4-16）。

【解剖】有头静脉，后回旋上膊动脉，后膊皮下神经，肝之支神经，腋下神经，肺支神经。

【准确取穴】在臂后区，以腋后线为标志点，确定出腋后线，于腋窝之腋后横纹下约1寸（也即后枝穴向后横开1寸）处取穴。

【主治】血压高、坐骨神经痛、半身不遂、小儿麻痹、神经失灵等症。

【操作】针深6分~1寸。

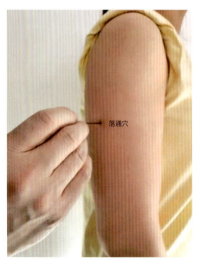
图4-15　落通穴

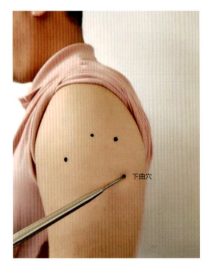
图4-16　下曲穴

17.上曲穴

【标准定位】在上臂后侧，肩中穴向后横开1寸处取穴（图4-17）。

【解剖】有三角筋，头静脉，后回旋上膊动脉以及后膊皮下神经，肝之副神经，肾之支神经。

【**准确取穴**】在臂后区，以肩中穴作为标志点，首先确定出肩中穴的位置，然后在肩中穴向后横开1寸处取穴。

【**主治**】小儿麻痹、坐骨神经痛、臂痛、血压高、小腿胀痛。

【**操作**】针深6分~1.5寸。治左臂痛时，用右臂穴，治右臂痛用左臂穴。使用三棱针刺血治肝硬化及肝炎。

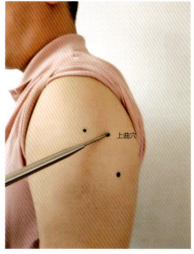

图4-17 上曲穴

四、四四部位穴位总图
（图4-18）

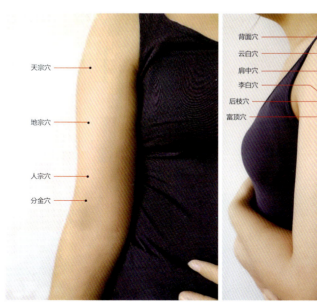

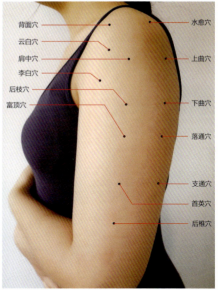

1   2

图4-18 四四部位穴位总图

第五章　五五部位（足趾部位）

一、概述

五五部位为足趾部位，仅有4穴名，但总计有8个穴位（注：穴名后括号内序数为左右两侧穴位数）。其具体穴位如下。

①火包穴（2）；②上瘤穴（2）；③海豹穴（2）；④木妇穴（2）。

五五部位是董氏奇穴中穴位最少的一部分，仅有4穴点，8个穴位。这些穴位主要分布于足趾边缘或足底，由于足部角质层较厚，且四肢末端末梢神经丰富，针刺较为敏感，因此针刺时较痛，加之取穴不方便，所以限制了这些穴位的临床运用，在临床中相对用之较少。这4个穴位除了海豹穴外在临床上也常用到，因此将火包穴、上瘤穴与木妇穴临床运用总结如下。

二、常用重要穴位临床精解

1.火包穴

【标准定位】在足次趾（第2趾）底第2道横纹正中央处取穴（图5-1）。

【解剖】心之神经，肝之神经。

【准确取穴】在脚趾底，首先充分暴露足底面，于第2趾（足次趾）底的第2道横纹上中央点取穴。

【主治】心痛、肝病、难产、胎衣不下。

【操作】患者取平卧位，用三棱针刺3分深，使其出黑血，立即见效。若使用毫针针深3分，5分钟见效。

【注意】禁灸，孕妇禁针。

◆ 临床运用发挥及说明

火包穴与十四经中的经外奇穴独阴穴定位相同，其作用功能也基本相同，仅是穴名不同。独阴穴可治疗难产、胎衣不下，火包穴也有相同的作用，目前难产及胎衣不下不属于针灸科治疗范畴，因此临床中难以用到；独阴穴治疗疝气功效极佳，临床用之疗效确实；火包穴可治疗心痛，独阴穴也有此功效，大量的临床观察验证其效不虚，可有立竿见影之效，可以指掐，也可以点刺出血或者针刺。

2.上瘤穴

【**标准定位**】在足底后跟硬皮之前缘正中央处取穴（图5-2）。

【**解剖**】后脑（小脑）总神经。

【**准确定穴**】在足底，首先充分暴露足底面，于足底后跟硬皮之前缘正中央处取穴。

【**主治**】脑瘤，脑积水（大头瘟引起者）、小脑疼痛、脑神经痛、体弱。

【**操作**】平卧，针深3~5分。

【**注意**】针深过量（超过5分）会引起心中不安，应忌之。

◆ 临床运用发挥及说明

（1）本穴针刺应掌握针刺深度，不可超过5分深，否则会引发心中不安，通过临床实际观察，确有这一不良反应。

（2）本穴有醒脑开窍的作用，因此可用于脑昏迷、脑震荡、脑积水等脑部疾病，也可用于脑瘤、小脑萎缩等，常与足三重、正筋、正宗配用。

（3）本穴还有镇静安神的作用，可用于失眠、帕金森等病。

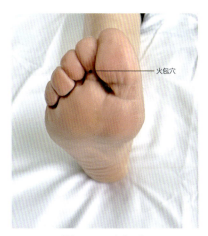
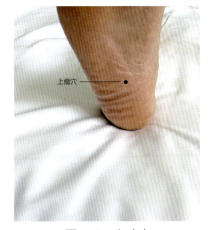

图5-1　火包穴　　　　　　　　　图5-2　上瘤穴

3.木妇穴

【**标准定位**】在足次趾（第2趾）中节正中央向外开3分是穴（图5-3）。

【解剖】心之副神经。

【准确取穴】在足趾，足的第2趾（足次趾）第2节正中央向外侧（即向小趾侧）紧贴骨缘取穴即可。

【主治】妇科病症，如赤白带下、月经不调、痛经、子宫炎、输卵管不通。

【操作】针深2~4分，贴趾骨下针（使用细毫针，针粗较痛）。

◆ 临床运用发挥及说明

本穴名为"木妇"，其含义有两层，一是本穴通过疏肝解郁发挥治疗作用；二是足厥阴肝经直接联系生殖系统，故能治疗妇科病，因此名为"木妇"。本穴有"妇科圣穴"之称，喻其治疗妇科病有特效。本穴在治疗带下症方面极具特效，无论赤带、白带皆效，其疗效无他穴可与之相比拟。

4.海豹穴

【标准定位】在大趾内侧，即右足之左缘、左足之右缘，大趾本节（脚趾甲后）正中央处（图5-4）。

【解剖】有大趾长伸肌腱，浅腓骨神经，心之分支神经。

【准确取穴】在足趾，足大趾的内侧，于第1跖趾关节远端赤白肉际之凹陷中取穴。

【主治】眼角痛（角膜炎），疝气，大指及食指痛，妇科阴道炎。

【操作】针深1~3分深。左手痛在右脚取穴，右手痛在左脚取穴。

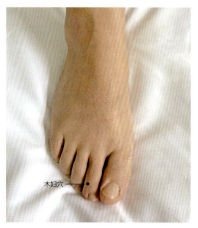

图5-3 木妇穴

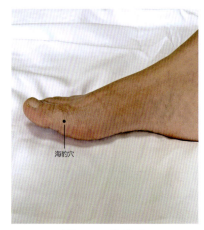

图5-4 海豹穴

三、五五部位穴位总图（图5-5）

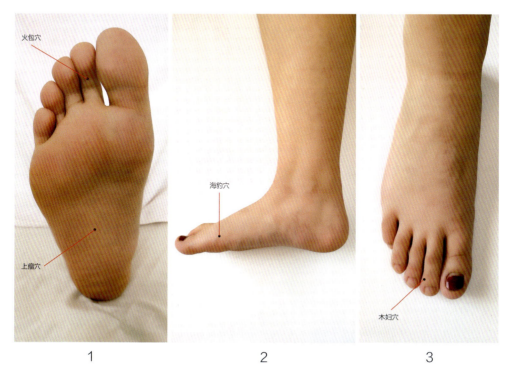

1　　　　　　　　2　　　　　　　　3

图5-5　五五部位穴位总图

第六章　六六部位（足掌部位）

一、概述

六六部位为足掌部位，本部位总计17穴名，共42穴（注：穴名后括号内数字表示左右两侧穴位总数）。其具体穴位如下。

①火硬穴（2）；②火主穴（2）；③门金穴（2）；④木斗穴（2）；⑤木留穴（2）；⑥六完穴（2）；⑦水曲穴（2）；⑧火连穴（2）；⑨火菊穴（2）；⑩火散穴（2）；⑪水相穴（2）；⑫水仙穴（2）；⑬水晶穴（2）⑭花骨一穴（8）；⑮花骨二穴（4）；⑯花骨三穴（2）；⑰花骨四穴（2）。

六六部位的穴位有一最大特点，就是大多数穴位的位置分布与十四经穴的某些穴位位置相近或相符，但穴名不同，且董氏奇穴发挥出了新的临床功效。例如，火硬近于行间，火主近于太冲，门金近于陷谷，六完近于侠溪，水曲近于足临泣，火连近于太白，火菊近于公孙，火散近于然谷，水相近于太溪。这些穴位发挥出的临床新功效多是根据穴位所在经络原理，因此学习这一部分穴位应首先明确十四经穴的主治功效，再结合董氏奇穴相关理论理解穴位的功效，这样既可快速地掌握又能深入理解灵活运用。根据临床实践经验总结，将以下穴位临床发挥运用精解分析。

①火硬穴；②火主穴；③门金穴；④木斗穴；⑤木留穴；⑥六完穴；⑦水曲穴；⑧火连穴；⑨火菊穴；⑩火散穴；⑪水相穴。

以上穴位为临床常用重要穴位，需要全面掌握，余穴仅作了解即可，或者根据自己临床需求掌握。笔者根据长期临床实践经验，将本部分常用重要穴位归结如下。

二、常用重要穴位临床精解

1.火硬穴

【**标准定位**】在第1跖骨与第2跖骨之间，距跖骨与趾骨关节5分处取穴（图6-1）。

【**解剖**】心脏之神经，肝之副神经。

【**准确取穴**】在足背，在第1跖骨与第2跖骨之间，趾蹼缘后方0.5寸处取穴。

【**主治**】心悸、头晕、产后胎衣不下、骨骼胀大、下颌痛（张口不灵）、强心（昏迷状态时使用）、子宫炎、子宫瘤。

【**操作**】针深3~5分。

2.火主穴

【**标准定位**】在第1跖骨与第2跖骨连接部直前凹陷中，即距火硬穴1寸处取穴（图6-2）。

【**解剖**】心脏支神经，心脏动脉，腓骨神经，前胫骨筋。

【**准确取穴**】在足背，第1与第2跖骨底结合部的前方，循歧缝之间向上按压，压至尽处取穴。

【**主治**】难产、子宫炎、子宫瘤、骨骼胀大、心脏病而引起的头痛、肝

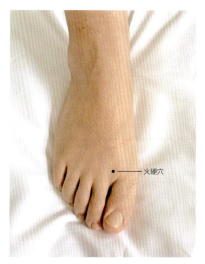

图6-1　火硬穴

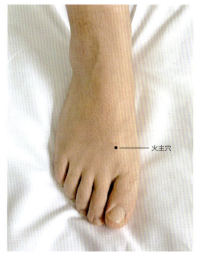

图6-2　火主穴

病、胃病、神经衰弱、心脏停搏、手脚痛。

【**操作**】针深3~8分。治手脚痛时，左用右穴，右用左穴。

◆ **临床运用发挥及说明**

（1）火主穴、火硬穴分别与十四经穴的太冲、行间相符，其穴在足厥阴肝经上，其用在手少阴心，其体在木，其用在心，因此命名为"火"。肝为木，心为火，木生火，为母子相生关系。

（2）两穴的主治多从经络原理发挥运用，如治疗妇科病、肝病、头痛等，都是根据足厥阴肝经经络循行。

（3）由于二穴作用于心，因此可治疗心脏疾病，尤其是严重性心脏病，二穴有强心之效，对心脏引起的昏迷可配用地宗穴进行治疗。

（4）二穴作用极为广泛，有诸多的临床运用，可用于治疗咽喉肿痛、颞颌关节紊乱、目痛、口眼㖞斜、耳鸣、膝肿、小便不通等疾病。

3.门金穴

【**标准定位**】在第2跖骨与第3跖骨连接部之前凹陷中，即与火主穴并列（图6-3）。

【**解剖**】有总趾短伸肌，第1骨间背动脉，趾背神经，十二指肠神经，胃之支神经。

【**准确取穴**】在足背，第2跖骨与第3跖骨底结合部的前方，循歧缝之间向上按压，压至尽处是穴。

【**主治**】肠炎、胃炎、腹部发胀及腹痛、盲肠炎。

【**操作**】用细毫针，针深5分（具有特效）。

◆ **临床运用发挥及说明**

（1）本穴位置与十四经穴之陷谷位置相符，但穴名不同。在董氏奇穴体系中，门金穴发挥了更广泛的作用，是临床重要穴位。

（2）由于本穴与陷谷位置相符，因此其主治也多在消化系统，是消化系统疾病之常用重要穴位，对于寒、热、湿邪所致的胃肠道疾病皆可治疗，如胃痛、肠胃炎、肠炎、腹满腹胀极具特效；也是治疗阑尾炎之重要穴位。

（3）本穴对痛经极效，一般针之即可见效，可单独使用，或与内庭穴配用，其效更佳。

（4）本穴对偏头痛也有较好的作用，尤其太阳穴处的疼痛，多能针入痛止，是首选穴位之一。

（5）在临床上，还常用于鼻炎、颞颌关节紊乱、头顶痛、手中指麻木及大腿内侧疼痛等疾病。

4.木斗穴

【标准定位】在第3跖骨与第4跖骨之间，距跖骨与趾骨关节5分处取穴（图6-4）。

【解剖】脾神经，肝神经。

【准确取穴】在足背，第3跖骨与第4跖骨之间，趾蹼缘后方5分处取穴即可。

【主治】脾肿大（包括硬块）、消化不良、肝病、疲劳、胆病以及小儿麻痹等。

【操作】针深3~5分。

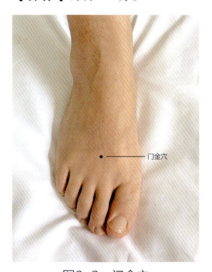

图6-3　门金穴

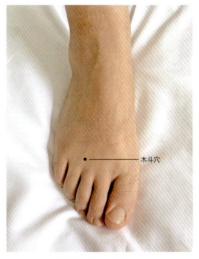

图6-4　木斗穴

5.木留穴

【标准定位】在第3跖骨与第4趾骨之间，距跖骨与趾骨关节1.5寸处取穴（图6-5）。

【解剖】肝神经，脾神经。

【准确取穴】在足背，第3跖骨与第4跖骨底结合部的前方，于木斗穴上1寸处取穴。

【**主治**】白细胞症、脾肿大、消化不良、肝病、疲劳、胆病、小儿麻痹。

【**操作**】针深3~5分。

◆ **临床运用发挥及说明**

（1）二穴处于足第3跖骨与第4跖骨之间，根据十四经经络循行，此处属于足阳明胃经所过，仅有胃经支脉经过，但无穴位出现，二穴填补了此处之空白。二穴处于足阳明胃经脉之位置，故二穴当以脾胃之土为体，其用在肝。是治疗肝脾疾病之特要穴。

（2）木斗、木留穴治疗肝脾肿大极效，在韩国本穴称之为脾大穴，脾大可配脾肿、足三重穴，肝大可配上三黄穴。

（3）董公有医案记载用本穴组配腑肠穴治疗锁骨窝肿瘤而获奇效，所以本穴组常用于锁骨及肩髃部各种瘤。

（4）本穴功效多多，还常用于舌强难言、白细胞过多症、虚劳羸瘦、肢体麻木等，可谓是妙用多多，临床当灵活运用。

6.六完穴

【**标准定位**】在第4跖骨与第5跖骨之间，距跖骨与趾骨关节5分处取穴（图6-6）。

【**解剖**】肺之分支神经、肾之支神经。

【**准确取穴**】在足背，第4跖骨与第5跖骨之间，趾蹼缘后方5分处取穴。

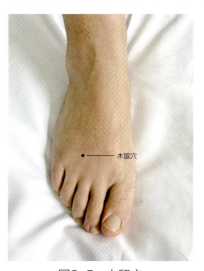

图6-5　木留穴

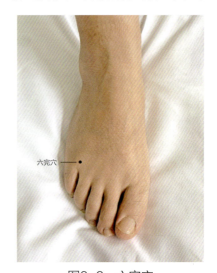

图6-6　六完穴

【主治】偏头痛、止血（包括跌伤、刀伤出血或打针血流不止）。

【操作】针深3~5分。

7.水曲穴（又名马灵穴）

【标准定位】在第4跖骨与第5跖骨之间，距六完穴1寸处取穴（图6-7）。

【解剖】肾之支神经，肺之分支神经。

【准确取穴】在足背，第4跖骨与第5跖骨底结合部的前方，循歧缝之间向上按压，压至尽处是穴。

【主治】腰痛、四肢水肿、腹胀、颈项神经痛、全身骨痛、肌肉萎缩、麻木、神经痛、妇科子宫疾病。

【操作】针深0.5~1寸。

◆ 临床运用发挥及说明

（1）二穴分别与十四经穴的侠溪、足临泣穴位置相近，既有十四经穴的主治作用，又发挥了董氏奇穴特有的功效。

（2）六完穴发挥出新的特殊功效则是止血的运用，经多家对此验证确有实效，可用于多种出血情况，如鼻出血、外伤出血、牙龈出血、妇科出血等，对于鼻出血可配肩中穴，妇科出血可配三其穴，对外伤出血，下针可立止。

（3）水曲穴近于足临泣，足临泣为胆经之输穴，是临床重要穴位，临床可有诸多的功效，可用于治疗水肿、关节疼痛、腰痛、偏头痛、颈部神经痛、肌肉萎缩等，常与水曲穴倒马针运用。

（4）足临泣在减肥方面的疗效非常不错，可用于减大腿、臀部及腹部，可配用土水穴、三其穴、足三重穴运用。

8.火连穴

【标准定位】在第1跖骨内侧，距趾骨与跖骨关节1.5寸处取穴（图6-8）。

【解剖】心之分支神经，肾之副支神经。

【准确取穴】在跖区，以跖趾关节为标志点，确定出跖趾关节，自跖趾关节后1.5寸，紧贴跖骨底缘取穴。

【主治】由血压高引起的头晕眼昏、心悸、心脏衰弱等症状。

【操作】针深5~8分，针沿第1跖骨底缘刺入。

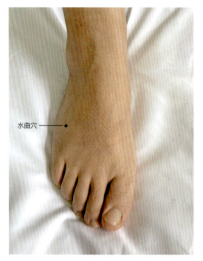

图6-7　水曲穴

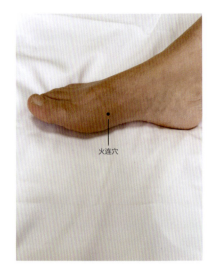

图6-8　火连穴

9.火菊穴

【标准定位】在第1跖骨内侧，距火连穴1寸处取穴（图6-9）。

【解剖】心之分支神经，肾之分支神经。

【准确取穴】在跖区，第1跖骨底的前下缘赤白肉际之凹陷处取穴，需紧贴骨缘定穴。

【主治】手发麻、心悸、头晕、脚痛、高血压、头昏脑胀、眼花、眼皮沉重、颈项扭转不灵。

【操作】针深5~8分。针与跖骨成直角，沿跖骨底缘刺入。

10.火散穴

【标准定位】在第1跖骨内侧，距趾骨与跖骨关节后3.5寸处取穴（图6-10）。

【解剖】心之分支神经，肾之副支神经，六腑神经。

【准确取穴】在足内侧，踝前大骨（足舟骨粗隆）之下方赤白肉际处。

【主治】头痛、脑胀、眼角痛、肾亏、头晕、眼花及腰酸背痛。

【操作】针深5~8分，针横沿跖骨底缘针刺。

◆ 临床运用发挥及说明

（1）火连穴、火菊穴、火散穴在足部，三穴相邻，且均以火命名，三穴并称为足三火。三穴分别与十四经穴中的太白穴、公孙穴、然谷穴位置相符。在临床运用中，董公言其三穴同用，可治疗其主治中的疾病并对脑瘤、脑膜炎特效，三穴需紧贴骨缘下针。

（2）火连穴与火菊穴治疗前头痛、眉棱骨痛甚效；火菊穴对于治疗颈椎病而引起的诸症特效；火散穴点刺放血有重要临床功效，此处点刺放血可治疗脑震荡后遗症、脑昏迷、突发性头痛、突发性急性腹痛、突发性高血压等，点刺放出黑血后可有立效；三穴伍用对本虚标实而致的高血压有良好的治疗效果。

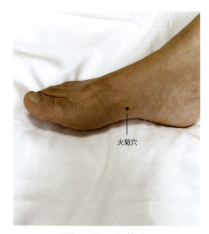

图6-9　火菊穴

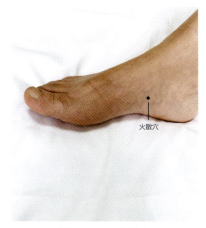

图6-10　火散穴

11.水相穴

【标准定位】在跟腱前缘凹陷处，内踝尖直后2寸处是穴（图6-11）。

【解剖】肾之支神经，脑神经。

【准确取穴】在踝区，以内踝尖为标志点，从内踝尖向后量取2寸，于跟腱前缘凹陷中取穴。

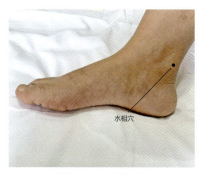

图6-11　水相穴

【主治】肾脏炎、四肢水肿、因肾亏而引起的腰痛、脊椎骨痛、背痛、妇科产后风、白内障等。

【操作】针深3~5分，或过量针亦可（即针沿跟腱前缘刺透）。

◆ 临床运用发挥及说明

水相穴的定位与十四经穴太溪相符，太溪为足少阴肾经之原穴，是临床上的重要穴位，董氏奇穴名为水，应之于肾，其主要作用功效也针对于肾，用于肾病及肾气亏虚而引发的诸症。在其穴下还有水仙穴，二穴相邻且作用相近，可倒马针运用治疗肾脏及肾气亏虚诸疾。

三、六六部其他穴位（仅作了解穴位）

12.水仙穴

【标准定位】在水相穴直下2寸处取穴（图6-12）。

【解剖】同水相穴。

【准确取穴】在跟区，首先确定出水相穴，然后在水相穴直下2寸处取穴即可。

【主治】同水相穴及肾亏引起的背痛。

【操作】针深5分。

13.水晶穴

【标准定位】在内踝尖直下2寸处取穴（图6-13）。

【解剖】子宫神经。

【准确定穴】在踝区，以内踝尖为标志点，确定好标志点后，自内踝尖向下2寸处取穴即可。

【主治】子宫炎、子宫胀大、子宫瘤、小腹气肿胀闷。

【操作】针深5分~1寸。

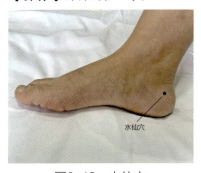

图6-12　水仙穴

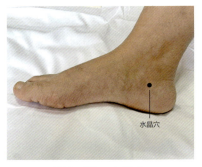

图6-13　水晶穴

14.花骨一穴

【标准定位】在足底第1跖骨与第2跖骨之间，同趾间叉口起，每隔5分取一穴，又5分一穴，再5分一穴，再8分一穴，共4穴（图6-14）。

【解剖】脾、肺、肾神经。

【准确取穴】在足底，充分暴露足底后，于第1跖骨与第2跖骨之间取穴，自趾间叉口5分定第一穴，再连续2个5分各一穴，后再8分一穴。

【主治】沙眼、眼角红、眼皮炎、眼睛迎风流泪、怕光、眉棱骨痛、鼻骨疼痛、头痛、牙痛、耳鸣、耳聋。

【操作】针深5分~1寸。

15.花骨二穴

【标准定位】在足底第2跖骨与第3跖骨之间，距趾间叉口1寸一穴，又5分一穴，共2穴（图6-15）。

【解剖】脾之神经。

【正确取穴】在足底，充分暴露足底后，于第2跖骨与第3跖骨之间取穴，距趾间叉口1寸定第一穴，然后再后5分一穴。

【主治】手指无力，手臂疼痛。

【操作】针深5分~1寸。

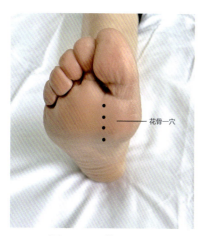

图6-14　花骨一穴

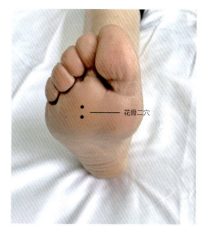

图6-15　花骨二穴

16.花骨三穴

【标准定位】在足底第3跖骨与第4跖骨之间，距趾间叉口2寸处取穴（图6-16）。

【解剖】脾之神经。

【准确取穴】在足底，充分暴露足底后，于第3跖骨与第4跖骨之间取穴，距趾间叉口2寸处取穴。

【主治】腰痛、坐骨神经痛、脊椎骨痛。

【**操作**】针深5分~1寸。

17.花骨四穴

【**标准定位**】在足底第4跖骨与第5跖骨之间，距趾间叉口1.5寸处取穴（图6-17）。

【**准确取穴**】在足底，充分暴露足底后，于第4跖骨与第5跖骨之间取穴，距趾间叉口2寸处取穴。

【**解剖**】肺之神经。

【**主治**】脊椎骨痛、坐骨神经痛、小腹痛、胃痛、止血。

【**操作**】针深5分~1寸。

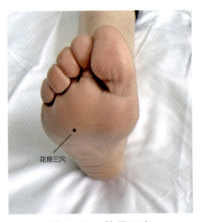

图6-16　花骨三穴

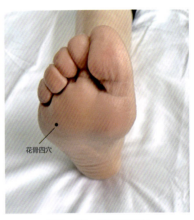

图6-17　花骨四穴

四、六六部位穴位总图（图6-18）

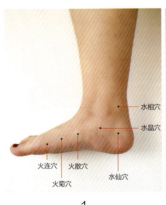

1

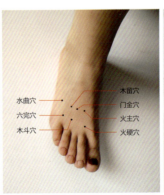

2

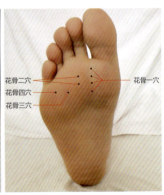

3

图6-18　六六部位穴位总图

第七章　七七部位（小腿部位）

一、概述

七七部位为小腿部位，此部位总计28穴名，共64穴（注：穴名后括号内数字表示左右两侧穴位总数）。其具体穴位如下。

①正筋穴（2）；②正宗穴（2）；③正士穴（2）；④搏球穴（2）；⑤一重穴（2）；⑥二重穴（2）；⑦三重穴（2）；⑧四花上穴（2）；⑨四花中穴（2）；⑩四花副穴（2）；⑪四花下穴（2）；⑫四花里穴（2）；⑬四花外穴（2）；⑭腑肠穴（2）；⑮上唇穴（2）；⑯下唇穴（2）；⑰天皇穴（2）；⑱肾关穴（2）；⑲地皇穴（2）；⑳四肢穴（2）；㉑人皇穴（2）；㉒侧三里穴（2）；㉓侧下三里穴（2）；㉔足千金穴（2）；㉕足五金穴（2）；㉖七虎穴（6）；㉗外三关穴（6）；㉘光明穴（2）。

七七部位与八八部位均是董氏奇穴的精华所在，穴位密集，重要穴位多，治疗范围广泛，疗效显著且作用迅速。本部分穴位具有调整全身功能及脏腑证候的整体治疗作用，疗效迅速而显著。这一部位的穴位基本上多是倒马针运用，这是与十四经穴区别最大的地方，也体现了董氏奇穴的精湛之处。因此，这一部分需要认真的领悟与掌握，灵活运用，可创出针灸中许多临床奇迹，往往多种疑难顽症痼疾可病愈于霍然。学好七七部位与八八部位，是掌握董氏奇穴的核心，因此本章务必熟读于心。七七部位中，除搏球穴、上唇穴、下唇穴、七虎穴之外，皆是常用穴位，现将本部重要穴位的临床运用进行精解。

二、常用重要穴位临床精解

1.正筋穴

【标准定位】在足后跟筋正中央上，距足底3.5寸处取穴（图7-1）。

【解剖】脊椎骨总神经，脑之总神经。

【**准确取穴**】在小腿后区，其穴在足后跟腱的正中央上方，自足底向上量3.5寸处取穴。

【**主治**】脊椎骨闪痛、腰痛（限脊椎部位）、颈项筋痛（扭转不灵）、脑骨胀大、脑积水。

【**操作**】针深5~8分（针透过筋效力尤佳）。体壮可坐位扎针，体弱应侧卧位扎针。

2.正宗穴

【**标准定位**】在足后跟腱正中央上方，距正筋穴2寸处取穴（图7-2）。

【**解剖**】脊椎骨总神经，脑之总神经。

【**准确取穴**】在小腿后区，其穴在足跟腱的正中央上方，自足底向上量5.5寸（即正筋穴上2寸）处取穴。

【**主治**】脊椎骨闪痛、腰痛（限脊椎部位）、颈项筋痛（扭转不灵）、脑骨胀大、脑积水。

【**操作**】针深5~8分（针透过筋效力尤佳）。体壮可坐位扎针，体弱应侧卧位扎针。

【**运用**】正筋、正宗两穴相配同时下针。

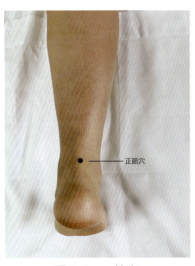

图7-1　正筋穴

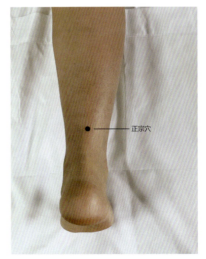

图7-2　正宗穴

3.正士穴

【**标准定位**】在足后跟腱正中央上方，距正宗穴2寸处取穴（图7-3）。

【**解剖**】肺之分支神经，脊椎骨总神经。

【**准确取穴**】在小腿后区，其穴在足跟腱正中央上方，自足底向上量7.5寸（即正宗穴上2寸）处取穴。

【**主治**】肩背痛，腰痛，坐骨神经痛。

【**操作**】针深5分~1寸。

◆ 临床运用发挥及说明

（1）三穴合称为三正穴，一般病症多以正筋、正宗小倒马合用，严重病变时三穴大倒马运用。本穴组是以筋治筋最典型的代表用穴。

（2）三穴所在位置应在足太阳经脉上，足太阳膀胱经经脉入络于脑，所以本穴组有疏通脑部气血的作用，可治疗脑部疾病，配上瘤、外三关穴治疗脑瘤；先于然谷穴瘀络点刺放血，配足三重针刺治疗脑震荡、脑昏迷极效。

（3）本穴在足跟腱处，全息对应于颈部，又因其穴在足太阳经，且穴位在筋上，所以治疗落枕、颈椎病特效，针之可立见其效。

（4）本穴组还常用于后头痛、腰部及两板筋疼痛的治疗。

4.一重穴

【**标准定位**】在外踝尖直上3寸，向前横开1寸处取穴（图7-4）。

【**解剖**】心之分支神经，肺之分支神经，脾神经。

【**准确取穴**】在小腿外侧，以外踝尖为标志点，向上量3寸，紧贴腓骨前缘

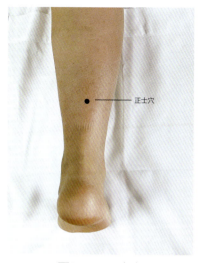

图7-3 正士穴

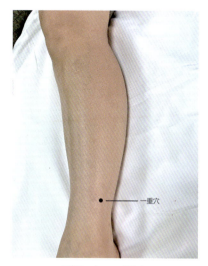

图7-4 一重穴

取穴即可。

【主治】甲状腺肿大（心脏病引起）、眼球突出、扁桃体炎、口眼㖞斜（面神经麻痹）、偏头痛、痞块（皮下肿块）、肝病、脑瘤、脑膜炎。

【操作】针深1~2寸。

5.二重穴

【标准定位】在一重穴直上2寸处是穴（图7-5）。

【解剖】同一重穴。

【准确取穴】在小腿外侧，以外踝尖为标志点，向上量5寸（即一重穴直上2寸），紧贴腓骨前缘取穴即可。

【主治】同一重穴。

【操作】同一重穴。

6.三重穴

【标准定位】在二重穴直上2寸处是穴（图7-6）。

【解剖】同一重穴。

【准确取穴】在小腿外侧，以外踝尖为标志点，向上量7寸，紧贴腓骨前缘取穴即可。

【主治】同一重穴。

【操作】同一重穴。

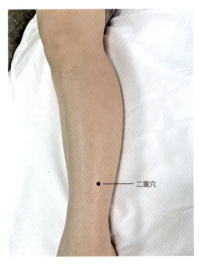

图7-5　二重穴

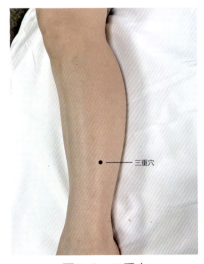

图7-6　三重穴

【运用】三穴同时下针（即所谓回马针），为治上述各症的特效针。

◆ 临床运用发挥及说明

（1）足三重位于足阳明胃经穴和足少阳胆经之间，为夹经之穴，这是董氏奇穴取穴的重要特点之一，董氏奇穴重要穴位多是在两经之间。本穴组为董氏针灸重要穴位，用途之广可波及临床各科，具有活血化瘀的作用，这是取用本穴的核心思想，凡临床需要活血化瘀之疾皆可取用本穴组。

（2）三重穴为治疗中风后遗症的常用主穴，临床与灵骨穴、大白穴配伍运用，可起到补气行血的作用，犹如中药方剂补阳还五汤之效，组方精简效宏，功效强大。

（3）因其活血化瘀功效强大，对各种瘤、结节，甚至一些癌肿均有较好的调治功效，合理配穴可取得非常满意的效果。笔者临床以本穴组为主穴治疗上百例的甲状腺结节、乳腺结节、肺结节及某些癌肿获得了奇效。

（4）本穴组对甲亢及乳腺增生的治疗也有重要的作用，常作为主穴用于临床治疗。

（5）本穴有活脑部之气血的作用，所以常用于脑外伤、脑震荡、脑昏迷及颅内压增高的情况。

（6）本穴组用途甚广，疗效肯定，上述几点难以尽述其临床功效，总以活血化瘀为用，抓住其特点，便能灵活运用，用之即效，效如桴鼓。

7.四花上穴

【标准定位】在外膝眼之下方3寸，胫骨前肌与长总趾伸肌起始部之间凹陷中取穴（图7-7）。

【解剖】肺支神经，心支神经。

【准确取穴】在小腿外侧，犊鼻穴下3寸，紧贴胫骨前肌上取穴（与足三里相平行，在足三里内侧）。

【主治】哮喘、牙痛、心悸、口内生瘤、头晕、心肌炎、抽筋、霍乱。

【手术】针深2~3寸。针深1.5~2寸治哮喘，针深3寸治心脏病。

【运用】四花上穴配博球穴治转筋霍乱，此时四花上穴须针深3寸。

8.四花中穴

【标准定位】在四花上穴直下4.5寸处取穴（图7-8）。

【解剖】心之分支神经，肺之支神经，心脏之支神经，六腑之副神经。

【准确取穴】在小腿外侧，以四花上穴为标志点，自四花上穴直下4.5寸（近于传统针灸条口穴）处取穴即可。

【主治】哮喘、眼球病、心脏炎、心脏血管硬化（心两侧痛）、心脏停搏（胸闷、坐卧不安）、急性胃痛、骨骼胀大、肺积水、肺结核、肺瘤、肺气肿、肩胛痛、臂弯痛、食指痛、消骨生肌。

【操作】三棱针刺出血治心脏血管硬化、急性胃痛、肠炎、胸部发闷、肋膜炎。用毫针针深2~3寸治哮喘、眼球痛。

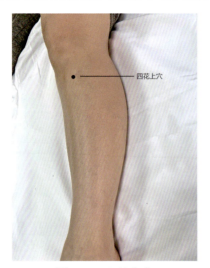

图7-7　四花上穴

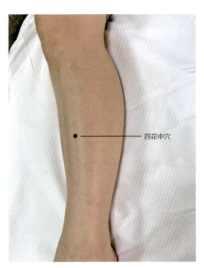

图7-8　四花中穴

9.四花副穴

【标准定位】在四花中穴直下2.5寸处取穴（图7-9）。

【解剖】心之分支神经，肺之支神经，心脏之支神经，六腑之副神经。

【准确取穴】在小腿外侧，以四花中穴为标志点，先找到四花中穴，再直下2.5寸取穴。

【主治】哮喘、眼球病、心脏炎、心脏血管硬化（心两侧痛）、心脏停搏（胸闷难过，坐卧不安）、急性胃痛、骨骼胀大、肺积水、肺结核、肺瘤、肺气肿、肩胛痛、臂弯痛、食指痛、消骨生肌。

【操作】三棱针刺出黑血，治心脏血管硬化、心脏停搏、急性胃痛、肠胃炎。

10.四花下穴

【标准定位】在四花副穴直下2.5寸处取穴（图7-10）。

【解剖】六腑神经，肺之副神经，肾之副神经。

【准确取穴】在小腿外侧，以四花副穴为标志点，首先定出四花副穴，于四花副穴直下2.5寸处取穴。

【主治】肠炎、腹部胀、胸胀、胃痛、水肿、睡中咬牙、骨骼胀大。

【操作】针深5分~1寸（用细毫针）。

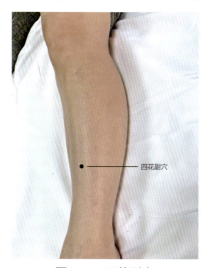

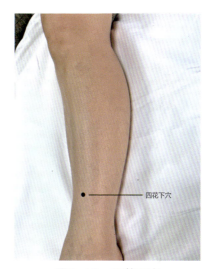

图7-9　四花副穴　　　　　　　　图7-10　四花下穴

11.腑肠穴

【标准定位】在四花下穴直上1.5寸处取穴（图7-11）。

【解剖】六腑神经，肺之副神经，肾之副神经，心脏之副神经。

【准确取穴】在小腿外侧，以四花下穴为标志点，先找到四花下穴，在四花下穴直上1.5寸处取穴。

【主治】肠炎、腹部胀、胸胀、胃痛、水肿、睡中咬牙、骨骼胀大。

【操作】针深5分~1寸（用细毫针）。

12.四花里穴

【标准定位】在四花中穴向里横开1.2寸，至胫骨外缘处取穴（图7-12）。

【解剖】心之支神经，肺之区支神经。

【准确取穴】在小腿内侧，以四花中穴为标志点，首先确定好四花中穴，然后再向里横开1.2寸处取穴。

【主治】肠胃病、心脏病、心悸、转筋霍乱（呕吐）、心脏停搏。

【操作】针深1.5~2寸。

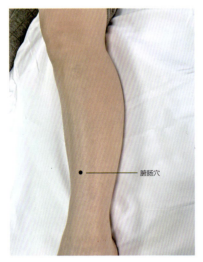

图7~11　腑肠穴

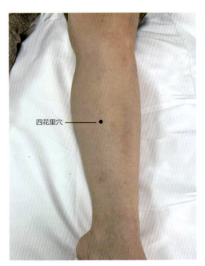

图7-12　四花里穴

13.四花外穴

【标准定位】在四花中穴向外横开1.5寸处取穴（图7-13）。

【解剖】肺之支神经，六腑神经。

【准确取穴】在小腿外侧，以四花中穴为标志点，首先确定出四花中穴，然后再向外横开1.5寸处取穴。

【主治】急性肠炎、牙痛、偏头痛、面瘫、肋膜痛。

【操作】针深1~1.5寸。

【运用】用三棱针扎出黑血，可用于治疗急性肠胃炎、肋膜痛、胸部发胀、哮喘、坐骨神经痛、肩臂痛（针刺患侧穴位）、耳痛、慢性鼻炎、头痛、高血压。

◆ 临床运用发挥及说明

（1）上述7穴乃具有相互关联的穴组，7穴占据于整个小腿的前面，除了四花外穴皆在足阳明胃经上，7穴通过上中下三焦方式相应于治疗。四花上穴在最上，以治疗上焦心肺、头面部为主；四花中穴、四花副穴在中，以治疗中焦脾胃病为主；四花下穴及腑肠穴在最下，以治疗下焦肠道疾病为主。

（2）本穴组是董氏针灸刺血重要穴位，在此处区域点刺放血可治疗诸多疾病，尤其四花中、四花外穴区域点刺出黑血可有广泛的作用，可用于急性肠胃炎、急性胃痛、肋膜炎、心血管硬化、胸部发闷、哮喘、肺气肿、肺积水、肩臂痛、耳痛、慢性鼻炎、头痛、高血压、高血脂等疾病。

（3）本穴组针刺时紧贴胫骨外侧，在胫骨与胫骨前肌间下针，这是董氏奇穴取穴的重要方法之一，被称为削骨针法，可用于骨质增生的治疗，并能有效提高穴位治疗功效。四花上穴与四花中穴倒马针可治疗面部疾病，针2寸深治疗肺病，针深3寸治疗心脏病，针深3寸以上治疗头面疾病；四花中穴、四花副穴倒马针可治疗急慢性胃痛、肠胃炎及心脏疾病；四花下穴与腑肠穴倒马针治疗急慢性肠胃炎、腹胀、肠鸣等疾病；四花外穴在胆经循行线上，因此以治疗少阳经病变为主，如偏头痛、面瘫、肋膜炎等少阳经问题。

14.天皇穴

【标准定位】在胫骨头之内侧，距膝关节2.5寸处取穴（图7-14）。

【解剖】肾之神经，六腑神经，心之分支神经。

【准确取穴】在小腿内侧，用拇指沿着胫骨内缘由下往上推，至拇指抵膝关节下时，胫骨向内上弯曲的凹陷中取穴。

【主治】胃酸过多、反胃（倒食症）、肾脏炎、糖尿病、蛋白尿以及心脏病、高血压、心脏病引起的头晕、头痛、臂痛、失眠。

【操作】针深5分~1寸。

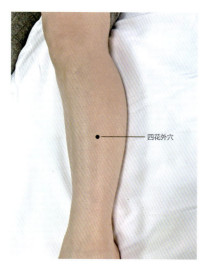

图7-13　四花外穴

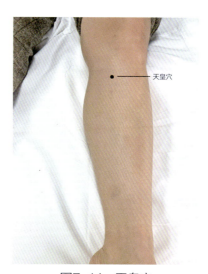

图7-14　天皇穴

【运用】与天皇副穴配合治疗倒食症、胃酸过多。

15.天皇副穴（肾关穴）

【标准定位】在胫骨头之内侧，天皇穴直下1.5寸处取穴（图7-15）。

【解剖】六腑神经。

【准确取穴】在小腿内侧，以天皇穴为标志点，首先找到天皇穴，然后再在天皇穴直下1.5寸处取穴。

【主治】眼球㖞斜、散光、贫血、癫痫病、神经病、眉棱骨痛、鼻骨痛、头晕、肾亏所引起之坐骨神经痛、腰酸（若诊断肾亏所引起的，即可见效）、近视、多泪、两腿无力、臂麻、心刺痛、胸口痛、胃酸过多、倒食症。

【操作】针深5分~1寸。

【运用】通常为天皇穴之配针，治疗倒食症、胃酸过多。

16.地皇穴

【标准定位】在胫骨内侧后缘，距内踝7寸处取穴（图7-16）。

【解剖】肾之神经。

【准确取穴】在小腿内侧，以内踝为标志点，从内踝上7寸，胫骨内侧缘后际取穴。

【主治】肾脏炎、四肢水肿、糖尿病、淋病、阳痿、早泄、遗精、滑精、梦遗、蛋白尿、尿血、子宫肌瘤、月经不调、腰痛等。

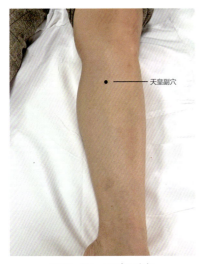

图7-15　天皇副穴

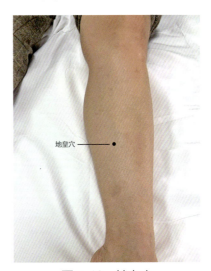

图7-16　地皇穴

【**操作**】针与腿约呈45°刺入，针深1~1.8寸。

17.四肢穴

【**标准定位**】位于胫骨内侧后缘，内踝上4寸处取穴（图7-17）。

【**解剖**】心之支神经，四肢神经，肾之分支神经。

【**准确取穴**】在小腿内侧，以内踝为标志点，从内踝上4寸，胫骨内侧缘后际处取穴。

【**主治**】四肢疼痛、颈项疼痛、糖尿病。

【**操作**】针深6分~1.2寸。

18.人皇穴

【**标准定位**】位于胫骨之内侧后缘，内踝上3寸处取穴（图7-18）。

【**解剖**】肾之分支神经。

【**准确取穴**】在小腿内侧，以内踝为标志点，确定出内踝，从内踝边缘上3寸，于胫骨内侧缘后际处取穴。

【**主治**】淋病、阳痿、早泄、遗精、滑精、腰脊椎骨疼痛、颈项痛、头晕、手麻、糖尿病、蛋白尿、尿血、肾脏炎、肾亏腰痛。

【**操作**】针深8分~1.2寸。

◆ **临床运用发挥及说明**

（1）以上5穴皆在脾经线上，作用于肾，是补肾的一组要穴，凡肾脏疾病及

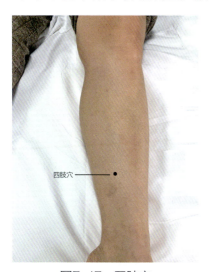

图7-17 四肢穴

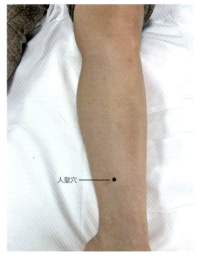

图7-18 人皇穴

肾气亏虚诸疾皆为首选穴位。

（2）本穴组基本组成则是以天、地、人三个层次来命名和运用的。天皇穴位于阴陵泉稍下方，为三者中最上的穴位，故名为天，董公将其用于诊断脑部疾患的重要点，临床偏于治上焦疾病，可治疗心脏病、头痛、头晕、臂痛等；地皇穴与人皇穴位于下方，分别名为地与人，更侧重于治疗下焦问题。

（3）天皇副穴现多称为肾关穴，其补肾的作用极为强大，故名肾关。临床作用广泛，不仅是治疗肾病及肾亏诸疾之首选穴，还是有多方面的特效作用。配光明穴治疗飞蚊症、重影甚效；配太阳穴点刺放血治疗斜视、散光甚效；配水通穴、水金穴治疗尿频、夜尿频多甚效；配天皇穴或足五金、足千金穴治疗肩臂不举甚效；配天皇穴治疗反胃、泛酸、打嗝甚效。肾关穴补肾时，由脾经透向肾经，治疗肩背痛时，则是由脾经透向胆经。

（4）人皇穴近于三阴交，三阴交是脾、肝、肾三经之交会穴，三阴脉之交接处，脾、肝、肾三脏皆调，是泌尿及男女生殖系统疾病之要穴，尤其是妇科病之首选穴，又称为女足三里穴，人皇穴囊括了三阴交的基本作用，若与地皇穴、天皇穴、肾关穴配用其作用更广，疗效更强。

（5）天、地、人三穴相配是美容之要穴，针之可使皮肤细嫩呈现，白里透红之效；三皇穴配用治疗糖尿病效佳，一般根据患者病情，加配相关穴位，但需要较长时间的治疗；三皇穴治疗男性的阳痿、遗精、滑精、早泄、不育皆效；三皇穴治疗不孕、月经不调、带下症等甚效；下三皇配足三重治疗甲状腺疾病也甚效；下三皇配肾三通（通肾、通胃、通背）治疗肾脏疾病疗效确实。

（6）此穴组妙用多多，举不胜举，难以尽述，具有先后天同调，脾肾同治之效，多以补虚为用。临床应当灵活运用，临床应当善思多用。

19.侧三里穴

【标准定位】在腓骨前缘，即四花上穴向外横开1.5寸处取穴（图7-19）。

【解剖】肺之分支神经，牙神经。

【准确取穴】在小腿外侧，以四花上穴为标志点，首先定出四花上穴，然后自本穴向外开1.5寸处取穴。

【主治】牙痛、面瘫。

【操作】针刺5分~1寸。

20.侧下三里穴

【标准定位】在腓骨前缘，即侧三里穴直下2寸处取穴（图7-20）。

【解剖】同侧三里穴。

【准确取穴】在小腿外侧，以侧下三里为标志点，首先定出侧三里穴，然后自侧三里穴直下2寸处定穴。

【主治】同侧三里穴。

【操作】针深5分~1寸。

【运用】侧三里穴与侧下三里穴同时取用，但采用单足取穴法。即治左取右穴；治右取左穴。

◆ **临床运用发挥及说明**

（1）二穴在足阳明胃经与足少阳胆经之间，为两经夹经之穴，由于少阳主风，阳明多血多气，针之既可疏阳明之气血，又能解少阳之郁，因此二穴有着有广泛的治疗作用。本穴原有的主治仅有牙痛及面部麻痹的治疗，此两病用之确具特效，临床验证具有确实的作用，但是二穴不仅具有上述两方面的作用，其治疗范围极为广泛。还对偏头痛、三叉神经痛以及偏身感觉障碍有着特殊的作用，尤其三叉神经痛其效更佳。

（2）二穴对上肢疼痛有广泛的作用，包括大臂痛、肘痛、小臂痛、手腕痛及手痛，尤其手腕痛最具特效，可谓手腕痛之首选穴。

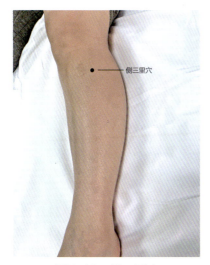

图7-19 侧三里穴

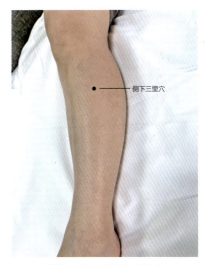

图7-20 侧下三里穴

21.足千金穴

【**标准定位**】在腓骨前缘，即侧下三里穴向后横开5分，再直下2寸处取穴（图7-21）。

【**解剖**】肺之支神经，肾之分支神经，喉侧（甲状腺）神经。

【**准确取穴**】在小腿外侧，以侧下三里穴为标志点，自侧下三里穴先向外横开5分，然后再直下2寸，在腓骨前缘处取穴。

【**主治**】急性肠炎、鱼骨刺喉、肩及背部疼痛、喉咙生疮、喉炎（俗称火蛾病）、扁桃体炎、甲状腺肿。

【**操作**】针深5分~1寸。

22.足五金穴

【**标准定位**】在腓骨前缘，即足千金穴直下2寸处取穴（图7-22）。

【**解剖**】同足千金穴。

【**准确取穴**】在小腿外侧，以足千金穴为标志点，首先定出足千金穴，然后于足千金穴直下2寸腓骨前缘处取穴。

【**主治**】同足千金穴。

【**操作**】针深5分~1寸。

◆ **临床运用发挥及说明**

（1）关于五金、千金的穴位有指五金、指千金穴，手五金、手千金穴，足

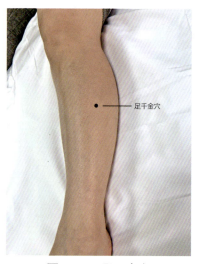

图7-21　足千金穴

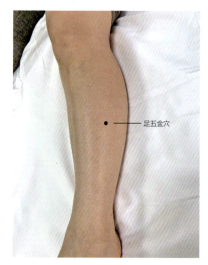

图7-22　足五金穴

五金、足千金穴3对，临床以足五金、足千金穴最为常用，足五金、足千金穴与手五金、手千金穴功效相近，临床可参考运用。

（2）本穴组解剖有喉侧神经，也即甲状腺神经，因此本穴组能治疗咽喉疾病，可治喉咙生疮、喉炎、扁桃腺炎、鱼刺哽喉，尤其对甲状腺疾病的治疗有较好的作用，可与本部位的足三重穴配合运用，治疗颈部瘿瘤有特效，包括当今高发的甲状腺结节。

（3）本穴组治疗肩臂疼痛不举有特效，肩臂不能上举用肾关穴，不能前后用本穴组，二穴伍用对肩臂不举甚效。

（4）赖金雄医师言本穴组可治疗肩关节后侧痛；肩、后脑及太阳穴连成一线的疼痛，诸多董氏传人得到了确实的临床验证，其言不虚。

23.外三关穴

【标准定位】在外踝尖与膝盖外侧高骨（即腓骨小头）的连线中点一穴，中点与该高骨之中点又一穴，中点与外踝之中点又一穴。共3穴（图7-23）。

【解剖】肺之神经。

【准确取穴】在小腿外侧，首先确定外踝尖和腓骨小头的位置，就在两点的连线之中点定出第一穴，然后再分别以此中点与腓骨小头定出上点，再以此中点与外踝尖定出下点即可。

【主治】扁桃腺炎、肿瘤、癌症、喉炎、腮腺炎、肩臂疼痛、各种良性肿瘤等。

【操作】针深1~1.5寸。

◆ 临床运用发挥及说明

（1）本穴在腓骨后缘，进针时紧贴腓骨后缘进针，与足三重穴相对，足三重紧贴腓骨前缘进针，二穴均在足少阳胆经之经脉上，常配穴运用。

（2）本穴组是治疗各种良性肿瘤的要穴，对于颈部瘿瘤，可配足千金、足五金穴；锁骨部肿瘤可配木斗、木留穴；配上三黄、足三重穴治疗脂肪瘤；配妇科、还巢穴治疗子宫肌瘤；配足三重穴可治疗多种良性肿瘤及癌瘤。

（3）本穴组具有清热解毒的作用，可用于中耳炎、红肿的青春痘、扁桃腺炎、腮腺炎、瘰疬、以及手臂红肿热痛等症，用之皆效。

（4）本穴组配制污穴治疗伤口不愈合则有良效，临床上先以制污穴点刺放血，再扎外三关，用本方法治疗褥疮具有较佳的疗效。

24.光明穴

【标准定位】在内踝尖直后1寸，再直上2寸处取穴（图7–24）。

【解剖】肺、脾神经。

【准确取穴】在小腿内侧，以内踝尖为标志点，首先确定出内踝尖，然后从内踝尖之直后1寸再直上2寸处取穴。

【主治】眼皮神经麻痹导致睁开无力，眼散光及白内障。

【操作】针深5分~1寸。

◆ 临床运用发挥及说明

本穴名为光明穴，顾名思义，专用于治疗眼疾，其穴与传统针灸中的复溜穴相近。中医认为肝开窍于目，本穴治疗眼疾根据肝肾同源，滋水涵木的作用机制发挥治疗功效。本穴配肾关穴、人皇穴治疗飞蚊症、复视极具特效。治疗视物模糊、白内障、青光眼也有很好的疗效。

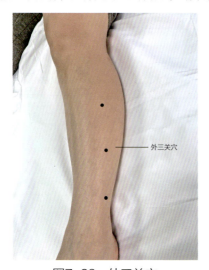

图7–23　外三关穴

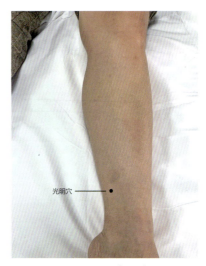

图7–24　光明穴

三、七七部其他穴位（仅作了解穴位）

25.博球穴

【标准定位】在正士穴上2.5寸处，即腓肠肌下缘处（图7–25）。

【解剖】心之分支神经，肺之副神经。

【**准确取穴**】在小腿后区，在腓肠肌两肌腹与肌腱交角处下1.5寸（即正士穴直上2.5寸）处取穴。

【**主治**】腿转筋、霍乱、腰酸背痛、鼻出血。

【**操作**】平卧，针深1~2寸，以针尖抵骨效力最佳。

26.上唇穴

【**标准定位**】在膝盖正下缘髌骨韧带上（图7-26）。

【**解剖**】属经外奇穴。

【**准确取穴**】在膝区，膝盖正下方之边缘，髌骨韧带上。

【**主治**】唇痛、白口症。

【**操作**】用三棱针刺膝盖下缘髌骨韧带及其附近，使其出黑血，立即见效。

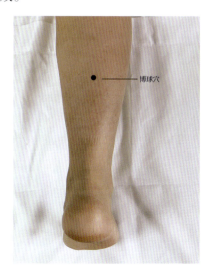

图7-25 博球穴

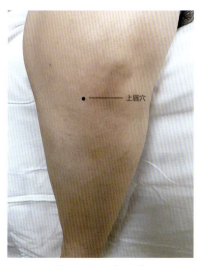

图7-26 上唇穴

27.下唇穴

【**标准定位**】在膝盖正下缘约1寸处取穴（图7-27）。

【**解剖**】属经外奇穴。

【**准确取穴**】在膝区，以上唇穴为标志点，首先定出上唇穴，然后自上唇穴直下1寸取穴即可。

【**主治**】唇痛，白口症。

【**操作**】用三棱针刺膝盖下缘髌骨韧带及其附近，使其出黑血，立即见效。

28.七虎穴

【**标准定位**】在外踝后1.5寸直上2寸一穴，又上2寸一穴，再上2寸一穴，共3穴（图7-28）。

【**解剖**】腓肠神经，胸骨、锁骨及肋骨神经。

【**准确取穴**】在小腿后区，以外踝为标志点，先自外踝向后量1.5寸再直上2寸定第一穴点，然后再分别直上两个2寸定第2穴点和第3穴点。

【**主治**】肩背痛、锁骨炎、胸骨痛及肿胀、肋膜炎。

【**操作**】针深5分~1寸，三穴同时用针。

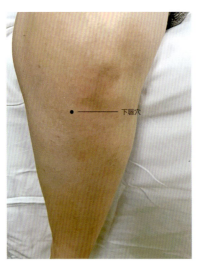
图7-27　下唇穴

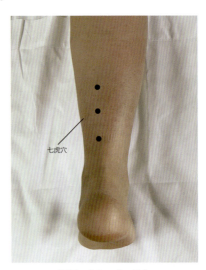
图7-28　七虎穴

四、七七部位穴位总图（图7-29）

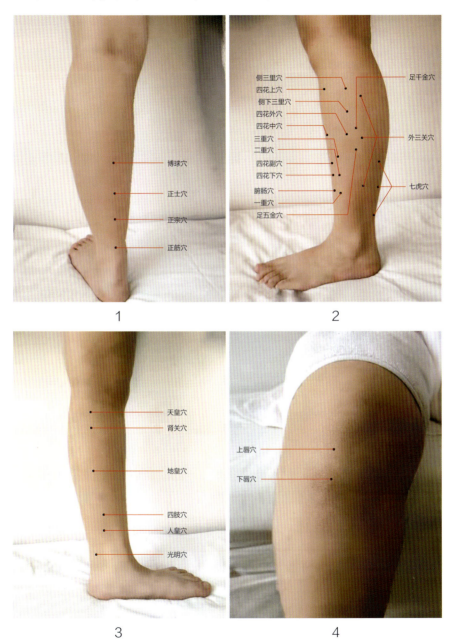

图7-28　七七部位穴位总图

第八章　八八部位（大腿部位）

一、概述

八八部位为大腿部位，本部位总计32穴名，共66穴（注：穴名后括号内数字表示左右两侧穴位总数）。其具体穴位如下。

①通关穴（2）；②通山穴（2）；③通天穴（2）；④姐妹一穴（2）；⑤姐妹二穴（2）；⑥姐妹三穴（2）；⑦感冒一穴（2）；⑧感冒二穴（2）；⑨通肾穴（2）；⑩通胃穴（2）；⑪通背穴（2）；⑫明黄穴（2）；⑬天黄穴（2）；⑭其黄穴（2）；⑮火枝穴（2）；⑯火全穴（2）；⑰驷马中穴（2）；⑱驷马上穴（2）；⑲驷马下穴（2）；⑳下泉穴（2）；㉑中泉穴（2）；㉒上泉穴（2）；㉓金前下穴（2）；㉔金前上穴（2）；㉕中九里穴（2）；㉖上九里穴（2）；㉗下九里穴（2）；㉘解穴（2）；㉙内通关穴（2）；㉚内通山穴（2）；㉛内通天穴（2）；㉜失音穴。

八八部位与七七部位构成了董氏奇穴之精华所在，是董氏奇穴理论的重中之重，这一部位主要以穴位组的形式出现，且以调理相应脏腑为核心的用穴原则。在传统针灸中，这一部位穴位相对较少，并用之较少，而在董氏奇穴中这一部位穴位却相当多，且特别重要，这一部位穴位的分设构成了董氏奇穴的一个整体系统，并构建了董氏奇穴特有的经络体系。

（1）大腿正上方的心三通（通关穴、通山穴、通天穴）为心经。

（2）大腿外侧的足驷马穴（驷马中穴、驷马上穴、驷马下穴）为肺经。

（3）大腿内侧前缘的肾三通（通肾穴、通胃穴、通背穴）为肾经。

（4）大腿内侧之中央的上三黄（明黄穴、天黄穴、其黄穴）及火枝穴、火全穴为肝胆经。

因此，这一部位极具特色，具穴位更为重要，我们不仅要熟悉并牢记这些穴位，而且要领悟于心，深入领会，方能得心应手地运用。这一部位穴位都特别重要，有一些穴位取穴不便，限制了临床运用，所以在临床中用之相对较少，通过临床运用总结，本部分要掌握的穴位如下。

①通关穴（2）；②通山穴（2）；③通天穴（2）；④通肾穴（2）；⑤通胃穴（2）；⑥通背穴（2）；⑦明黄穴（2）；⑧天黄穴（2）；⑨其黄穴（2）；⑩火枝穴（2）；⑪火全穴（2）；⑫驷马中穴（2）；⑬驷马上穴（2）；⑭驷马下穴（2）；⑮下泉穴（2）；⑯中泉穴（2）；⑰下泉穴（2）；⑱中九里穴（2）；⑲解穴；⑳失音穴。

本部分因有些穴位取穴不便，且有其他部位穴位代替运用，这些穴位临床渐少用之。可有以下诸穴。

㉑姐妹一穴（2）；㉒姐妹二穴（2）；㉓姐妹三穴（2）；㉔感冒一穴（2）；㉕感冒二穴；㉖内通关穴（2）；㉗内通山穴（2）；㉘内通天穴（2）；㉙金前下穴（2）；㉚金前上穴（2）；㉛上九里穴（2）；㉜下九里穴（2）。

二、常用重要穴位临床精解

1.通关穴

【标准定位】当大腿正中线之股骨上，距膝盖横纹上5寸处取穴（图8-1）。

【解剖】心之总神经。

【准确取穴】在股前区，以膝盖横纹为标志点，确定出膝盖横纹，于膝盖横纹上5寸之大腿正中线上取穴即可。

【主治】心脏病、心包络（心口）痛、心两侧痛、因心脏病而引起的身体各部风湿病、头晕眼花、心悸、胃病、四肢痛、脑贫血。

【操作】针深3~5分。

2.通山穴

【标准定位】当大腿正中线之股骨上，距通关穴2寸处取穴（图8-2）。

【解剖】心之总神经。

【准确取穴】在股前区，以通关穴为标志点，首先定出通关穴，再于通关穴上量2寸处取穴即可。

【主治】心脏病、心包络（心口）痛、心两侧痛、因心脏病而引起的身体各部风湿病、头晕眼花、心悸、胃病、四肢痛、脑贫血。

【操作】针深5~8分。

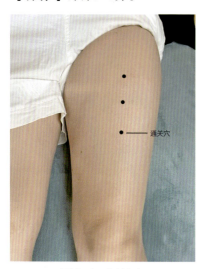
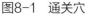

图8-1　通关穴

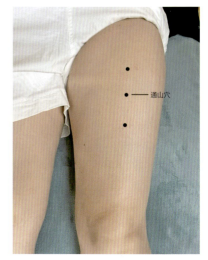

图8-2　通山穴

3.通天穴

【标准定位】大腿正中线之股骨上，距通山穴2寸处取穴。（见图8-3）

【解剖】心之总神经。

【准确取穴】在股前区，以通山穴为标志点，先定出通山穴，再于通山穴上量2寸处取穴即可。

【主治】心脏病，心包络（心口）痛，心两侧痛，心脏病而引起身体各部风湿病，头晕眼花，心悸，胃病，四肢痛，脑贫血。

【操作】针深5分~1寸。

◆ 临床运用发挥及说明

（1）三穴所处的位置虽在足阳明胃经上，但其主要作用于心，其运用原理为补火生土。三穴其体在胃脉，其用在心火，这相当于董氏针灸之心经。本穴组以补胃子之实，来实母之虚，补心不直接用心经以免引发心火旺盛，通过补土之子达实母，既达到了补心之虚作用，又能避免了心火旺盛之问题。

（2）通关穴则是通于内关之意，有内关之效，因通山穴位置高于通关穴，故为山，因通天穴在通山之上，故名为通天。三穴可以单独运用，也可以二穴配用。在董公原著中注明了双足六穴不能同时下针，应在运用时注意，但在临床中根据临床实际情况主要也可以六针同取。

（3）本穴组作用于心，是治疗心脏疾病之要穴，适用于各种器质性心脏病的治疗，若胸闷，可配用心门穴，心悸不安者，可配心常穴。

（4）本穴组治疗呕吐特效，可用于神经性呕吐，亦可治疗妊娠呕吐，对于妊娠呕吐轻者一两次即可消失，严重者也不过三五次，可谓是特效之穴。

（5）因本穴组在足阳明胃经上，因此可以治疗脾胃病，常用于胃痛、消化不良的治疗，尤其消化不良甚效。

（6）本穴组作用于心，心主血脉，因此本穴组可治疗高血压，在其针刺注意事项中提到高血压患者双足只应各取一穴，在临床中多是取用两穴治疗。

（7）本穴组还有诸多的治疗功效，赖金雄医师所述，本穴组任取二穴配上三黄穴治疗癫痫病，久扎会好；本穴组配五虎穴、肾关穴治疗类风湿关节炎；配心门、血海穴治疗丹毒效佳。

4.通肾穴

【标准定位】在膝盖内侧上缘凹陷处取穴（图8-4）。

【解剖】肾之神经。

【准确取穴】在股前区，以膝盖内侧上缘为标志点，首先确定出膝盖内侧上缘，然后在内侧上缘凹陷处取穴。

【主治】阳痿、早泄、淋病、肾脏炎、糖尿病、肾亏而引起之头晕及腰痛、

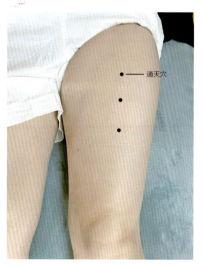

图8-3　通天穴

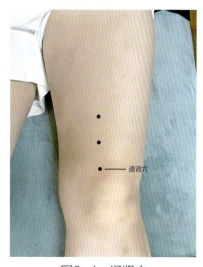

图8-4　通肾穴

肾脏病之风湿痛、子宫痛、妇科赤白带下、口干、喉痛、喉瘤、水肿、蛋白尿。

【**操作**】针深3~5分。

5.通胃穴

【**标准定位**】在膝盖内侧上缘上2寸，即通肾穴直上2寸处取穴（图8-5）。

【**解剖**】肾之神经。

【**准确取穴**】在股前区，以通肾穴为标志点，首先确定出通肾穴，然后在通肾穴直上2寸处取穴。

【**主治**】同通肾穴，又治背痛。

【**操作**】针深5分~1寸。

6.通背穴

【**标准定位**】在通胃穴直上2寸处取穴（图8-6）。

【**解剖**】肾之神经。

【**准确取穴**】在股前区，以通胃穴为标志点，首先确定出通胃穴，然后在通胃穴直上2寸处取穴。

【**主治**】同通胃穴。

【**操作**】针深5分~1寸。

◆ **临床运用发挥及说明**

（1）通肾、通胃、通背三穴在脾经线上，相当于下三皇之延长线，作用于

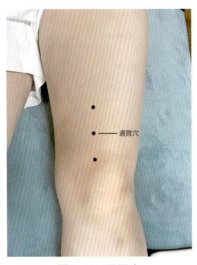

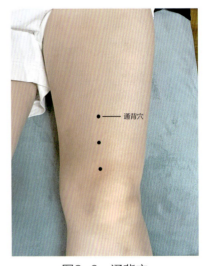

图8-5 通胃穴　　　　　　　　　　　图8-6 通背穴

（向大腿内侧方向）横开（平开）3寸处取穴。

【主治】肋痛、背痛、肺功能不足引起的坐骨神经痛、肺气虚、肺病、胸部受打击后而引起之胸背痛、肋膜炎、鼻炎、耳聋、耳鸣、耳炎、面瘫、眼发红、哮喘、半身不遂、皮肤病。

【操作】针深8分~2.5寸。

13.驷马上穴

【标准定位】在驷马中穴直上2寸处取穴（图8-13）。

【解剖】同驷马中穴。

【准确取穴】在股前区，以驷马中穴为标志点，首先确定出驷马中穴，然后再向上2寸处取穴即可。

【主治】同驷马中穴。

【操作】针深8分~2.5寸。

14.驷马下穴

【标准定位】在驷马中穴直下2寸处取穴（图8-14）。

【解剖】同驷马中穴。

【准确取穴】在股前区，以驷马中穴为标志点，首先确定出驷马中穴，然后再向下2寸处取穴即可。

【主治】同驷马中穴。

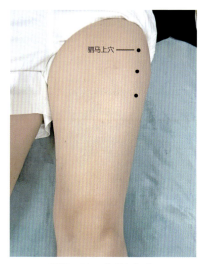

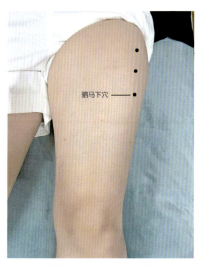

图8-13　驷马上穴　　　　　　　　图8-14　驷马下穴

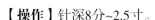

【**操作**】针深8分~2.5寸。

【**运用**】治肋痛、背痛、坐骨神经痛时，单足取上、中、下三穴，其余各症两脚六针同时取之。

◆ **临床运用发挥及说明**

（1）本穴组处于十四经之足阳明胃经线上，作用于肺，相当于董氏针灸之肺经，其作用极为广泛，正如董公所言"驷马穴统治全身疾病"，是董氏奇穴之重要穴位。

（2）本穴组的运用是从肺立极，从藏象学说理论发挥运用，肺在体合皮，其华在毛、肺主气司呼吸、肺朝百脉、肺开窍于鼻等生理功能发挥运用。如肺在体合皮，其华在毛，可治疗各种皮肤病，如荨麻疹、瘙痒症、牛皮癣等；肺开窍于鼻可治疗鼻疾；肺主气司呼吸，可治疗各种呼吸系统疾病，如咳嗽、哮喘、肺气肿等病；肺朝百脉，脉为血，肺体为气，也用于血，用之可调理人体气血的均衡。

（3）本穴组以治疗肺为基本作用，因此针刺本穴组还可治疗与肺脏相连之乳腺、胸、背病症。

（4）根据金生水的理论，可用于耳鸣、耳聋的治疗；肺主气、主皮毛，因此可用于美容，是调理美容之要穴；本穴组对突眼型甲亢有特效；本穴对肢体扭挫伤有特效，可用于下肢、踝关节、手腕等部位扭伤。

15.下泉穴

【**标准定位**】在膝关节外侧面正中央直上2.5寸处取穴（图8-15）。

【**解剖**】肺部与面部之机动神经。

【**准确取穴**】在股前区，以膝关节外侧面正中央为标志点，首先确定出膝关节外侧面之中央点，然后由此点直上2.5寸处取穴即可。

【**主治**】面瘫、面部痉挛。

【**操作**】针深3~5分。

16.中泉穴

【**标准定位**】在下泉穴直上2寸处取穴（图8-16）。

【**解剖**】同下泉穴。

【**准确取穴**】在股前区，以下泉穴为标志点，首先确定出下泉穴，然后由此直上2寸处取穴即可。

【主治】同下泉穴。

【操作】针深3~8分。

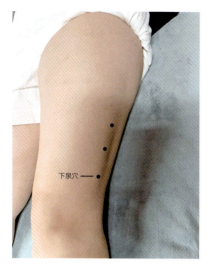

图8-15　下泉穴

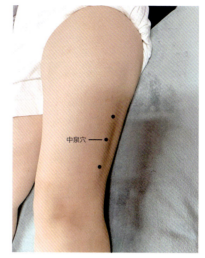

图8-16　中泉穴

17.上泉穴

【标准定位】在中泉穴直上2寸处取穴（图8-17）。

【解剖】同下泉穴。

【准确取穴】在股前区，以中泉穴为标志点，首先确定出中泉穴位置，然后由此直上2寸处取穴即可。

【主治】同下泉穴。

【操作】针深5分~1寸。

【运用】上泉、中泉、下泉三穴单脚同时取穴下针。治左用右穴，治右用左穴。

◆ 临床运用发挥及说明

本穴组主要作用于面部，其解剖为面部机动神经相关，针对于面部疾病，常用于面瘫及面肌痉挛，尤其对面肌痉挛具有特效；本穴组治疗耳重听（听力下降）有特效。

18.中九里穴

【标准定位】直立，两手下垂，中指尖所至处直上1寸取穴（图8-18）。

【解剖】肺之区支神经，腿之弹力神经。

【准确取穴】在股部，其穴在大腿外侧之中央线的中点处取穴。取穴时让患者直立或者自然仰卧位，两手自然下垂，其中指尖所到之处再直上1寸取穴。

【主治】背痛、腰痛、腰脊椎骨痛、半身不遂、神经麻痹、颈项痛、头晕眼胀、手麻臂麻、腿痛、神经无力。

◆ 临床运用发挥及说明

（1）中九里穴与十四经穴之风市相近，其临床功效首先具备了风市的基本功能。风市为足少阳胆经之穴，可以治疗胆经循行之病变，如偏头痛、面瘫、三叉神经痛、耳鸣、耳聋、胁肋痛、少阳经走向的坐骨神经痛等；少阳主风，可治疗皮肤瘙痒、游走性风湿痛、风邪而致的咽痛等。

（2）本穴治疗中风后遗症十分特效，是临床常用重要穴位，尤其对中风后下肢无力最具特效。

（3）本穴还可治疗骨质增生、肩痛、背痛、手不能举、失眠等病症，常配上九里、下九里穴一同使用。

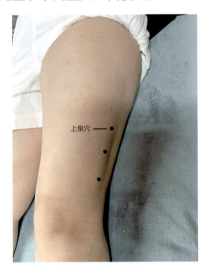
图8-17 上泉穴

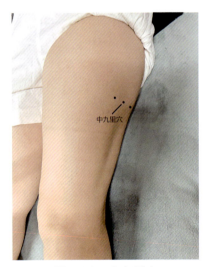
图8-18 中九里穴

19.解穴

【标准定位】在膝盖外侧上角，直上1寸再向前横开3分处取穴（图8-19）。

【解剖】心脏敏感神经及血管。

【准确取穴】在股前区，以膝盖外侧上角为标志点，首先确定出膝盖外侧上角，自此点直上量1寸之后再向前横开3分处取穴。

【主治】扎针后气血错乱，血不归经，下针处起包、疼痛，或是注射后引起之疼痛、跌打损伤、精神刺激而引起的疼痛、疲劳过度之疼痛。

【操作】针深3~5分。

◆ 临床运用发挥及说明

（1）本穴与足阳明胃经郄穴相近，足阳明胃经多气多血，郄穴气血深藏所聚，故调理气血功效强大。本穴名为解穴，首先可针对针刺所致的不良现象，如针刺后疼痛、肿胀、麻木等，并能解晕针。本穴不仅可用于解除针刺意外，而且可有解毒的作用，治食物中毒、药物中毒等，故名为解穴。

（2）本穴还可解练气功导致的气血错乱（即走火入魔），跌打损伤及精神异常等相关问题。

20.失音穴

【标准定位】在膝盖内侧之中央点一穴，其下2寸处一穴，共2穴（图8-20）。

【解剖】肾神经，喉之主神经。

【准确取穴】在膝部，以膝盖的内侧中央点为基点，先找出膝盖内侧之中央点，为第一个穴点，然后再以这个基点向下2寸为另一点。

【主治】嗓子哑、失音、喉炎。

【操作】针深3~5分。

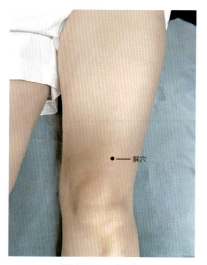

图8-19　解穴

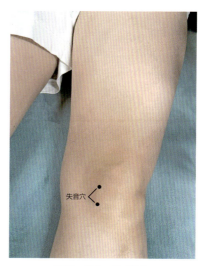

图8-20　失音穴

◆ **临床运用发挥及说明**

本穴是根据比类取象法设穴，由两针组成，上一针在膝盖内侧之中央点，下一针在其下2寸，两穴之间夹着股骨内上髁，股骨内上髁犹如人的喉结。针刺时由脾经向肾经沿皮透刺。主要治疗咽喉疾病，如咽痛、喉炎、扁桃腺炎、甲状腺疾病、声音嘶哑、失语等疾病，尤其对失语、声音嘶哑甚效。

三、八八部其他穴位（仅作了解穴位）

21.姐妹一穴

【**标准定位**】在通山穴向里横开1寸后直上1寸处取穴（图8-21）。

【**解剖**】六腑神经，肾分支神经。

【**准确取穴**】在股前区，以通山穴为标志点，首先定出通山穴，自通山穴先向内横开（平开）1寸之后再直上1寸处取穴。

【**主治**】子宫肌瘤、子宫炎症、月经不调、经期不定、子宫瘙痒、肠痛、胃出血。

【**操作**】针深1.5~2.5寸。

22.姐妹二穴

【**标准定位**】在姐妹一穴直上2.5寸处取穴（图8-22）。

【**解剖**】六腑神经，肾分支神经。

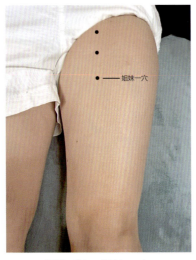

图8-21　姐妹一穴

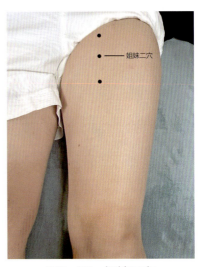

图8-22　姐妹二穴

【**准确取穴**】在股前区，以姐妹一穴为标志点，首先定出姐妹一穴，然后自姐妹一穴直上量2.5寸处取穴即可。

【**主治**】子宫肌瘤、子宫炎症、月经不调、经期不定、子宫瘤、肠痛、胃出血。

【**操作**】针深1.5~2.5寸。

23.姐妹三穴

【**标准定位**】在姐妹二穴直上2.5寸处取穴（图8-23）。

【**解剖**】六腑神经，肾分支神经。

【**准确取穴**】在股前区，以姐妹二穴为标志点，首先定出姐妹二穴，然后自姐妹二穴直上量2.5寸处取穴即可。

【**主治**】子宫肌瘤、子宫炎症、月经不调、经期不定、子宫瘤、肠痛、胃出血。

【**操作**】针深1.5~2.5寸。

24.感冒一穴

【**标准定位**】在姐妹二穴向里横开1寸处取穴（图8-24）。

【**解剖**】六腑神经，肺之分支神经。

【**准确取穴**】在股前区，以姐妹二穴为标志点，首先确定好姐妹二穴，然后再从姐妹二穴向里横开1寸处取穴即可。

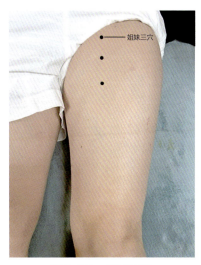

图8-23　姐妹三穴

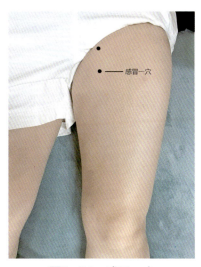

图8-24　感冒一穴

【主治】重感冒、发高烧、发冷、感冒头痛。

【操作】针深8分~1.5寸。

25.感冒二穴

【标准定位】在姐妹三穴向里横开1寸处取穴（图8-25）。

【解剖】六腑神经，肺之分支神经。

【准确取穴】在股前区，以姐妹三穴为标志点，首先确定好姐妹三穴，然后再从姐妹三穴向里横开1寸处取穴即可。

【主治】重感冒、发高烧、发冷、感冒头痛。

【操作】针深8分~1.5寸。

【运用】感冒一穴、感冒二穴同时取穴，针向腿中心斜刺。

26.金前下穴

【标准定位】在膝盖骨外侧上角，直上1寸处取穴（图8-26）。

【解剖】肺之机动神经，肝之交感神经。

【准确取穴】在股前区，以膝盖外侧上角为标志点，首先确定出膝盖外侧之上角，然后自此处直上1寸处取穴。

【主治】胸骨向外鼓出、肺弱、癫痫、头痛、肝弱、皮肤敏感。

【操作】针深3~5分。

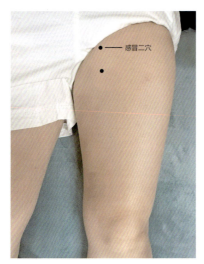

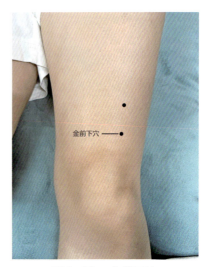

图8-25　感冒二穴　　　　　　　　　　图8-26　金前下穴

27.金前上穴

【**标准定位**】在金前下穴直上1.5寸处取穴（图8-27）。

【**解剖**】同金前下穴。

【**准确取穴**】在股前区，以金前下穴为标志点，首先确定出金前下穴，然后自此处直上1寸处取穴。

【**主治**】同金前下穴。

【**操作**】针深5分~1寸。

【**运用**】金前上、下二穴，双腿同时配穴下针。

28.上九里穴

【**标准定位**】在中九里穴向前横开1.5寸处取穴（图8-28）。

【**解剖**】心之神经，肾之神经。

【**准确取穴**】在股部，以中九里穴为标志点，先定出中九里穴，然后再从中九里穴向前（向大腿内侧方向）横开（平开）1.5寸处取穴。

【**主治**】心经之臂痛、眼痛，肾气不足之腹胀。

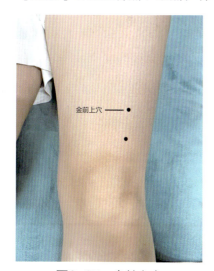

图8-27　金前上穴

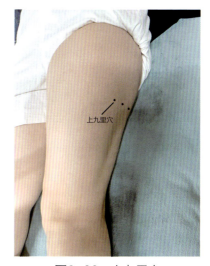

图8-28　上九里穴

29.下九里穴

【**标准定位**】在中九里穴向后横开1.5寸处取穴（图8-29）。

【**解剖**】背神经，腿神经。

【**准确取穴**】在股部，以中九里穴为标志点，先找到中九里穴，然后再从中九里穴向后（向大腿外侧方向）横开（平开）1.5寸处取穴。

【主治】背痛、腿痛。

【操作】针深8分~1.5寸。

30.内通关穴

【标准定位】在通关穴内开5分处取穴（图8-30）。

【解剖】心之总神经。

【准确取穴】在股前区，以通关穴为标志点，首先定出通关穴，然后再向内量5分处取穴即可。

【主治】半身不遂、四肢无力、四肢神经麻痹、心脏衰弱、中风不语。

【操作】针深3~5分。

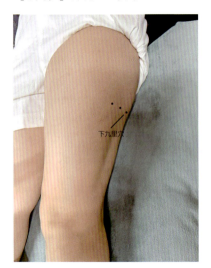

图8-29　下九里穴

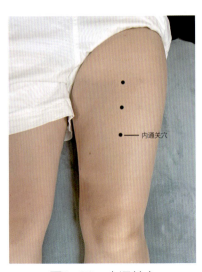

图8-30　内通关穴

31.内通山穴

【标准定位】在通山穴内开5分处取穴（图8-31）。

【解剖】同内通关穴。

【准确取穴】在股前区，以通山穴为标志点，首先定出通山穴，然后再向内量5分处取穴即可。

【主治】同内通关穴。

【操作】针深5~8分。

32.内通天穴

【**标准定位**】在通天穴内开5分处取穴（图8-32）。

【**解剖**】同内通关穴。

【**准确取穴**】在股前区，以通天穴为标志点，首先定出通天穴，然后再向内量5分处取穴即可。

【**主治**】同内通关穴。

【**操作**】针深5分~1寸。

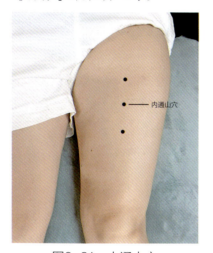

图8-31　内通山穴

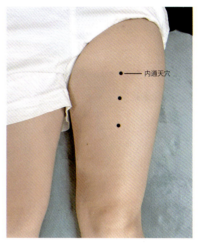

图8-32　内通天穴

四、八八部位穴位总图（图8-33）

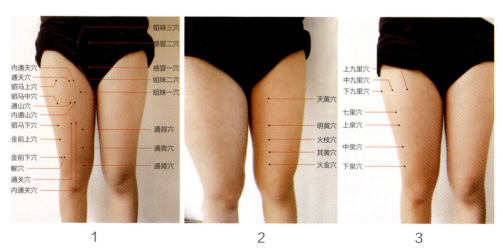

图8-33　八八部位穴位总图

第九章　九九部位（耳朵部位）

一、概述

九九部位为耳朵部，本部位总共8穴名，共20穴（注：穴名后括号内序数为左右两侧穴位数）。其具体穴位如下。

①耳环穴（2）；②木耳穴（2）；③火耳穴（2）；④土耳穴（2）；⑤金耳穴（2）；⑥水耳穴（2）；⑦耳背穴（2）；⑧耳三穴（6）。

耳针疗法在针灸中独成体系，为全息针法之代表，可独用耳穴治疗全身疾病，在《黄帝内经》中就有"耳者，宗脉之所聚"之原理论述，用耳穴治病有其丰富的理论基础，从晋代开始，就有用耳郭来诊断疾病的运用，至今已有千年的历史。无论国内外均极重视耳穴的运用，法国于1957年正式公布了耳针图，对世界的耳针发展影响颇大，推动了耳针的发展运用。耳针的运用是全息针灸运用的雏形，因耳朵像一倒置在子宫内的胎儿，头部朝下，臀部朝上，以相对应法而取穴。

董氏奇穴耳穴穴位少，设穴思维独到，概括全面，易于学习，易于掌握，有别于传统耳针疗法。

1.耳环穴

【**标准定位**】在耳垂表面之中央点处取穴（图9-1）。

【**解剖**】六腑神经。

【**主治**】解酒，止呕吐。

【**操作**】用细毫针由外向里（向面部）斜刺1~1.5分（皮下针）。

2.木耳穴

【**标准定位**】当耳后上半部横血管之下约3分处取穴（图9-2）。

【**解剖**】肝神经。

【**主治**】肝痛、肝硬化、肝肿大、肝衰弱引起疲劳、久年淋病（需长期诊治）。

【**操作**】用细毫针竖刺1~2分。

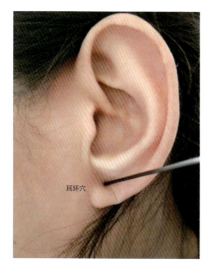

图9-1　耳环穴

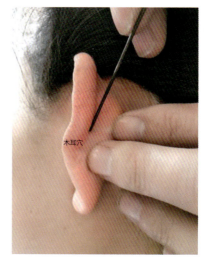

图9-2　木耳穴

3.火耳穴

【**标准定位**】在对耳轮之外缘中部处取穴（图9-3）。

【**解剖**】心之神经。

【**主治**】心脏衰弱及膝盖痛，四肢痛。

【**操作**】用细毫针竖刺1~2分。

4.土耳穴

【**标准定位**】在耳甲腔之中部处取穴（图9-4）。

【**解剖**】脾之神经。

【**主治**】神经衰弱，红血球（红细胞）过多，发高烧，糖尿病。

【**操作**】用细毫针竖刺1~2分。

5.金耳穴

【**标准定位**】在耳壳背侧之外缘上端处取穴（图9-5）。

【**解剖**】肺之神经。

【**主治**】坐骨神经痛，腰脊椎骨弯曲，过敏性感冒。

【**操作**】用细毫针竖刺1~2分。

6.水耳穴

【**标准定位**】在对耳轮之外缘下端处取穴（图9-6）。

【**解剖**】肾之神经。

【**主治**】肾亏、腰部两边痛、腹部发胀。

【**操作**】用细毫针竖刺1~2分。

7.耳背穴

【**标准定位**】在木耳穴直上约3分血管处取穴（图9-7）。

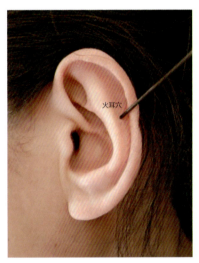

图9-3　火耳穴

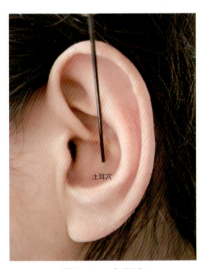

图9-4　土耳穴

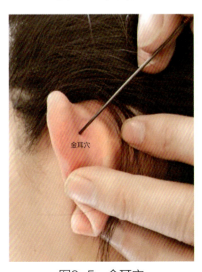

图9-5　金耳穴

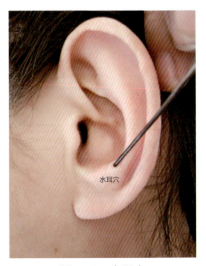

图9-6　水耳穴

【**解剖**】喉部神经。

【**主治**】喉炎，喉蛾。

【**操作**】用三棱针刺出黑血。

8.耳三穴（耳上穴、耳中穴、耳下穴）

【**标准定位**】在耳轮外缘上端一穴（耳上穴）、中央一穴（耳中穴）、下端一穴（耳下穴）（图9-8）。

【**解剖**】肺、肾神经。

【**主治**】霍乱，偏头痛，感冒。

【**操作**】用三棱针刺出黑血，一次可选用二穴可矣。

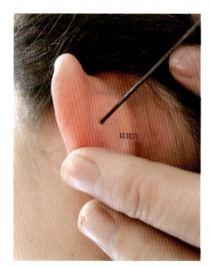

图9-7　耳背穴

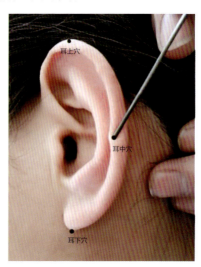

图9-8　耳三穴

二、九九部位穴位总图（图9-9）

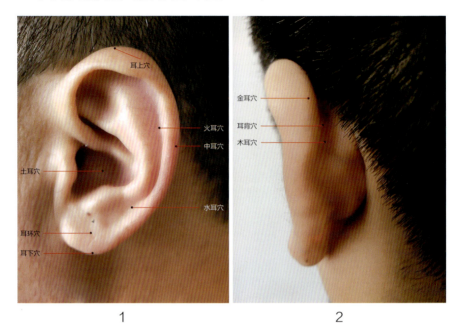

耳上穴

火耳穴

中耳穴

土耳穴

水耳穴

耳环穴

耳下穴

金耳穴

耳背穴

木耳穴

1   2

图9-9　九九部位穴位总图

第十章　十十部位（头面部位）

一、概述

十十部位称为头面部位，本部位总计25穴名，共44穴（注：穴名后括号内数字表示左右两侧穴位数）。其具体穴位如下。

①正会穴（2）；②州圆穴（2）；③州昆穴（2）；④州仑穴（2）；⑤前会穴（2）；⑥后会穴（2）；⑦总枢穴（2）；⑧镇静穴（2）；⑨上里穴（2）；⑩四腑二穴（2）；⑪四腑一穴（2）；⑫正本穴（2）；⑬马金水穴（2）；⑭马快水穴（2）；⑮腑快穴（2）；⑯六快穴（2）；⑰七块穴（2）；⑱木枝穴（2）；⑲水通穴（2）；⑳水金穴（2）；㉑玉火穴（2）；㉒鼻翼穴（2）；㉓州火穴（2）；㉔州金穴（2）；㉕州水穴。

头面部穴位仍然较多，共计44穴，且有一部分穴位在临床中有重要的作用，较为常用，临床需要掌握的穴位如下。

①正会穴；②前会穴；③后会穴；④总枢穴；⑤镇静穴；⑥正本穴；⑦马金水穴；⑧马快水穴；⑨六快穴；⑩七块穴；⑪木枝穴；⑫水通穴；⑬水金穴；⑭鼻翼穴。

以上穴位需要全面掌握，余穴仅作基本的了解，或者根据自己的临床需求掌握相关穴位。下面将重要穴位临床运用精解如下。

二、常用重要穴位临床精解

1.正会穴

【标准定位】在头顶之正中央（图10-1）。

【解剖】脑之总神经。

【准确取穴】在头部，自头后部沿正中线向前推压，推至头顶正中央之凹陷处即为本穴。

【**主治**】四肢抖颤，各种风症，身体虚弱，小儿惊风，面瘫，半身不遂，神经失灵，中风不语。

【**操作**】以细绳竖放头顶中行，前垂鼻尖后垂颈骨正中，再以一绳横放头顶，左右各垂耳尖，当两绳之交叉点取穴。针深1~3分。

2.前会穴

【**标准定位**】在正会穴直前1.5寸处取穴（图10-2）。

【**解剖**】脑之副神经。

【**准确取穴**】在头部，以正会穴为标志点，首先确定出正会穴，然后自正会穴直向前量1.5寸处取穴即可。

【**主治**】头昏眼花，脑胀，神经衰弱。

【**操作**】针深1~3分。

【**运用**】本穴对不省人事之患者，有使其复苏之效。

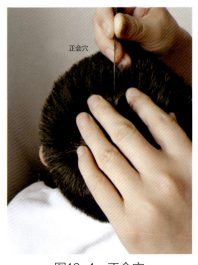

图10-1　正会穴

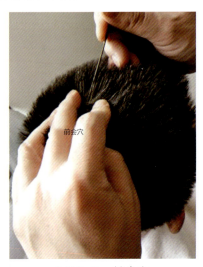

图10-2　前会穴

3.后会穴

【**标准定位**】在正会穴直后1.6寸处取穴（图10-3）。

【**解剖**】脑之总神经，脊髓神经。

【**准确取穴**】在头部，以正会穴为标志点，首先确定出正会穴，自正会穴直向后量1.6寸处取穴即可。

【**主治**】骨结核、头痛（轻度）、头晕、脊椎骨痛（对第19~21椎最有效）、脑充血、中风不语、半身不遂、神经麻痹。

【**操作**】针深1~3分。

◆ **临床运用发挥及说明**

正会穴位置与十四经穴百会相近，其主治功能也与百会基本相同，百会穴是十四经穴中的重要穴位，具有开窍宁神、平肝息风、升阳益气的作用。临床主要用于各种脑病的治疗，如中风后遗症、头痛、头晕、脑外伤等疾病；各种风症的治疗，如帕金森病、抽搐痉挛、小儿惊风等；各种气虚下陷之症的调理，如子宫脱垂、脱肛、胃下垂、久泄等病。

前会、后会常作为正会穴的加强针用于以上诸病的调理，前会穴镇静安神的作用极强，后会穴调理气血之效更强。

4.总枢穴

【**标准定位**】在头项部入发际8分处取穴（图10-4）。

【**解剖**】丹田神经。

【**准确取穴**】在颈后区，以后发际为标志点，确定出后发际后，自后发际正中线向上量8分处取穴。

【**主治**】呕吐、六腑不安、项痛、心脏衰弱、霍乱、发言无声。

【**操作**】针深1~2分，用三棱针最有效，尤其用于小儿。

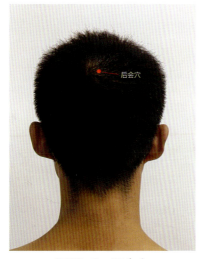

图10-3 后会穴

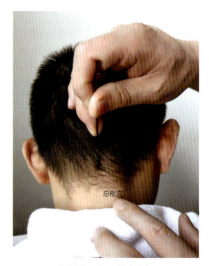

图10-4 总枢穴

◆ 临床运用发挥及说明

（1）本穴与十四经穴风府穴相近，其功效也与风府基本相同，风府是以祛内风为主，内风可涉及脑病，因此运用本穴可治疗各种脑部疾病。

（2）本穴在颈项部，故可治疗颈项部疾病；本穴治疗呕吐极具特效，仅点刺放血即可，尤其以于急性呕吐，针之即效。

5.镇静穴

【标准定位】在两眉头之正中央上3分处取穴（图10-5）。

【解剖】脑神经。

【准确定穴】在头部，首先确定出两眉头之中央点，然后再以其中点直上3分处取穴。

【主治】神经错乱、四肢发抖、两腿酸软、四肢神经麻痹、失眠症、小儿梦惊。

【操作】针由上往下扎（即皮下针），深1~2分。

【运用】本穴须与正会穴配针，才有疗效。

◆ 临床运用发挥及说明

（1）镇静穴与十四经穴印堂穴基本相符，本穴在督脉上，督脉入脑，能镇静安神，故而得名。董公强调镇静穴与正会穴合用治疗以上各症。

（2）本穴处于鼻根部位，因此针之可治疗鼻疾，有很好的疗效。

6.正本穴

【标准定位】在鼻尖之端处取穴（图10-6）。

【解剖】肺之交叉神经。

【准确取穴】在面部，以鼻尖为标志点，确定出鼻尖中央点而取穴。

【主治】敏感性鼻炎，治妖邪（鬼迷）。

【操作】针深1~2分。

◆ 临床运用发挥及说明

本穴与十四经穴素髎穴相符，传统针灸本穴用于急救的治疗，具有苏厥醒神之效，即主治中的鬼迷功效。对敏感性鼻炎（即指过敏性鼻炎）有特效，有通利鼻窍的作用，可治疗鼻塞不通，点刺出血也可治疗酒渣鼻。

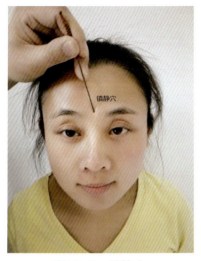
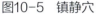

图10-5 镇静穴

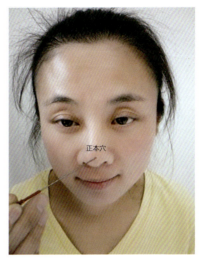

图10-6 正本穴

7.马金水穴

【标准定位】在外眼角直下至颧骨下缘1.5分陷凹处取穴（图10-7）。

【解剖】肾神经、肺之副支神经。

【准确定穴】在面部，先从外眼角直下画一条线，与颧骨下缘凹陷之交点处取穴即可。

【主治】肾结石、闪腰、岔气（呼吸时感觉痛楚）、肾脏炎、鼻炎。

【操作】针深1~3分。

8.马快水穴

【标准定位】在马金水之直下4分，约与鼻下缘平齐处取穴（图10-8）。

【解剖】肾神经，膀胱神经。

【准确取穴】在面部，以马金水穴为标志点，首先确定出马金水穴，然后自马金水穴直下4分，与鼻下缘相平处取穴。

【主治】膀胱结石、膀胱炎、小便频数、腰脊椎骨痛、鼻炎。

【操作】针深1~3分。

◆ 临床运用发挥及说明

马金水、马快水以"马"命名，喻其作用快速，犹如马之速度快捷。其解剖为肾之肾经，作用肾，以治疗肾结石、膀胱结石为主，马金水在上，重在治肾结石，马快水在马金水直下4分，重在治输尿管结石，不仅治疗结石疼痛，而且有很好的排石之效。二穴常倒马针运用治疗肾结石、输尿管结石、膀胱结石、肾积水、肾绞痛等肾部疾病。其疗效已经得到了董氏传人的大量临床验证，其言不虚，疗效可靠。

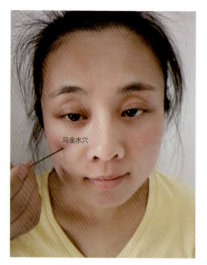

图10-7　马金水穴

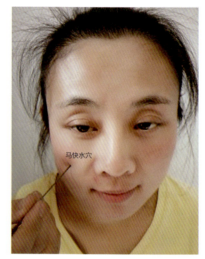

图10-8　马快水穴

9.六快穴

【标准定位】在人中穴向外横开1.4寸（即去口角外纹1.5分）（图10-9）。

【解剖】分泌神经。

【准确取穴】在面部，以人中穴为标志点，首先确定出人中穴，然后自人中穴向外平开1.4寸处取穴。

【主治】尿道结石，尿道炎。

【操作】针深1~3分。

【运用】常与马快水穴配针治尿道结石。

10.七快穴

【标准定位】在嘴角外开5分处取穴（图10-10）。

【解剖】肺神经。

【准确取穴】在面部，以嘴角为标志点，自嘴角向外开5分处取穴。

【主治】面部麻痹，肺虚弱，尿路结石。

【操作】针从嘴角向外斜扎，针深5分~1.5寸。

【运用】右脸麻痹取左穴，左脸麻痹取右穴。

◆ 临床运用发挥及说明

（1）二穴所在处于手阳明大肠经，七快穴与十四经穴地仓相差1分，二穴主要治疗尿道疾病，对于尿道结石和尿道炎均有确切疗效。

（2）七快穴与地仓穴相符，地仓穴是十四经穴治疗口眼㖞斜的重要穴位，因此七快穴也治疗口眼㖞斜。

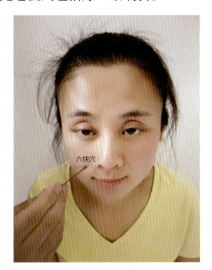

图10-9　六快穴

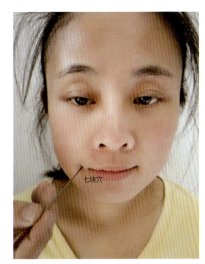

图10-10　七块穴

11.木枝穴

【标准定位】在马金水穴向外上方斜开1寸（图10-11）。

【解剖】肝胆神经。

【准确取穴】在面部，以马金水穴为标志点，先确定马金水穴，自马金水穴向外上方斜开1寸（与传统针灸的下关穴相符，所以可以按照下关穴取穴法取穴）之凹陷中。

【主治】胆结石、胆虚弱、小儿夜哭。

【操作】针深1~3分。

◆ 临床运用发挥及说明

木应于肝胆，枝同分支，肝的分支为胆，本穴作用于胆。本穴与八八部的火枝、火全有区别，火枝与火全主要治疗肝胆火旺而致的胆道系统疾病，本穴主要用于胆虚而致的胆病，如一一部位之胆穴。本穴治疗胆绞痛极效，针刺时不宜过深，本穴配中九里、下白穴治疗胆结石其效更佳。

12.水通穴

【**标准定位**】在嘴角直下4分处取穴（图10-12）。

【**解剖**】肾神经。

【**准确取穴**】在面部，以嘴角为标志点，自嘴角直下4分处取穴即可。

【**主治**】肾脏性风湿病、肾功能不足所致的疲劳、头晕、眼花、肾虚、腰痛、闪腰岔气。

【**操作**】针由内向外斜扎，针深1~5分。

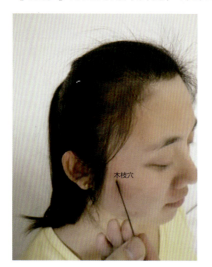

图10-11　木枝穴

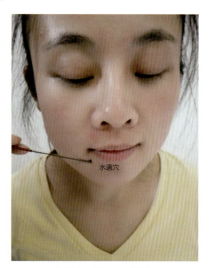

图10-12　水通穴

13.水金穴

【**标准定位**】在水通穴向里平开5分处取穴（图10-13）。

【**解剖**】肾神经。

【**准确取穴**】在面部，以水通穴为标志点，首先确定出水通穴，自水通穴沿着嘴唇向下巴中央平开5分处取穴。

【**主治**】同水通穴。

【**操作**】针由内向外斜扎，针深1~5分。

【**运用**】水通、水金两穴均主治肾病，取穴下针时应就发青处针之。

◆ **临床运用发挥及说明**

（1）水通穴即通于水，通于水即通于肾，水金穴则为金水相生，肺肾同调，二穴解剖皆为肾神经，二穴均作用于肾，是治疗肾病的常用要穴。肾气亏虚而引发的腰酸、腰痛极具特效，多能针之立效，凡肾气亏虚而致的疲劳、头晕、眼花、闪腰岔气等症状，皆有显著作用。

（2）本穴组有很好的降逆气作用，是董氏奇穴治疗气机上逆之要穴。对于肺气上逆所致的胸闷、咳喘极效，无论急性咳还是慢性咳皆效；对于胃气上逆所致的呃逆、腹胀甚效；肾气上逆的小便不利针之立效。

（3）本穴组对水肿的治疗可谓特效，常配下三皇或肾三通（通肾、通胃、通背）运用，具有行水之功。

（4）此二穴妙用多多，二穴通于肺肾，凡是关乎二脏者，均可取用，是临床常用的重要穴组，应领悟其内涵，灵活运用之。

（5）本穴针刺皮下针，一般斜向上浅刺，针刺2~5分深，也可以水金穴透水通穴用之。

14.鼻翼穴

【标准定位】在鼻翼中央上端之沟陷中取穴（图10-14）。

【解剖】肺、脾、肾神经。

【准确取穴】在面部，首先确定出鼻翼中央之上端的位置，此处取穴即可。

【主治】眉棱骨痛、头昏眼花、肾亏所致的各种神经痛、半身不遂、四肢骨痛、面神经麻痹、舌痛、舌紧、偏头痛、喉痛。

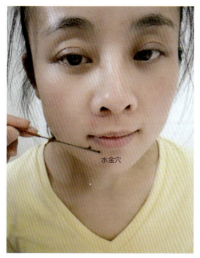

图10-13　水金穴

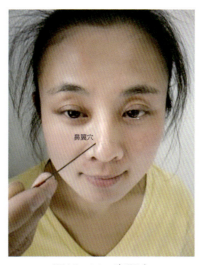

图10-14　鼻翼穴

【操作】针深1~2分。

◆ 临床运用发挥及说明

（1）鼻翼穴在鼻翼上，顾名思义。本穴有消除疲劳和提神醒脑之效，可与三叉三穴配用。

（2）本穴对急性疼痛，尤其是坐骨神经痛之臀部疼痛严重者甚效。

（3）胡光医师将本穴与正会穴、次白穴合用，称之为"怪三针"，用于治疗小儿多动症、抽动症、脑瘫、神志病等。邱雅昌医师言本穴组加配镇静穴、神门穴，名为"神五针"，用于治疗上述各病。

（4）本穴治疗舌疾具有特效，可用于舌痛、舌硬、舌紧、舌麻木等。

三、十十部其他穴位（仅作了解穴位）

15.州圆穴

【标准定位】在正会穴旁开1.3寸处取穴（图10-15）。

【解剖】肺之神经。

【准确取穴】在头部，以正会穴为基点，首先确定出正会穴，然后再自正会穴向左右各旁开1.3寸处取穴即可。

【主治】半身不遂，四肢无力，虚弱，小儿虚弱、气喘，及肺功能不足而引起的坐骨神经痛及背痛，神经失灵。

【操作】针深1~3分。

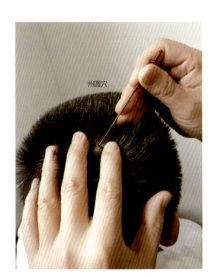

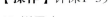

图10-15　州圆穴

16.州昆穴

【标准定位】在州圆穴直后1.5寸处取穴（图10-16）。

【解剖】肺神经。

【准确取穴】在头部，以州圆穴为标志点，首先确定州圆穴，然后再从州圆穴直后量1.5寸处取穴。

【主治】同州圆穴。

【操作】针深1~3分。

【**运用**】左小脑痛取右穴，右小脑痛取左穴。

17.州仑穴

【**标准定位**】在州圆穴直前1.5寸处取穴（图10-17）。

【**解剖**】肺神经。

【**准确取穴**】在头部，以州圆穴为标志点，首先确定出州圆穴，然后再从州圆穴直前量1.5寸处取穴。

【**主治**】脑瘤，其余同州圆穴。

【**操作**】针深1~3分。

【**运用**】脑部左侧生瘤取右穴，右侧生瘤取左穴。

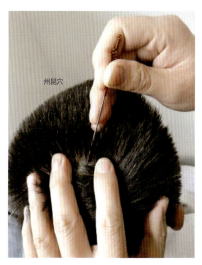
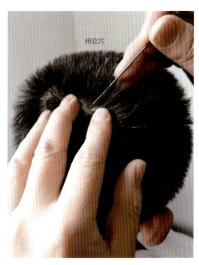

图10-16　州昆穴　　　　　　图10-17　州仑穴

18.上里穴

【**标准定位**】在眉头上2分处取穴（图10-18）。

【**解剖**】肺之区支神经，眼神经。

【**准确取穴**】在头部，首先确定出眉头，然后再自眉头上2分处取穴。

【**主治**】眼昏、头痛。

【**操作**】皮下针（针由上往下扎），深1~2分（用5分毫针）。

19.四腑二穴

【**标准定位**】在眉毛中央上2分处取穴（图10-19）。

【**解剖**】肺之区支神经，眼神经。

【**准确取穴**】在头部，以眉毛中央为标志点，首先确定出眉毛的中央点，然后自眉毛中央直上2分处取穴。

【**主治**】小腹胀、眼昏、头痛。

【**操作**】用5分毫针，皮下针（针由上往下扎），深1~2分。

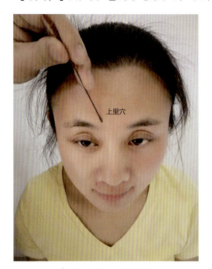

图10-18　上里穴

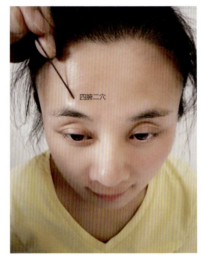

图10-19　四腑二穴

20.四腑一穴

【**标准定位**】在眉尖之上2分处取穴（图10-20）。

【**解剖**】肺之区支神经，眼神经。

【**准确取穴**】在头部，以眉尖为标志点，首先确定出眉尖，然后自眉尖直上2分处取穴。

【**主治**】小腹胀、眼昏、头痛。

【**操作**】用5分毫针，皮下针（针由上往下扎），深1~2分。

21.腑快穴

【**标准定位**】与鼻下缘齐平，当鼻角向外横开5分处取穴（图10-21）。

【**解剖**】肾之神经，六腑神经。

【**准确取穴**】在面部，首先自鼻下缘画一条直线，然后再以鼻角外开5分与之相交处取穴。

【**主治**】腹胀、腹疼痛、疝气。

【**操作**】针深1~3分。

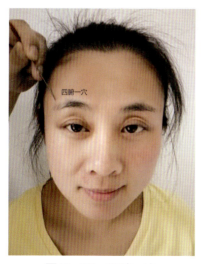

图10-20　四腑一穴

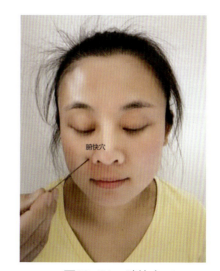

图10-21　腑快穴

22.玉火穴

【标准定位】在眼中央正下方之颧骨直下凹陷处取穴（图10-22）。

【解剖】心、肝神经。

【准确取穴】在面部，先嘱患者两眼向前方平视，自瞳孔直下，在颧骨下方凹陷处取穴。

【主治】心经之坐骨神经痛、肩臂痛、四肢痛、膝痛、颧骨痛、腮骨痛。

【操作】针深1~3分。

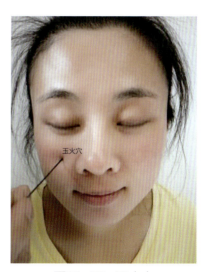

图10-22　玉火穴

23.州火穴

【标准定位】在耳尖上1.5寸处取穴（图10-23）。

【解剖】心之神经。

【准确取穴】以耳尖为标志点，首先确定出耳尖，然后再自耳尖上量1.5寸处取穴。

【定位】在头部，耳尖直上入发际1.5寸处取穴。

【主治】心悸、风湿性心脏病、四肢无力及腰痛。

【操作】用手压耳抵头，针深1~3分。

24.州金穴

【标准定位】在州火穴后1寸处取穴（图10-24）。

【解剖】肺之神经。

【准确取穴】在头部，以州火穴为标志点，首先确定出州火穴，然后自州火穴向后量1寸处取穴。

【主治】肺经之腰痛、坐骨神经痛及风湿病。

【操作】针深1~3分。

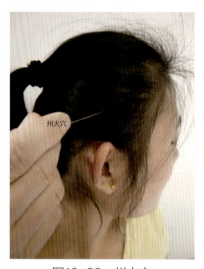

图10-23　州火穴

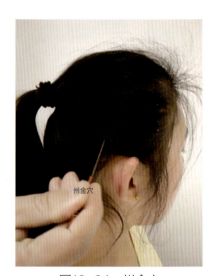

图10-24　州金穴

25.州水穴

【标准定位】在后脑高骨之尖端中央一穴，其上8分又一穴，共2穴（图10-25）。

【解剖】肾之神经。

【准确取穴】在头部，于后脑高骨（枕外隆凸的上缘）凹陷中取第一穴，然后再向上量8分取第二穴。

【主治】腰部脊椎骨痛、下肢麻痹、神经无力。

【操作】针深1~3分。

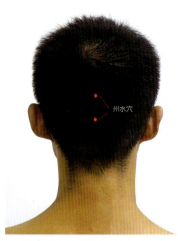

图10-25　州水穴

四、十十部位穴位总图（图10-26）

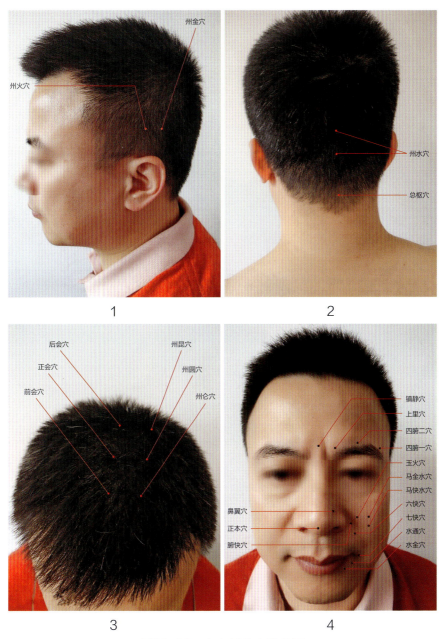

图10-26 十十部位穴位总图

第十一章　十一部位（后背部位）

一、概述

本部位称为后背部位，总计17穴名，共176穴（注：穴名后括号内数字表示左右两侧穴位数）。其具体穴位如下。

①分枝上穴（2）；②分枝下穴（2）；③七星穴（7）；④五岭穴（40）；⑤双凤穴（14）；⑥九猴穴（18）；⑦三金穴（6）；⑧精枝穴（4）；⑨金林穴（6）；⑩顶柱穴（22）；⑪后心穴（14）；⑫感冒三穴（3）；⑬水中穴（2）；⑭水腑穴（2）；⑮三江穴（19）；⑯双河穴（12）；⑰冲霄穴（3）。

后背部位用穴也是董氏奇穴重要特色之一，其运用主要以刺血为主，这是与十四经穴的重要的区别之一。十四经穴治疗常以背部背俞穴针刺为主，而董氏奇穴以四肢部用穴为主，若用背部穴位，则主张刺血为用，倡导这一方法的运用有多方面的实际临床意义。一是临床针刺便利，便于施术；二是取效迅速，《黄帝内经》云："凡治病，必先去其血，乃去其所苦，伺之所欲，然后泻其有余，补不足。"；三是避开了人体脏腑器官，"背部薄似饼"，降低了风险性，避免了医疗事故的发生。

这一章用穴非常巧妙，皆在治疗远处疾病，治疗用途广泛，作用迅速。根据长期临床将其常用穴位归结如下。

①分枝上穴；②分枝下穴；③双凤穴；④三金穴；⑤精枝穴；⑥金林穴；⑦双河穴。

二、常用重要穴位临床精解

1.分枝上穴

【标准定位】在肩峰突起后侧直下腋缝中，当肩胛关节之下缘1寸处取穴（图11-1）。

【解剖】分泌神经。

【主治】药物中毒，蛇、蝎、蜈蚣等虫毒，狐臭，口臭，糖尿病，疯狗咬伤，小便痛，血淋，性病之淋病，食物中毒，服毒自杀（轻则可治，重则难医）全身发痒，瓦斯中毒。

【操作】针深1~1.5寸。

2.分枝下穴

【标准定位】在分枝上穴之直下1寸处再向内横开5分处取穴（图11-2）。

【解剖】分泌神经，肺分支神经，乳神经。

【主治】同分枝上穴各症及乳炎。

【操作】针深5分~1寸。

【运用】本穴通常为分枝上穴之配针。

◆ 临床运用发挥及说明

本穴组所在位置处于手太阳小肠经上，手太阳小肠经是主液所生病，其解剖是分泌神经，分泌与小肠主液关系密切。其主治是解药物中毒、动物咬伤及过敏的运用，董氏门人也皆以此为运用，有大量的临床验证，其言不虚。临床主要用于各种动物咬伤的解毒、食物中毒的解救以及急性过敏的发生等。

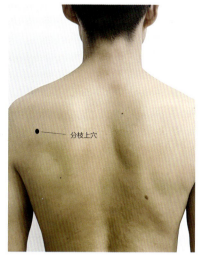

图11-1　分枝上穴

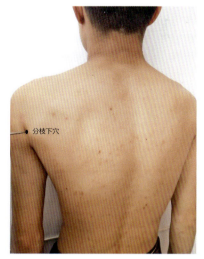

图11-2　分枝下穴

3.双凤穴

【标准定位】从大椎骨以下第2与第3脊椎骨间，向左右横开1.5寸之火凤穴起，每下1寸一穴，其顺序为火主、火妙、火巢、火重、火花、火蜜七穴（左右共计14穴）（图11-3）。

【解剖】心之神经。

【主治】手痛、脚痛、手麻、脚麻、手足血管硬化、产后风证。

【操作】用三棱针出血。

◆ **临床运用发挥及说明**

本穴组主要用于手足麻木及疼痛，患侧用穴，隔穴点刺，每周2次，具有确切的作用。病在手足，其用在背部，这是董氏针灸精华所在。

4.三金穴

【标准定位】在背部第3、第4、第5胸椎旁开3寸处取穴（包括金斗、金吉、金陵3穴）（图11-4）。

【解剖】心肝交叉神经。

【主治】膝痛。

【操作】用三棱针出血，左痛取左穴，右痛取右穴，两脚痛则双边取穴。

◆ **临床运用发挥及说明**

本穴主治非常明确，即用于治疗膝关节疼痛，患侧点刺放血，治疗病程已久的膝关节疼痛具有特效，临床验证疗效确实。

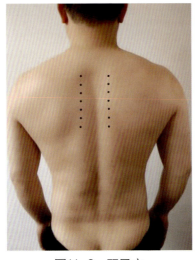

图11-3　双凤穴

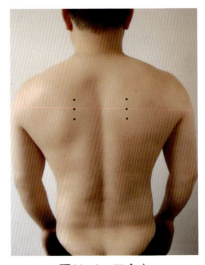

图11-4　三金穴

5.精枝穴

【标准定位】在背部第2、第3胸椎旁开6寸处取穴（包括金枝、金精2穴）（图11–5）。

【解剖】肺肾交叉神经。

【主治】小腿发胀，小腿痛。

【操作】用三棱针点刺出血。

◆ 临床运用发挥及说明

本穴患侧点刺放血，主要用于治疗小腿疼痛及小腿发胀，疗效确实。

6.金林穴

【标准定位】在背部第5、第6、第7胸椎旁开6寸处取穴（包括金神、木原、木太3穴）（图11–6）。

【解剖】肺总神经，右属肝肾交叉神经，左属脾肾交叉神经。

【主治】血管硬化引起的坐骨神经痛。

【操作】用三棱针放血。

◆ 临床运用发挥及说明

本穴患侧点刺放血主要用于治疗大腿痛及坐骨神经痛，尤其对老年人坐骨神经痛有特效。

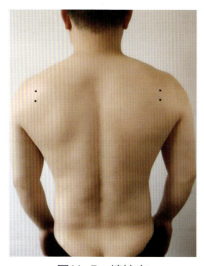

图11-5　精枝穴

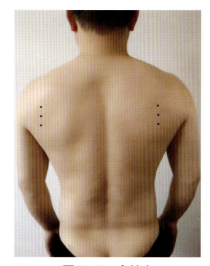

图11-6　金林穴

7.双河穴

【标准定位】自第14椎旁开3寸起，每下1椎旁开3寸各1穴，即6穴，两侧合计12穴（包括第14椎下的六元、六满、六道、华巢、环巢、河巢6穴，两边共12穴）（图11-7）。

【解剖】肾神经、六腑交叉神经。

【主治】手臂痛、肩臂痛。

【操作】用三棱针出血。

【注意】出黑血有效，出红血无效。

◆ 临床运用发挥及说明

本穴组患侧点刺放血治疗手臂痛及肩背痛极效，点刺出黑血有效，出红血效不佳。

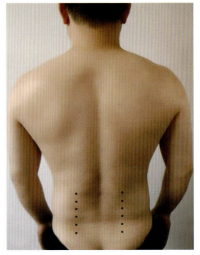

图11-7　双河穴

三、十一部其他穴位（仅作了解穴位）

8.七星穴

【标准定位】包括在项部入发际8分之总枢穴，其下1寸之分枢穴，下2寸之时枢穴，以及向两旁横开8分、去发1寸之支禹穴，以及支禹穴下1寸之士禹穴（共7穴）（图11-8）。

【解剖】总枢、分枢、时枢三穴属脑总神经，两旁支禹、士禹四穴属肺分支神经。

【主治】呕吐（五脏不安），感冒头痛、小儿高烧、小儿各种风症。

【操作】用三棱针放血，以总枢、分枢、时枢穴为主，支禹、士禹穴为配针。

【注意】放血时，应用拇指及食指捏起穴位肌肉，然后对准穴位扎针出血，扎小儿应特别注意，以免伤及脑部总神经或下伤丹田，致耳聋喑哑。

9.五岭穴

【标准定位】包括五道穴线。第一条穴线从大椎骨下第二节的江口穴起，每下一节为一穴，其顺序为火曲、火云、火长、火明、火校、火门、土月、土泄，直至第9椎下土克穴为止，共10穴。第2条穴线（左右共2条）从江口穴向左右平开4指（3寸），金北穴起下1寸为一穴，其顺序为金斗、金吉、金陵、火金、木东、木杜，直至木梅穴为止，共8穴。第3条穴线（左右共2条）从第2条线向外横开4指（3寸），共有金枝、金精、金神、木原、木太、木菊、木松7穴、每穴间隔约1寸（图11-9）。

【解剖】从火云穴至火门穴属心之神经；从土月穴至土克穴属脾之神经；从火金穴以上属心肺交叉神经；从火金穴以下，左边属肺神经，右边属肝神经；从金神穴以上属肺之神经；从金神穴以下，左边属肺脾交叉神经，右边属肝肺交叉神经。

【主治】血压高、重感冒、高烧、发冷、突然间引起的头晕、头痛、高血压引起的手足麻痹、半身不遂、阴霍乱、阳霍乱、呕吐及各种痧症、血管硬化之腰痛、干霍乱、阴阳霍乱、急性胃痛。

【操作】用三棱针扎出血。

【注意】刺血部位，先以酒精棉球擦净，然后以指或针柄按压穴处，接着再以三棱针刺出黑血。

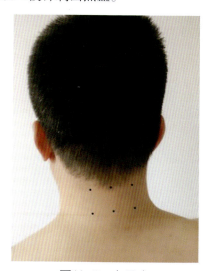

图11-8　七星穴

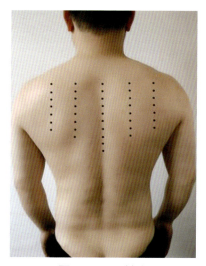

图11-9　五岭穴

10.九猴穴

【标准定位】包括火风、火主、火妙、金堂（金斗上2寸）、金北、金斗、金吉、金枝、金精9穴（左右共18穴）（图11-10）。

【解剖】心、肺神经。

【**主治**】猴痧。

【**操作**】用三棱针出血。

11. 顶柱穴

【**标准定位**】在背部第5、第6、第7、第8、第9、第10胸椎旁开3寸，及背部第5、第6、第7、第8、第9胸椎旁开6寸取穴（包括金吉、金陵、火金、金神、木东、木杜、木梅、木原、木太、木菊、木松，左右共22穴）（图11-11）。

【**解剖**】右侧属心肝肺交叉神经，左侧属心肝脾交叉神经。

【**主治**】血管硬化之腰痛、闪腰、岔气。

【**操作**】用三棱针出血。

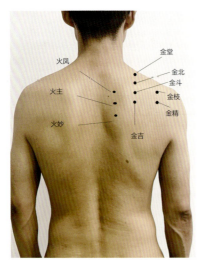

图11-10　九猴穴

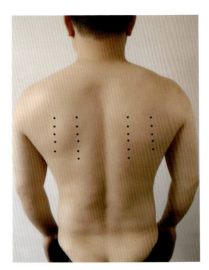

图11-11　顶柱穴

12. 后心穴

【**标准定位**】在背部第5、第6、第7、第8、第9、第10胸椎后正中线上，与背部第5、第6、第7、第8胸椎旁开1.5寸，及背部第5、第6、第7胸椎旁开3寸取穴（包括大椎骨下第4个脊椎关节处的火云、火长、火明、火校、火门、土月6穴及脊椎旁开1.5寸的火妙、火巢、火重、火花4穴，两边共8穴，与金吉、金陵、火金3穴，两边共6穴。3线共计20穴）（图11-12）。

【**解剖**】心之总神经。

【**主治**】羊毛痧、疔疮、心脏衰弱、胃病、急性心脏停搏、风寒入里、重感冒、中风、各种急性痧症。

【操作】治羊毛痧（羊毛疔）时，用三棱针对着紫点（重者现黑点）将毛丝抽出；治疗疮、心脏衰弱及胃病时，用三棱针出血（限于四肢及面部之疔疮）。

13.感冒三穴

【标准定位】安全穴在大椎骨下缘凹处，金斗穴在大椎下第5椎旁开4指处（3寸）取穴（包括安全一穴，金斗两边各一穴，共3穴）（图11-13）。

【解剖】安全穴为脊椎总神经及四肢神经所在，金斗穴为心脏二尖瓣神经所在。

【主治】重感冒。

【操作】用毫针针入皮下即见奇效。

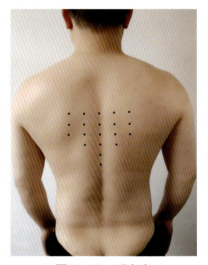
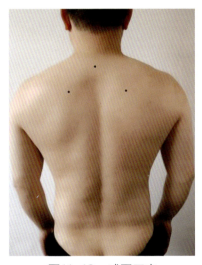

图11-12　后心穴　　　　　　　图11-13　感冒三穴

14.三江穴

【标准定位】包括第13椎下之分线穴起，每下1节1穴，其顺序为水分、水克、水管、六宗、凤巢、主巢7穴及14椎下旁开3寸之六元、六满、六道、华巢、环巢、河巢6穴（两边共12穴）（图11-14）。

【解剖】肾神经及六腑神经。

【主治】经闭、子宫炎、肠炎、闪腰、岔气、急性肠炎。

【操作】用三棱针出血。

15.水中穴

【标准定位】第13椎下旁开1.5寸（图11-15）。

【解剖】肾总神经。

【主治】肾亏、肾虚、肾脏炎、妇科经脉不调、便秘、口渴、腰脊椎骨痛。

【操作】针深0.8分~1寸。

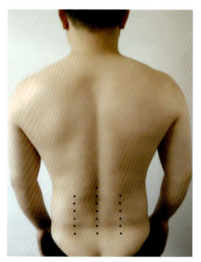

图11-14　三江穴

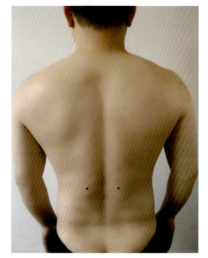

图11-15　水中穴

16.水腑穴

【标准定位】在第14椎下旁开1.5寸（图11-16）。

【解剖】肾总神经。

【主治】脊椎骨痛及弯曲困难、妇女经脉不调、肾虚、肾脏炎、口渴、便秘、肠炎、失眠、阳痿、早泄、头痛、糖尿病、闪腰、岔气、头晕眼花、腰酸背痛、急性肾炎、膀胱结石、小便不通、死胎不下。

【操作】针深0.8分~1寸。

17.冲霄穴

【标准定位】包括第20椎下之妙巢穴，21椎下之上对穴及上对穴下1寸之上高穴，共3穴（图11-17）。

【解剖】小脑神经。

【主治】小脑痛，小脑发胀，项骨正中胀痛。

【操作】用三棱针出血。

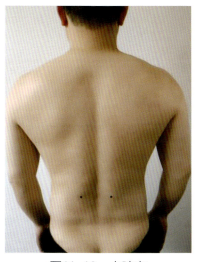

图11-16　水腑穴

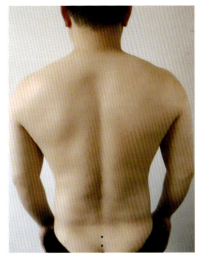

图11-17　冲霄穴

四、十一部位穴位总图（图11-18）

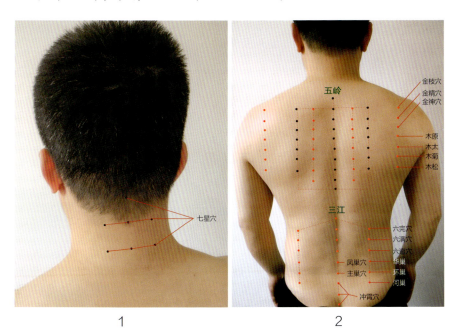

1

2

图11-18　十一部位穴位总图

第十二章　十二部位（前胸部位）

一、概述

前胸部位有5穴名，共56穴（注：穴名后括号内数字表示左右两侧穴位数）。其具体穴位如下。

①喉蛾九穴（9）；②十二猴穴（12）；③金五穴（5）；④胃毛七穴（7）；⑤腑巢二十三穴（23）。

前胸部位仍以刺血为用，其临床运用皆是基于各穴的基本主治，若能领悟各穴之内涵，灵活运用，往往可获奇效。

1.喉蛾九穴

【**标准定位**】在喉结及其上1寸与下1.5寸处，另加该三处各左右旁开1.5寸处，共9穴（图12-1）。

【**解剖**】肺神经。

【**主治**】喉蛾、喉痛、甲状腺炎、喉痒、痰塞喉管不出（呼吸困难，状如哮喘）。

【**操作**】用三棱针放血。

【**注意**】扎针时需将穴部皮肉捏起，以免扎伤筋及软骨。

2.十二猴穴

【**标准定位**】平行锁骨下1.3寸处共3穴，再下1.5寸处又3穴，两边总共12穴（图12-2）。

【**解剖**】肺神经。

【**主治**】猴痧、血管硬化之哮喘、干霍乱（伤寒、重感冒、霍乱均会引起猴痧）。

【**操作**】用三棱针出血。

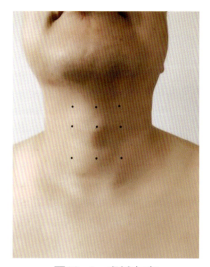

图12-1　喉蛾九穴

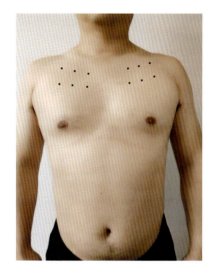

图12-2　十二猴穴

3.金五穴

【**标准定位**】在胸骨上端半月状之下凹陷处金肝穴，每下1节为1穴，其顺序为金阴、金阳、金转、金焦共5穴（图12-3）。

【**解剖**】心神经、气管神经。

【**主治**】干霍乱、消化不良（胃胀）、肋痛、气管不顺、各种痧症。

【**操作**】用三棱针出血。

4.胃毛七穴

【**标准定位**】从歧骨（即胸骨剑突）下缘凹陷处起，直下1寸1穴，共3穴。旁开1.5寸各2穴（两边4穴）（图12-4）。

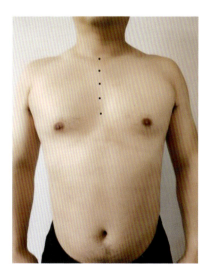

图12-3　金五穴

【**解剖**】心胃交叉神经。

【**主治**】羊毛痧、胃病、各种霍乱、心跳、胃出血。

【**操作**】用三棱针出血，治羊毛痧则需抽出毛丝。

5.腑巢二十三穴

【**标准定位**】肚脐直上1寸1穴，共2穴，肚脐每下1寸1穴，共5穴，肚脐旁开1寸1穴，其上1穴，其下2穴（共4穴，两边共8穴），肚脐旁开2寸1穴，其上1

穴，其下2穴（共4穴，两边共8穴），总共23穴（图12-5）。

【解剖】六腑神经。

【主治】肠炎、子宫炎、肾炎、肾痛、脐痛。

【操作】用三棱针出血。

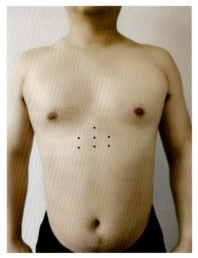

图12-4　胃毛七穴

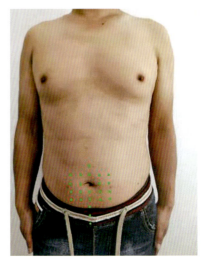

图12-5　腑巢二十三穴

二、胸部位穴位总图（图12-6）

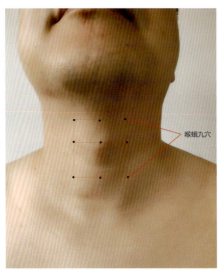

1

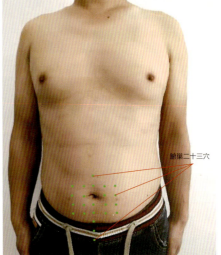

2

图12-6　胸部位穴位总图

第十三章　补遗穴位

1.凤巢穴

【标准定位】在无名指中节内侧（桡侧）正中点处取穴（图13-1）。

【主治】子宫疼痛、子宫肌瘤、子宫炎症、月经不调、赤白带下、输卵管不通、子宫不正、小便过多、阴门发肿、安胎、预防流产。

【操作】针深0.1~0.3寸。

2.小节穴

【标准定位】在大指本节掌骨旁（在肺经上）赤白肉际上取穴（图13-2）。

【主治】踝痛、踝扭伤特效。亦可治疗颈痛、肩痛、背痛、腰痛、坐骨神经痛、胸痛、胃痛、慢性腹泻、腕肘痛。

【操作】握拳（大拇指内缩），斜上掌心方向刺入，针深1~1.5寸。

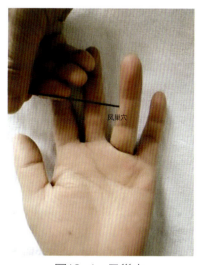

图13-1　凤巢穴

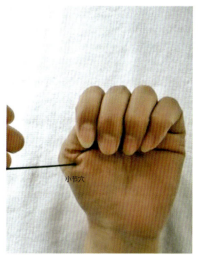

图13-2　小节穴

3.次白穴

【标准定位】在手背中指掌骨与无名指掌骨之间，距指骨与掌骨接连处5分取穴（图13-3）。

【主治】小腿酸痛及发胀、头痛、腰背痛。

【操作】针深0.3~0.8寸。

4.三叉一穴

【标准定位】在食指与中指叉口之中央处取穴（图13-4）。

【主治】肩痛、背痛、颈项痛、腰痛、胁痛、胃痛、月经不调、崩漏、调补肺气、角膜炎、眼睛酸痛、坐骨神经痛、眉棱骨痛、视神经萎缩、半身不遂、痿证。

【操作】握拳取穴，直刺1~2寸深。

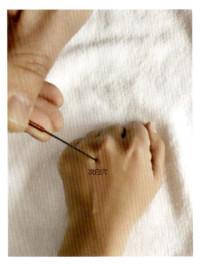
图13-3　次白穴

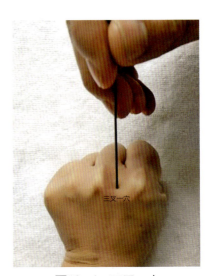
图13-4　三叉一穴

5.三叉二穴

【标准定位】在中指与无名指叉口之中央处取穴（图13-5）。

【主治】膝痛、腰扭伤、五官科疾患、强心、脾肿大、胰脏炎、半身不遂、坐骨神经痛、手脚麻痹、肝弱。

【操作】握拳取穴，直刺1~2寸深。

6.三叉三穴

【标准定位】在无名指与小指叉口之中央处取穴（图13-6）。

【主治】感冒、头痛、肩痛、五官科疾患、喉痛、耳鸣、心悸、目赤肿痛、荨麻疹、腿痛、眼皮下垂、眼皮沉重、疲劳、提神、重症肌无力、益脾补肾、坐骨神经痛、骨刺、腰酸腰痛、肾盂肾炎、肾脏病水肿。

【**操作**】握拳取穴，直刺1~2寸深。

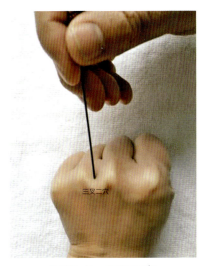 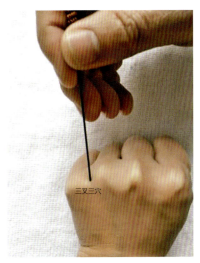

图13-5　三叉二穴　　　　　　　　　图13-6　三叉三穴

7.大叉穴

【**标准定位**】在大指与食指叉口之中央处取穴（图13-7）。

【**主治**】温阳补气，通调全身气血的作用。

【**操作**】握拳取穴，直刺0.5~1寸深，徐进徐出。

8.反后绝穴

【**标准定位**】灵骨下1.1寸，靠拇指骨边（图13-8）。

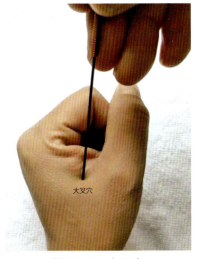 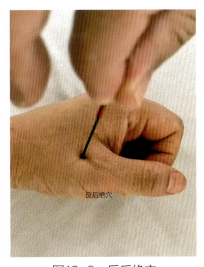

图13-7　大叉穴　　　　　　　　　　图13-8　反后绝穴

【**主治**】肩背痛。

【**操作**】直刺4~6分深。

【**运用**】针刺时仔细寻找压痛点及筋结，在压痛点或筋结上下针。灵骨、大白及反后绝穴同用，治疗各种疼痛疗效极佳，具有行气活血，止痛舒胸的作用。

9.骨关穴

【**标准定位**】在手掌腕横纹中点往远心端上5分偏桡侧5分处取穴（图13-9）。

【**主治**】坐骨神经痛、半身不遂、骨刺、十二指肠球炎、解尿酸毒、食物中毒、药物中毒。

【**操作**】直刺3~5分深。

10.木关穴

【**标准定位**】手掌腕横纹中点往远心端上5分偏尺侧5分处取穴（图13-10）。

【**主治**】腰痛、心闷、两胁痛、黄疸病、坐骨神经痛、腿痛、腹膜炎、全身关节痛、解尿酸毒、食物中毒、药物中毒。

【**操作**】直刺2~5分深。

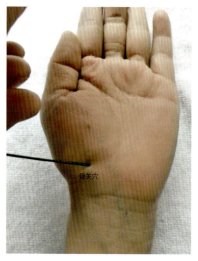

图13-9　骨关穴

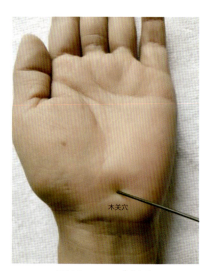

图13-10　木关穴

11.消骨穴

【标准定位】在外膝眼至解溪间中点1穴，再各二等分各取1穴（或其上下3寸各取一穴），共3穴。自上而下依次为消骨一穴、消骨二穴、消骨三穴（图13-11）。

【主治】全身各部位骨节肿大（如膝关节、指间关节肿大）皆效。

【操作】紧贴胫骨外缘，自前往后直刺。

12.上反穴

【标准定位】当下三皇穴线上，取地皇穴为基准点，其上下3寸各加一穴，共3穴。自上而下依次称为上反一穴、上反二穴及上反三穴，合称三反穴。沿胫骨由内侧往外侧进针（图13-12）。

【主治】为甲状腺功能亢进特效穴。此症女性患者为多，针本穴有镇静的作用，可治愈其病，亦可缓和其暴躁之脾气，故亦名为"温柔穴"。

【操作】针刺1~2寸深。

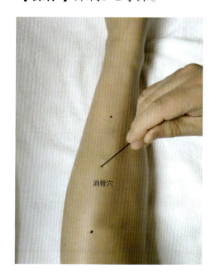

图13-11　消骨穴

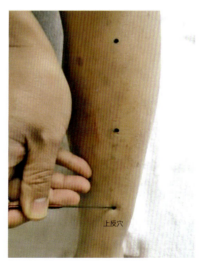

图13-12　上反穴

第三篇　奇正结合优势疾病治疗集验

第一章　内科病证

第一节　感冒

感冒相当于西医学中的上呼吸道感染，一般性感冒俗称为"伤风"，流行性感冒称之为"时行感冒"，是日常最常见病之一，人的一生中几乎都患过或轻或重的感冒。四季均可以发生，尤以冬春两季最多见，主要症状表现为鼻塞、流涕、咳嗽、头痛、恶寒发热、全身不适等。由于感受邪气的不同，又分为风寒感冒、风热感冒、暑湿感冒及时行感冒。

【治疗】

一、刺血疗法

五岭穴；十二猴穴；耳三穴；大椎；肺俞；尺泽；少商。

注释：一般根据患者症状选择相应的穴位，每次一般选用1~3穴即可，根据病情及体质决定出血量，耳三穴与少商穴可以挤捏出血，余穴可加用拔罐。每日或隔日1次。

五岭穴一组穴位总计四十穴，治疗疾病时穴位不是全取用，而是根据疾病的不同取用相应的穴位，感冒时一般取用第一行2、3椎及第二行（第2椎旁开3寸）2、3椎穴位即可。主要用于重感冒、发高烧的情况。

十二猴穴主要用于重感冒，尤其感冒而引起的咳喘、咽喉肿痛等症状为佳。

耳三穴治疗感冒常用，尤其耳上穴，相当于传统针灸之耳尖穴，点刺放血治疗感冒甚效，可对感冒而致的发热、头痛、扁桃体发炎等疗效明显。

大椎为督脉与手足三阳之交会穴，具有疏风清热解表的作用，可解在表之热邪，是治疗发热、感冒的有效穴位，尤长于退热，针刺取穴方便，极为常用。若以灸法灸本穴对风寒感冒极效，并且能提高机体免疫力的作用，故能预防流感的发生；肺俞是肺的背俞穴，为肺气通于体表的部位，刺之肺俞，可以宣通肺气以解表，是治疗感冒的重要穴位；尺泽为肺的合穴，点刺放血，具有清热宣肺、凉血解毒的作用，尤其对感冒引发的咽喉肿痛及咳嗽极效；少商为手太阴肺经之井穴，善点刺出血用之，对咽喉肿痛极效，可有血出立效的作用。

二、毫针治疗方案

基本处方

曲陵穴　分金穴　三叉三　外关

配穴：风寒者加灸大椎、风门；风热者加大椎点刺放血，并加曲池；暑湿者加中脘、足三里；时行感冒者加感冒一、感冒二穴；鼻塞者加迎香、合谷；头痛者加大白、太阳；流涕者加木穴、迎香；咽喉肿痛者加少商；咳嗽严重者加水通、水金；痰多者加丰隆；痰黏稠不易咳出者加重子、重仙；体虚感冒者加足三里、身柱。

注释：曲陵穴与传统针灸之尺泽穴相符，尺泽为肺经之合穴，本经之子穴，具有祛外邪的作用，分金在曲陵上1.5寸，均在肺经上，二穴倒马针运用，起到了很好的协同功效，具有清热宣肺的作用；三叉三穴与十四经穴液门相符，液门为三焦经之荣穴，具有清热解表，调和表里的作用，对感冒具有特效，尤对感冒而引起的头痛、咽痛、周身酸痛及发热皆有很好的作用，在临床中有感冒"第一穴"之称。感冒由风邪侵犯肺卫所致，外关为三焦之络穴，且为八脉交会穴，通于阳维脉，阳维主一身之表，"阳维为病苦寒热"，风寒风热皆治，故外关治疗感冒极效。以上几穴相互为用，作用协同，针刺可起到疏风祛邪解表通利三焦之效。

【按语】

针灸治疗感冒有较好的作用，具有简便、易施、效速、无毒副作用之优势，若当感冒后能及早正确地运用针灸疗法，多数在1~3次可愈，尤其董氏针灸与传统针灸相互配用，其效更佳。但目前在感冒后直接求诊于针灸治疗的患者甚少，一般感冒后多是选择了现代医学疗法，现代医学所用药物治疗感冒多是单纯的对症解决，并不理想，药物不良反应明显，因此大力广泛推广针灸在感冒中的运用十分必要效果，具有重要的意义。

第二节　咳嗽

咳嗽一证临床极为常见，是肺系疾患的主要症状之一。"咳"是指有声无痰；"嗽"指有痰无声，在疾病实际中，咳与嗽多并见，故称之为咳嗽。其病因十分复杂，正如《黄帝内经》言"五脏六腑皆令人咳，非独肺也"，引起咳嗽的原因可涉及每个脏腑，在中医学中将咳嗽分为了外感咳嗽与内伤咳嗽两类，在临床中主要以外感咳嗽为常见。

外感咳嗽

是因六淫外邪侵袭于肺而致。一般急性发病，病程较短，临床以咳嗽、咳痰，多伴有表证为主症。

内伤咳嗽

则是因脏腑功能失调累及于肺而致。起病缓慢，临床以反复咳嗽、咳痰，病程较长，或伴有喘息等为主症。

咳嗽常见于现代医学中的急慢性支气管炎等疾病。

【治疗】

一、刺血疗法

重子、重仙穴；曲陵穴；大白穴；土水穴；肺俞。

注释：临床可根据患者症状每次选取1~3穴，急性咳嗽一般隔日1次，慢性咳嗽每周一般2次。重子、重仙穴在肺经上，具有宣肺解表的作用，当咳嗽时见此处有瘀络可以点刺出血即可见效，尤其是小儿咳嗽伴有气喘最为有效；曲陵穴所在与传统针灸尺泽相符，尺泽为肺经之合穴，且为本经之子穴，点刺放血，清热宣肺，凉血解毒，尤其适宜急性发病患者，具有宣肺止咳的作用，尤其刺血或施以泻法极效，对于急性咳喘甚效；大白穴具有宣统上焦，发汗解表的作用，点刺放血对急性咳与喘皆效，尤其小儿最为有效；土水穴在肺经上，具有宣肺气的作用，急性咳喘的患者常在此处有瘀络出现，将其瘀络刺血可立效。肺俞为肺脏经脉之气输注于背部之背俞穴，内应肺脏，具有宣肺散邪的作用，点刺放血清热解毒，宣肺化瘀；少商穴为手太阴肺经之井穴，具有清肺利咽的作用，点刺出血，能使肺经上逆之火清泄，肺气肃降，则呼吸调畅，咳嗽咽痛皆可消除。

二、毫针治疗方案

外感咳嗽基本处方

曲池　曲陵　分金　土水中

配穴：风寒袭肺者加风门、列缺；风热犯肺者加大椎；风燥伤肺者加太溪、照海。痰黏稠不易咳出者加重子、重仙穴；咳吐黄痰者加小间穴。

注释：曲陵与尺泽穴相符，尺泽为手太阴肺经之合穴，具有祛邪解毒，宣肺降气的作用；分金穴在曲陵穴上1.5寸，二穴倒马作用协同，功效倍增；曲池为手阳明大肠经之合穴，具有清热解表的作用。三穴伍用可谓是特效针法，对多种咳嗽甚效，名为定嗽三针。土水穴在肺经上，土水中与鱼际穴相符，具有宣肺气的作用，对咳喘皆效。

内伤咳嗽基本处方

水通　水金　肺俞　太渊　中府　三阴交

配穴：老慢支者加肾关、灵骨；痰湿阻肺者加阴陵泉、丰隆；肺阴亏耗者加膏肓、太溪；脾肾阳虚者加脾俞、命门；肝火犯肺者加行间、鱼际。

注解：水通、水金穴具有补肺益肾的作用，水通穴作用于肾水，水金穴作用于肺肾，针刺二穴可有补肾利水、肺肾同调的功能，无论急慢性咳嗽皆治；肺俞乃肺气转输于背部之处，内应肺脏，补之可补益肺气，泻之宣肺清热解毒，无论虚实皆可运用；太渊为肺之原穴，本脏真气所注，可肃理肺气；中府为肺的募穴，与肺俞相配为俞募配穴法，可调肺止咳；三阴交为肝脾肾三经之交会穴，肝、脾、肾共调。

【按语】

咳嗽在中医学中认识较早，早在《黄帝内经》中就有专门篇章论述，《素问·咳论》全面论述了咳嗽，在本篇章中对咳嗽的病因、病机及治疗皆进行了相关的论述，可见古医家对咳嗽一症极为重视。但在目前针灸临床中因咳嗽而自我就诊的患者极少，一般多选择西医方法施治，针灸治疗咳嗽有较好的疗效，若能辨证准确，方法得当，处方合理，不管外感、内伤咳嗽皆效，由此可见，针灸临床深入推广针灸疗法治疗咳嗽实属必要。针灸对外感咳嗽发作期或初发期疗效极为满意；内伤咳嗽治疗一般病程较长，易反复发作，多需要坚持长期治疗。

第三节 哮喘

哮喘是一种常见的发作性、过敏性疾病，包括"哮证"和"喘证"两类。"哮"为呼吸急促，喉间哮鸣；"喘"为呼吸困难，甚则张口抬肩，鼻翼煽动。一般来说有哮必兼喘，但有喘未必兼哮。中医认为本病为宿痰伏肺，遇外感、饮食、情志、劳倦等因素以致痰阻气道、肺气上逆所致。

本病常见于西医学的支气管哮喘、慢性喘息性支气管炎、心源性哮喘等疾病中。

【治疗】

一、刺血疗法

四花上穴、中穴；喉蛾九穴；金五穴；曲陵穴；丰隆；肺俞。

注释：四花上穴、中穴区域找瘀络点刺放血，治疗哮喘极为特效，对急慢性哮喘皆效，是临床最常用的刺血穴位；喉蛾九穴点刺后施以挤捏出血，对急性哮喘效佳；金五穴在任脉上，具有理气降逆的作用，点刺出血对胸闷气喘特效；曲陵与尺泽相符，尺泽为手太阴肺经之合穴，本经之子穴，点刺放血具有清泻肺热，宣肺降气的作用，对急性咳喘效佳；丰隆为痰之会，哮喘之病机宿痰伏肺而致，因此于丰隆周围瘀络刺血极效，正如《肘后歌》所言"哮喘发来寝不得，丰隆刺入三分深"；肺俞则为肺气转输于背部之处，内应于肺，是治疗肺脏疾病之重要穴位，点刺放血，清热解毒，宣肺化瘀。

二、毫针治疗方案

基本处方

四花上穴　水金　水通　膻中　鱼际

配穴：肺喘者加足驷马穴；心喘者加三士穴（人士、地士、天士）；痰咳不出者加重子、重仙穴；急性发作者加天突、孔最；缓解期加太渊、太溪；痰多者加丰隆；虚证者加膏肓、肾俞；实证者加尺泽。

注释：四花上穴针刺2寸深治疗哮喘极效，具有理脾胃、扶正培元的作用，可起到培土生金的作用；水金、水通二穴具有补肾益肺的作用，对咳喘急慢性皆效，一般水金穴透向水通穴；膻中在两肺之间，为八会之气会，可宽胸理气止哮平喘；鱼际是肺经之荥穴，火金两治，强心又治肺。

【按语】

哮喘是一种顽固性疾病，因此在历代有"外不治癣，内不治喘""医生不治喘，治喘丢手段"之说。可见本病治疗较为棘手，但就其长期的针灸临床来看，针灸治疗哮喘有着确实的疗效，本病若能正确及时地针灸施治，多数疗效满意，无论急性发作期，还是缓解期，皆可以运用针灸治疗，在急性发作期以控制症状为主，对于发作严重或哮喘持续状态，若针灸不能及时缓解，可综合治疗。在缓解期以辅助正气，提高抗病能力，控制或延缓急性发作为主，平时积极配合锻炼身体，增强体质，达到有效治疗。针灸尤其在固本方面作用确实，长期坚持针灸治疗，可使患者明显减少发作，或者完全治愈。

第四节　胃痛

胃痛是指上腹胃脘部发生的疼痛，又叫胃脘痛，这是临床常见的一种消化系统疾病症状，胃痛可见于多种疾病中，如现代医学中的急慢性胃炎、消化性溃疡、胃神经官能症、胃痉挛、胃下垂等，这些疾病往往以胃痛为主要临床表现，临床凡见以胃痛为主症的疾病可参阅本章节的方法施治。但在治疗时应首先排除急腹症或其他非消化系统疾病而引起的胃痛，如胃穿孔、急性胰腺炎、急性阑尾炎以及急性心梗等相关疾病，应注意鉴别。

【治疗】

一、刺血疗法

四花上、四花中及四花外穴点刺放血。

注释：四花上、四花中穴均在足阳明胃经上，因此治疗胃病具有特效，四花外穴一般瘀络较为明显，若在四花上穴及中穴瘀络不明显时，在四花外穴瘀络上点刺放血治疗胃病也甚效，尤其是慢性胃病非常好，无论毫针刺还是点刺放血皆具有佳效，尤其刺血疗法见效更速，董师治疗胃痛一般先是于这一部位瘀络刺血用之，多能效如桴鼓。

二、毫针治疗方案

基本处方

四花上 四花中 门金 中脘 内关

配穴：急性胃痛者加梁丘、至阳；慢性胃痛加土水穴；恶心、呕吐者加通关、通山、通天穴；胃酸过多加天皇、肾关；肝气犯胃者加太冲、阳陵泉；胃阴亏虚者加三阴交、太溪；伤食积滞者加下脘、梁门；脾胃虚寒者加灸胃俞、神阙；寒邪犯为者加建里、胃俞，并加灸；消化不良者加通关、通山。

注释：四花上穴近于足三里穴，本穴贴于胫骨边缘，其功效更强大，四花中穴在足阳明胃经上，且在中焦应于脾胃，二穴倒马相用，相辅相成，作用协同；门金穴与传统针灸陷谷相近，贴骨进针，作用更强，对急慢性胃痛皆效。中脘是胃之募、腑之会，足三里为胃经之合穴，胃腑之下合穴，土中之土穴，健脾胃的功效极为强大，凡胃病，不论虚实寒热皆可治疗，具有通腑气、和胃止痛的作用，"肚腹三里留"；内关为手厥阴心包经之络穴，通三焦，功善理气降逆，又为八脉交会穴之一，通于阴维脉，"阴维为病苦心痛"，取之可畅达三焦气机、和胃降逆止痛。

【按语】

胃痛即胃病的最常见基本症状，临床十分常见，日常有"十人九胃病"之说，也即所言胃痛的症状。针灸治疗本病非常理想，无论急性胃痛还是慢性胃痛在即时之效还是远期疗效均较为理想。针灸对急性胃痉挛有特效作用，一般针后可立效而痊愈，对于慢性胃痛患者一次也多能即效，坚持治疗也有良好的效果。因此在针灸临床中推广针灸对治疗胃痛有着确实的价值。

在日常有"胃病三分治七分养"之说，这一点确实值得重视，患者在平时一定要有合理的饮食，不可暴饮暴食，避免吃生、硬、寒凉、辛辣及不易消化的食物，要戒烟酒。保持乐观的情绪，注意生活起居，劳逸有度。

第五节　呕吐

呕吐是日常极为常见的一种疾病症状，是指胃气上逆，迫使胃内容物从口吐出的病症，任何病变若损伤于胃，致使胃气上逆，均可发生呕吐。古人以有声有物称之为呕；有物无声称之为吐；无物有声称之为干呕。在临床呕与吐多并见，故统称为呕吐。

中医认为本病的发生主要是因胃失和降，胃气上逆所致。根据病症特点分为虚实两证。实证多因邪气犯胃，或饮食不节，或肝气犯胃后，浊气上逆所致；虚证则因胃阴不足，或胃阳不振，使胃气上逆所致。

现代医学认为，引起呕吐的病因较为复杂，一般可分为反射性与中枢性两类。反射性呕吐主要见于消化系统疾病、内脏炎症及眼、耳疾病；中枢性呕吐主要见于颅脑疾病、药物反应或中毒及神经性呕吐、妊娠呕吐等。针灸主要针对消化系统所引起的呕吐。

【治疗】

一、刺血疗法

七星；四花上、四花中；尺泽；金津、玉液。

注释：七星穴位于项部，尤以这一部位的总枢为主要，总枢在项部入发际8分处，严重一点再加分枢穴（在总枢穴下1寸）或时枢穴（在总枢穴下2寸），极严重的可全用。一般点刺出血后即可见效；四花上及四花中穴在足阳明胃经上，点刺出血治疗呕吐很有效。尺泽是临床治疗呕吐之经验效穴，疗效极为确实。本穴为手太阴肺经之合穴，且为本经之子穴，"合主逆气而泄"，点刺出血可降逆止呕，因此对于急性呕吐甚效；金津、玉液于舌系带两侧静脉上，是临床常用的重要刺血穴位，点刺出血，清心火、泻胃热，故对呕吐特效。

二、毫针治疗方案

基本处方

通关 通山 通天 内关 公孙

配穴：伤食者加梁门、下脘；肝气犯胃者加太冲、期门；胃阴不足者三阴交、太溪；外邪犯胃者加外关、合谷；痰饮内停者加丰隆、阴陵泉；脾胃虚弱者加脾俞、胃俞。

注释：通关、通山、通天三穴在大腿部，处于足阳明胃经上，而董氏针灸将其定为心之总神经，作用于心，也就是其体在胃脉，其用在心火，以补胃子之实，来实母之虚，这是用于心脏病的原理，治疗其呕吐、消化不良实为基本作用，临床用于呕吐确具实效，包括妊娠呕吐也极为特效；内关为手厥阴心包经之络穴，又为八脉交会穴，通于阴维脉，可宽胸理气，和胃降逆，为止呕之要穴；公孙为脾之络穴，八脉交会穴之一，通于冲脉，具有健脾和胃之效，与内关上下配用，疏肝理气，和胃降逆。

【按语】

呕吐是诸多疾病的常见症状，其原因繁多，因其原因不同、疾病不同，其疗效差异性极大，所以针灸施治要明确适应证，首先正确诊断，针灸主要针对消化系统疾病、药物反应、神经性呕吐及妊娠呕吐，这类疾病若能辨证明确，处方合理，方法得当，可速见其效，其疗效远优于药物治疗，尤其对食入即吐，难以服药者针灸可发挥明显优势。

在治疗期间要注意合理的生活，饮食规律，忌食生冷刺激性食物，保持舒畅的心情。

第六节 呃逆

呃逆俗称为"打嗝"，古时称之为"哕"，又称为"哕逆"。在西医学中称之为"膈肌痉挛"。其原因是气逆上冲，冲动膈肌而发生痉挛表现出的病证。临床以发生突然，不能自我控制为特点。呃逆发生的原因常与饮食不当、情志不畅，正气亏虚等因素有关。本病病位在膈，关键病变脏腑在胃，与肝、脾、肺、肾等脏腑有关。基本病机是胃气上逆动膈。

【治疗】

一、刺血疗法

膈俞；膻中；脾肿。

注释：膈俞为膈肌之背俞，又为八会之血会，有活血化瘀之效，本病病位在膈，故不论何种呃逆，均可用膈俞利膈止呃，尤其肝郁气滞者刺血甚效；膻中位近膈肌，为八会之气会，点刺放血，可理气降逆；脾肿穴以周围发青、发乌变色处点刺放血，治疗呃逆有特效。

二、毫针治疗方案

基本处方

天突　中脘　足三里　膻中　膈俞　内关

配穴：胃寒积滞加建里，加灸中脘、建里；胃火上逆者加内庭；脾胃阳虚者或胃阴不足加灸脾俞、胃俞；肝郁气滞者加期门、太冲，疏肝理气。

注释：天突位于咽喉，利咽止呃；中脘、足三里和胃降逆，不论胃腑寒热虚实所致胃气上逆动膈者用之均宜；膻中位近膈肌，又为八会之气会，功善理气降逆，使气调则呃止；本病病位在膈，故不论何种呃逆，均可用膈俞利膈止呃；内关为心包经之络穴，通阴维脉，可宽胸利膈，畅通三焦气机，为降逆要穴。

【按语】

针灸疗法对呃逆有很好的疗效，可为首选的治疗方法，值得临床推广运用。在针灸临床中积累了较为丰富的经验，针灸治疗本病在临床上报道的可有诸多特效单穴，早期或一些轻证患者仅用单穴即可有效解决。如翳风穴，翳风为三焦经之腧穴，有疏调三焦之气的功能，三焦是主气所生病，呃逆乃为上、中、下三焦脏腑气机上逆而引发，运用翳风治疗呃逆就是通过疏调三焦之气而产生的治疗作用，可用于各种原因而引发的呃逆，尤其是因风寒所引发者疗效较好；攒竹在临床也具特效，攒竹为足太阳膀胱经之穴，也是治疗呃逆一证的经验效穴，在临床上广为用之，具有操作方便、疗效高、适应证广泛的特点，尤其对初发轻型的呃逆证有甚效；中魁为经外奇穴，位于手背，中指近端指关节的中点。有理气宽胸，降逆止呕的作用，是治疗呕吐、呃逆的经验效穴，临床以灸法为用，主要用于虚性寒性呃逆。除了以上单穴，常用的还有天鼎、天突、膻中、大敦、太冲、足三里、中脘、内关、肝俞、太渊等诸多的穴位，董氏针灸常用的穴位有水通、水金、脾肿、心门等穴。对于初发者，或症状轻微者先取用相应的单穴治疗，对于病程长顽固性患者多需要组方治疗。若是反复发作的慢性、顽固性呃逆，应积极查明原因，针对原发病处理。若是危重病后期、癌症晚期等患者，伴随出现了呃逆，多是病情危重之象，应加注意。本病病情轻重相差很大，因此治疗时首先明确病情，合理治疗。

第七节　泄泻

泄泻即腹泻，是指大便次数增多，便质稀溏或完谷不化，甚至泄如水样为主要特征的病证。根据发病的形式及病程的长短分为了急慢性泄泻。

中医认为，本病的发生多因饮食不节、感受外邪、情志失调、脾胃虚弱、年老体弱等因素有关，本病病位在肠，与主病之脏属脾，并与胃、肝、肾等脏腑密切相关，脾病湿盛是致病的关键。

泄泻可见于西医学中的急慢性肠炎、肠易激综合征、胃肠功能失调、慢性非特异性溃疡性结肠炎、克罗恩病、肠结核等疾病中。

【治疗】

一、刺血疗法

三江；四花中、四花外；腑巢二十三穴；委中；大肠俞。

注释：三江穴在下腰部，包括大肠俞、小肠俞，在这一部位点刺出血加拔罐，对急慢性肠炎皆效；四花中、四花外穴区域找瘀络点刺放血，急慢性腹泻均适宜；腑巢二十三穴在临床运用时主要以脐周上下左右各1寸用穴，主要用于慢性腹泻。委中在古代被称为血郄，常以放血为用，点刺放血具有凉血清热解毒之功，所以用于时邪疫毒或饮食不洁而致的急性腹泻。大肠俞为大肠之背俞穴，肠道疾患常在这一部位出现反应点，腹泻患者可挑刺用之，尤其在这一部位有反应点的情况用之最佳，急慢性腹泻皆可。

一般每次选用1~3穴，急性腹泻每日或隔日1次，慢性腹泻每周1~2次。

二、毫针治疗方案

1.急性腹泻基本处方

肠门　足千金　足五金　门金　水分

注释：肠门穴在下臂之下焦部位，与之相应，肠门应于肠，是治疗急慢性肠炎的特效穴位，尤其与肝门穴倒马针运用，其效更佳；足千金、足五金中金与肠相应，二穴与上肢的肠门、肝门运用，作用协同，功效倍增；门金穴与陷谷穴相近，急慢性肠炎皆效，尤其腹泻伴有腹痛的情况为首选；水分穴分利水湿，急性腹泻用之是通过以利小便而实大便迅速发挥作用。

2.慢性腹泻基本处方

肠门　四花下　腑肠　天枢　神阙

配穴：湿热泻者加曲池、内庭；伤食泻者加下脘、梁门；肝气乘脾者加太冲、期门；肾阳虚衰者加关元、命门；脾胃虚弱者加脾俞、足三里。

注释：肠门在上臂之下焦，应于下焦之肠道，急慢性腹泻皆效，尤与肝门配用疗效更佳。四花下穴与腑肠穴在小腿最下，也应于下焦肠道，与肠门相对，治疗肠腹疾患。本病病位在肠，故取大肠募穴天枢，天枢具有双向调节肠道的作用。神阙居于中腹，内连肠腹，无论急性、慢性泄泻灸之皆宜。诸穴合用，标本兼治，泄泻自止。

【按语】

针灸对急、慢性泄泻均有较好的疗效，特别是对急性泄泻有着显著的疗效，若能及时治疗，治疗得当，可获得立竿见影的效果，一般一次可愈。但是目前针灸临床中因急性泄泻而就诊的患者却极少，多是选择了西医的输液治疗，这是极为遗憾的一个现实，值得针灸临床工作者大力宣传推广针灸疗法，通过长期的针灸实践来看，针灸疗效明显优于现代医学疗法。而对于慢性泄泻患者，若能辨证准确，用法得当，组方合理，坚持施治，其疗效也非常理想，尤其现代医学束手无策者，选择针灸治疗往往可有意想不到之效，通过董氏针灸与传统针灸相结合，更能提高疗效。

在治疗期间应注意合理饮食，忌食生冷、不易消化、辛辣、油腻之品，注意饮食卫生及平时防寒保暖。

第八节　便秘

便秘是以排便困难为主症的一类疾病，可伴有多种不同的表现，一般在2日至1周左右排便1次，粪质干硬，排出困难；或能每日排便，但粪质干燥坚硬，排出困难；或粪质不干硬，也有便意，但排出困难等。常伴有腹胀、腹痛、头晕、便血等症状。

本病病位在大肠，与脾、胃、肺、肝、肾等脏腑功能失调有关；基本病机是大肠传导不利。在现代医学中，根据有无器质性疾病分为了功能性与器质性便秘。功能性便秘又称为单纯性便秘，针灸主要针对功能性便秘，在儿童中功能性便秘占临床的90%以上，成年人占50%以上，器质性便秘也可以参照本章节内容施治。

【治疗】

一、刺血疗法

大肠俞

注释：大肠俞为大肠之背俞穴，内应于大肠，是治疗大肠疾病之重要腧穴，便秘时常在此处出现反应点，在此处于反应点施以钩刺或点刺出血加拔罐，可起到很好的作用，尤其久病患者其效更佳。

二、毫针治疗方案

基本处方

三其穴（其门、其角、其正）火串　天枢

配穴：热秘者加合谷、曲池；气秘者加中脘、太冲；冷秘者加灸神阙、关元；虚秘者加脾俞、气海；阴伤津亏者加太溪、照海。

注释：三其穴在手阳明大肠经脉上，调节肠道的功能作用，一针接着一针刺，对便秘及痔疾皆效，尤其顽固性便秘极为特效；火串穴与传统针灸支沟穴相符，因其穴在三焦经上，三焦属火，支沟为经火穴，属于两"火"，因此名为火串。支沟是传统针灸治疗便秘之要穴，无论虚实便秘皆可运用，有"便秘第一穴"之称，尤其与照海合用其效更佳，临床有"大便秘结不能通，照海分明在足中，更把支沟来泻动，方知妙穴有神功"之用。支沟通泄三焦之火，照海滋水行舟，相得益彰。天枢为大肠之募穴，具有双向调节作用，无论便秘腹泻皆甚效。

【按语】

便秘一症在临床甚为常见，尤其老年人更多见，给患者的日常生活带来了严重的不便。本病可诱发诸多疾病，如各种肛周疾病，长期便秘会导致面部肤色不佳、食欲不佳、疲乏无力等，严重的可导致脑出血、心肌梗死等疾病的发生，因此积极治疗极为重要。目前现代医学治疗难以达到根治效果，一般多用导泻类药物，一般用之有即时之效，停药往往即可复发，还有诸多的患者长期应用这类导泻药物形成了药物的依赖性，因此寻求一种绿色有效疗法极为需求。针灸治疗便秘，既有较好的近期疗效又有稳定的远期疗效。其中，单纯性便秘的针灸疗效显著，针灸后可立见其效而痊愈；有器质性病变者，通过中医辨证，针灸也有很好的导滞通便的效果。

在治疗期间，患者应多吃新鲜蔬菜、水果，特别是富含粗纤维的食物，多喝水，避免久坐少动，加强体育锻炼，在平时要养成定时排便的习惯，避免久蹲厕的不良习惯。

第九节　胆囊炎

胆囊炎归属于中医中的胁痛范畴，以胆囊急慢性炎症而表现出相关症状，发病原因常与细菌感染及胆囊结石有关，一般多见于成年人。临床上根据发病的形式分为了急性和慢性两种。

急性患者发病较急，体温可达39℃以上，以右季胁和上腹中部持续性疼痛为主，伴有恶心、呕吐，疼痛常放射至右肩胛区，在胆囊区有明显的压痛反应；慢性患者多是因急性胆囊炎转变而来，常反复发作，患者在平时常有消化不良、饱胀、嗳气等症状，常因劳累、生气及饮食不当而诱发，在胆囊区多有轻微的压痛。

中医学认为，本病的发生常与情志不遂、饮食所伤、外感湿热、劳欲久病等因素有关。病变脏腑在胆，与肝、脾、胃有关，基本病机是肝胆脉络不通所致。

【治疗】

一、刺血疗法

胆俞穴；胆囊穴。

注释：胆俞为胆腑精气输注之处，内通于胆，以清泻肝胆之邪为要。当胆囊疾患时常在胆俞穴处表现出相关反应，当点刺出血时疏调肝胆气机，疼痛而止；胆囊穴为经外奇穴，是胆囊疾病的反应点，当胆囊疾病时常在这一区域有明显的压痛反应，由此当在这一区域的瘀络刺之可有佳效。

二、毫针治疗方案

基本处方

火枝　火全　其黄　阳陵泉　胆囊　日月

配穴：急性患者加下白穴；慢性患者加木枝穴；口苦者加木炎；症状重者加中九里穴；肝胆气滞者加太冲、丘墟；湿热蕴结者加阴陵泉、行间；恶心、呕吐、腹胀者加中脘、内关；黄疸明显者加肝门。

注释：火枝、火全穴相当于在董氏针灸之肝经上，分别在其黄穴上下各1.5寸，专用于治疗胆囊疾病，三穴形成倒马针，功效协同，作用强大。本病病位在胆，日月为胆的募穴，募穴为脏腑之经气汇聚于胸腹部的腧穴，可疏肝利胆；阳陵泉为胆经之下合穴，"合治内腑"；胆囊穴为经外奇穴，为胆囊疾病之反应点，专用于胆腑疾病的治疗，解痉止痛。

【按语】

胆囊炎归属于中医之胁痛范畴，在针灸临床中很少单独将其作为"胆囊炎"这一具体疾病单独论述，因此针灸临床治疗本病有很少的报道。通过长期的针灸治疗观察，针灸治疗本病具有确实的疗效，无论急慢性患者皆效，急性患者一次针灸治疗多能使疼痛而立止，可使疼痛较快地得到缓解，一般3~5次可使症状完全消失；慢性胆囊炎一般经过1~2次治疗也能得到明显的改善，1周左右可使症状消失，当复发后，再施以针刺治疗仍然能获得良好的疗效。因此针灸治疗胆囊炎具有很好的发展前景，值得针灸临床推广运用。

为了预防复发，在平时一定注意合理正确的饮食，减少摄入蛋类及煎炸等油腻食物和酒类；平时注意调适寒温，劳逸结合，保持乐观情绪。

第十节　胆石症

胆石症是指胆囊、胆管内结石所产生的症状而言。胆石的形成多与胆囊感染，代谢障碍和胆汁淤积等因素有关。

本病在缓解期可表现为右上腹隐痛不适，或牵及右肩背疼痛不适，口苦等症状，急性发作时可表现为右上腹出现阵发性绞痛，伴有恶心、呕吐、寒战或全身明显黄染，右上腹腹肌紧张、压痛或反跳痛。

中医认为，本病的发生常与情志不遂、饮食所伤、外感湿热、劳欲久病等因素有关。属于胁痛范畴。

【治疗】

一、刺血疗法

胆俞；胆囊穴。

注释：其理论见上节胆囊炎中。

二、毫针治疗方案

基本处方

木枝　下白　九里　胆囊　日月

注释：木枝穴在面部，木为肝，"枝"即"支"，肝的分支胆也，作用于胆，可治疗胆病，尤其是胆结石，确具卓效。董氏针灸面部穴位在上的木枝治疗胆结石，下面的马金水治疗肾结石，马快水治疗膀胱结石，六快、七快治疗尿道结石，这一带用穴都是治疗各类结石，且极具特效。在面部取穴，以上面治下面，这是提壶揭盖法。下白穴在手少阳三焦经上，手足少阳相通，故能治疗胆病，尤其对胆结石极效。中九里与传统针灸风市相符，为胆经之穴，治疗胆结石及胆囊炎有效，尤其与七里穴倒马配用治疗胆病卓效。胆囊穴为传统针灸经外奇穴，当胆囊疾病时常在胆囊穴处出现明显的压痛反应，若反应明显，作用立效。日月为胆之募穴，是治疗胆囊疾病之要穴。

【按语】

胆石症归属于中医之胁痛范畴，部分患者在平时无任何症状；一部分患者在某些诱发因素的情况下可导致上腹部疼痛不适，伴有嗳气、呃逆、恶心、呕吐等相关症状；还有部分患者突然发作的急性绞痛，发病迅速，疼痛剧烈，常伴寒战、高热、恶心呕吐等症状。针灸治疗上述各证皆有疗效，尤其董氏针灸与传统针灸有效配合，治疗急慢性均有佳效，针灸既可以排石，也能迅速止痛。对慢性发作性疼痛患者，经过治疗症状可以完全消失，对结石直径2cm以下的可以通过针灸排石，但对结石直径大于2cm以上的排石较难。

在平时饮食应清淡，少进油腻食物，注意劳逸结合，避免过劳，保持乐观情绪。

第十一节　心悸

心悸是患者自觉心跳异常、心慌不安，失去心跳规律的一种症状，可由诸多疾病而引发，中医学中又称为"惊悸""怔忡"。惊悸多为功能性病变，病情轻；怔忡多为器质性病变所致，病情较重。

中医学认为本病病位在心，是由心失所养或邪扰心神，致心跳异常，自觉心慌悸动不安的病证。本病多呈阵发性，也有呈持续性者，可伴有胸闷胸痛，气短喘息，眩晕耳鸣，或失眠健忘等症。

心悸可见于西医学中的心脏神经官能症、各种心律失常、冠状动脉硬化性心脏病、风湿性心脏病、肺源性心脏病、贫血、甲状腺功能亢进症、低钾血症等疾病。

【治疗】

一、刺血疗法

四花中、四花外；胃毛七；耳尖；心俞、厥阴俞。

注释：四花中、四花外穴瘀络点刺放血可治疗诸多疾病，是董氏针灸刺血的第一要穴，在这一区域点刺放血，可有直抒胸臆之功，对心脏器质性疾病而引起的心悸用之极效；胃毛七穴在剑突下，对突发的心悸有较好的作用；耳尖为重要经外奇穴之一，也是刺血重要穴位之一，治疗作用极为广泛，点刺放血对心悸也有很好的作用；心俞与厥阴俞分别为心与心包之背俞穴，点刺放血对急性心悸有较好的作用。

二、毫针治疗方案

基本处方

心门 心常 内关 神门

配穴：器质性心脏病者加通关、通山、通天穴；伴有头晕、血压高者加火菊穴；严重者加火主穴；惊吓者加胆穴；胸闷者加膻中；心阳不振者加关元、至阳；心虚胆怯者加百会、胆穴；心脾两虚者加脾俞、足三里；阴虚火旺者加少府、太溪；心血瘀阻者加膈俞、曲泽；痰火扰心者加丰隆、劳宫；水气凌心者加水分、阴陵泉。

注释：心门为心之门，直接应于心，可治疗多种心脏病，尤其心慌不安及胸闷之心脏病症状可有显著疗效；心常专用于心律失常，心跳过快过慢及节律不整皆为特效，用之可使心脏恢复正常；内关为心包经之络穴，八脉交会穴之一，通于阴维脉，"阴维为病苦心痛"，功在宁心通络、安神定悸；神门为心经之原穴，宁心安神以定悸。

【按语】

心悸是临床常见症状，诸多疾病会引发以心悸为主症，针灸治疗对心悸有较好的作用，针灸治疗不仅仅能控制症状，而且对疾病的本身也有调整和治疗作用。针灸治疗心悸可谓是佳法，因此针灸临床应积极推广心悸在针灸中的治疗。引起心悸的原因很多，针灸治疗的效果差别也很大。一般而言，针灸治疗功能性病因疗效优于器质性病因；心动过速的疗效优于心动过缓；病情轻，病程短，发病年龄低者，针灸疗效好；发病时间长，年迈体衰，伴并发症者，疗效差。

患者在平时应注意调畅情志、避免忧思、恼怒、惊恐等不良刺激，减少烟酒摄入。

第十二节　胸痹（冠心病）

胸痹是指以胸部闷痛，甚则胸痛彻背，喘息不得卧为主症的病证。主要见于心脏类疾病，常见于冠心病、心肌梗死、心包炎、病毒性心肌炎、肺心病等，在这里主要是指冠心病与心绞痛。中医学中又称为"真心痛""厥心痛""心痹"等。中医学认为，胸痹的病位在心，但与肺、肝、脾、肾有关。其发生多由七情劳倦所伤，或心阳不振，痰浊中阻，致使气机不畅，心脉痹阻，络脉痹塞，血行不利，心失所养而发。

【治疗】

一、刺血疗法

四花中、四花外；曲泽

注释：所有心脏病皆可在四花中、四花外穴找瘀络点刺放血，可有祛瘀化痰的作用，这一区域刺血对心脏病治疗有很好的疗效。曲泽穴为心包经之合穴，合主逆气而泄，点刺放血，具有化瘀通滞，清热泻火，凉血解毒的作用，适宜点刺放血，对各种心脏瘀滞皆可以解决。

二、毫针治疗方案

基本处方

四花上　心门　通关　通山　膻中　巨阙　内关

配穴：急性疼痛者加郄门；心血瘀阻者加曲泽、心俞；气滞心胸者加太冲、期门；痰浊内阻者加丰隆、阴陵泉；阳气虚衰者加至阳、关元；气阴两虚者加气海、太溪。

注释：四花上穴在足阳明胃经上，近于足三里，作用广泛，当针刺3寸深治疗心脏病特效；心门穴为心之门，作用于心，对各种心脏病皆有效，尤其心悸、胸闷非常有效；通关、通山穴，其体在胃脉，其用在心火，以补胃子之实，来实母之虚，用于各种心脏病，尤其各种器质性心脏病为首选；膻中、巨阙分别为心包、心之募穴，可调理心气，活血通络止痛；膻中又为气之会，可疏调气机，治疗心胸疾患；内关为心包经之络穴，八脉交会穴之一，通于阴维脉，"阴维为病苦心痛"，可调理心气，活血通络，为治疗心脏病之特效穴，在临床有"心脏病第一穴"之称。

【按语】

本病主要是指现代医学中所言的冠状动脉硬化心脏病，本病近些年有明显增高趋势，是导致心肌梗死及心脏猝死的直接因素，积极有效的治疗极为重要。针灸治疗本病无论对于急性发作时还是缓解期的治本方面皆有着显著的疗效。在急性期运用针灸治疗，具有简单易操作，方便快捷，发挥作用快等优势特点，多能立竿见影，可有效避免心肌梗死的发生；在缓解期，坚持一定时间持续治疗，可有效减少发作次数，甚或完全能杜绝复发。因此针灸是值得推广运用的有效方法。

本病患者在平时应当积极的有效预防，避免各种诱发因素，注意不可过劳，劳逸适度，低盐低脂饮食，日常做到忌烟酒，一定保持良好的心态，切忌大怒生气及悲观的情绪。在发作期间，应注意休息，保持心情舒畅，密切观察，及时合理的调治。

第十三节　高血压

高血压是指在安静状态下以持续性动脉血压增高（HP:140/90mmHg或18.6/12kPa以上）为主要临床表现的一种常见的慢性疾病。临床上分为原发性和继发性两大类。发病原因不明者称之为原发性高血压，即指本节所谈的内容，是血压增高的主要原因；若高血压是因某种比较明确而独立的疾病所引发者（如原发性醛固酮增多症、嗜铬细胞瘤、肾素分泌瘤等），称为继发性高血压。

在中医学中没有与高血压完全相应的疾病名称，按其症状表现可归属于"眩晕""头晕""头痛""肝风"等症范畴中。这些相关症状的记述，散在于许多的相关中医文献中，对本病的认识与治疗，中医学有着丰富的经验。中医学认为，本病的发生与肝、肾两脏关系密切，体质阴阳的偏盛偏衰，气血功能失调是发病的内在因素。其病与肝火、痰湿、肾虚等有关。精神紧张、情志不畅致肝郁化火，或平素阳亢，阳扰清窍，致头晕目眩；平时恣食肥甘，饮酒过度，伤脾针取之，益其不足，损其有余，乃可复也。"之后的针灸专著多有本病的记载。如《针灸甲乙经》曰："偏枯，四肢不用，善惊，大巨主之……两手挛不收伸及腋，偏枯不仁，手瘛偏小筋急，大陵主之。"宋代的《针灸资生经》中载："中风失音，不能言语，缓纵不随，先灸天窗五十壮……卒中风，口噤不开，灸机关二穴（颊车）、阳陵泉、环跳、曲池治偏风半身不遂。"在《千金方》《针灸大成》等医籍中，也有较为全面的详述，这些理论对后世的针灸影响颇深，为我们提供了非常有价值的治疗指导方法。

【治疗】

一、刺血疗法

五岭穴

注释：一般首次治疗均需配合点刺放血，穴位每次自上而下分组运用，一周点刺一次，点刺后挤捏出血数滴即可，五岭穴点刺出血活血化瘀，可加速痊愈。

二、毫针治疗方案

基本处方

先取健侧木火穴，再取正会、后会穴。

健侧：灵骨 大白 肩中 中九里 足三重 肾关

患侧：内关 合谷 三阴交

加减：中风不语加总枢或金津、玉液点刺放血，加刺失音穴；手指拘挛不伸加尺泽、合谷透后溪；上肢不遂者加肩中、手三里；下肢不遂者加环跳、足三里、阳陵泉；足内翻者加悬钟、丘墟透照海；足外翻者加中封、太溪；足下垂者加解溪、中封；口角㖞斜者加颊车、地仓；吞咽困难者加廉泉、金津、玉液；头晕者加完骨、天柱；便秘者加天枢、支沟。

注释：一般先健侧取用木火穴，留针7~10分钟，起针后再针刺余穴，木火运用每次逐渐递减时间，直到1分钟时停用，针刺后嘱患者活动患肢，能够行走的可让患者尽可能地行走运动；再针刺正会、后会，形成倒马针，正会与百会穴相符，百会穴属督脉，督脉入脑，脑为元神之府，百会为督脉之穴，可调理脑神，神动则有助于气行。再深刺健侧的灵骨、大白穴，以温阳补气，若是肌张力过高的患者，灵骨、大白穴要调为重子、重仙，对肌张力的调治有很好的作用。针刺得气后，然后让患者充分活动患肢，若能运动的患者可让患者行走；再针刺健侧足三重活血化瘀，足三重与灵骨大白组合运用，犹如中药之补阳还五汤之效。灵骨、大白二穴犹如中药补阳还五汤之黄芪，足三重就如同药中当归、川芎、桃仁、红花、赤芍、地龙之活血化瘀中药；肩中穴调气行血，对肢体无力具有佳效；肾关穴大补肾气，双侧取穴。内关为心包经络穴，可调理心气，促进气血的运行；三阴交为足三阴经交会穴，可滋补肝肾。上下肢穴位分别疏通上下肢体经络气血，使肢体得以气血濡养，功能活动逐渐康复。

【按语】

中风后遗症的治疗西医学在目前尚无有效方法，是针灸临床最常见的优势病种之一，针刺治疗对肢体运动功能的恢复、语言、吞咽功能等，均有良好的促进作用，因此及时通过针刺干预，可对其恢复有着至关重要的作用。但一般来说治疗都需要一个过程，尤其是病情严重，病程已久的患者，常需要长期坚持施治。其疗效个体差异性极大，疗效的好坏与多方面的因素有关，其主要因素可有以下几个方面。

（1）一般来说年龄越小疗效越好，年龄越大疗效也越会降低。

（2）发病时病情的轻重与其恢复有着直接的关系，病情越重治疗越差，病情轻疗效突出。

（3）一般来说，肌张力低的不如肌张力高的疗效好，肌张力越高其疗效也就越慢。

（4）治疗越早疗效会越好，尤其3个月内其治疗效果最为明显，如果超过1年以上其治疗疗效就会大大降低，因此及时正确治疗至关重要。

（5）并发症的轻重及并发症的多少也与恢复密不可分。

（6）体质的好坏与疾病的康复也有着密切的关系。

因此在施治时应先全面分析患者的基本情况，作一个合理的治疗评估。

此外，针灸治疗中风后遗症还应当注意以下3个方面的事项，对治疗疗效有重要的指导意义。

（1）针刺治疗本病要以健侧穴位为主，尤其在3个月以内的患者，患侧为辅用浓茶、咖啡等具有影响睡眠的饮品，避免具有兴奋性的各种不良刺激，平时保持舒畅的心情，切忌抑郁生气。

第十六节　头痛

头痛是指头颅的上半部（眉毛以上至枕下部范围内）的疼痛，是临床上最常见的自觉症状。在西医学中，头痛可见于多种急慢性疾病中；从中医学看，可分为外感头痛、肝阳头痛、肾虚头痛、血虚性头痛、瘀血性头痛、痰浊头痛；从经络学看，又分为阳明经头痛（前头痛）、少阳经头痛（偏头痛）、太阳经头痛（后头痛）、厥阴经头痛（头顶痛）。针灸治疗以经络辨证最为实用，因此本节主要从经络学（即疼痛部位）分类法讨论各类头痛。

前头痛（阳明经头痛）

前头痛也称前额痛、正头痛，即以前额、眉棱骨、鼻根部位为主的一种头痛，其病变部位在阳明经区域，故称为阳明经头痛。疼痛可为钝痛、隐痛或胀痛，其疼痛程度轻重不等。

【治疗】

一、刺血疗法

四花中；镇静；四腑一、四腑二、上里；头维

注释：四花中穴在足阳明胃经上，在此处瘀络点刺放血对前头痛有较佳的作用，尤其顽症痼疾；镇静穴与印堂穴相近，在这一部位点刺治疗前头痛民间广为运用，其穴在前额鼻根部，属于局部取穴，点刺放血能通督泻热，疏风清热；四腑一、四腑二穴及上里穴在眉骨上，三穴同用点刺出血为治疗头痛之特效针；头维穴穴属足阳明胃经，且与足少阳胆经之会，具有疏风清热，清头明目的作用，点刺出血可疏调二经之经气，对偏头痛、前头痛皆效。

二、毫针治疗方案

1.董氏奇穴基本处方

天皇；火菊；门金；二角明；肾关

注释：天皇穴与传统针灸的阴陵泉相符，其穴在脾经上，与足阳明相表里，其穴在小腿上端，根据全息对应原理，取用天皇治疗前头痛甚效；火菊穴与传统针灸之公孙相近，公孙为脾经之络穴，具有健脾和胃的作用，其火菊穴在足部之太极全息中对应于前额，故能治疗前头痛；门金穴与传统针灸陷谷相符，陷谷为足阳明胃经之输穴，故能治疗前头痛；二角明治疗前头痛、眉棱骨痛及鼻骨酸痛皆效，是常用的重要穴位。

2.十四经穴基本处方

合谷　内庭　印堂

配穴：风寒头痛者加风池、风门；风热头痛者加曲池、大椎；风湿头痛者加阴陵泉；肝阳头痛者加行间、太溪；痰浊头痛者加丰隆、阴陵泉；瘀血头痛者加足三重；血虚头痛者加三阴交、足三里；肾虚头痛者加太溪、下三皇。

注释：合谷为手阳明大肠经之原穴，内庭为足阳明胃经之荥穴，二穴一上一下，同名经同气相求，疏经活络，通气行血；印堂穴在患处，直接疏调局部之气血，远近相合，标本同治。

偏头痛（少阳经头痛）

偏头痛也称为侧头痛，其疼痛位于头侧部，可为单侧，也可为双侧，其病变部位在少阳经区域内，因此也称为少阳经头痛。其病因多为足少阳经经气不畅，或胆经蕴热化火，火热之气随经上冲所致。在西医学中其病因多难以明确，故治疗较为棘手，常反复发作。针灸治疗疗效满意，是针灸之优势病种。

【治疗】

一、刺血疗法

三重；四花外；太阳；耳尖

注释：三重穴与四花外穴取穴理念相同，其穴均在足少阳部位，点刺放血可活血化瘀，行血祛风。一般可在穴区域找瘀络点刺放血，每周1~2次。太阳穴与耳尖穴皆为传统针灸的重要经外奇穴，且皆为重要的刺血穴位。太阳穴刺血对偏头痛的治疗具有卓效，尤其顽固性偏头痛点刺放血更为特效，标本兼治。耳尖穴也是治疗偏头痛的重要穴位，根据情况，二穴可以单独运用，也可以联合运用。

二、毫针治疗方案

1.董氏奇穴基本处方

侧三里、侧下三里；中九里；门金穴；足三重

注释：侧三里、侧下三里穴在足阳明胃经与足少阳胆经之间，既能疏调阳明之气血，又能解少阳之郁。可治疗一切侧身疾病，病在阳，此二穴能消阳明、少阳之火，病在阴而脏不虚者，从阳引阴，所以二穴治证广泛，对偏头痛有特效，久病复发者可加用肾关穴；中九里穴与传统针灸之风市完全相符，其穴在胆经上，具有祛风、止痛、止痒、镇定、安眠的作用，是董师治疗偏头痛的首选穴，若与七里穴倒马配用其效更佳；门金穴治疗太阳穴处疼痛为特效，针之立效；足三重也在少阳经上，具有活血化瘀的作用，因此尤对偏头痛伴有瘀血者最为适宜。

2.十四经穴基本处方

外关 足临泣 丝竹空透率谷 太阳 风池

配穴：同前头痛。

注释：外关穴属手少阳三焦经之络穴，且为八脉交会穴，通于阳维脉，具有疏风清热解表的作用；足临泣穴属足少阳胆经之输穴，且为八脉交会穴，通于带脉，具有疏肝解郁，通经止痛的作用，与外关穴同用既为同名经相配，又为八脉交会穴配用，具有作用协同，上下疏通，同气相求；丝竹空穴属手少阳，透向胆经之率谷，二穴同名经之透刺，治疗偏头痛由来已久，正如《玉龙歌》载："偏正头风痛难医，丝竹金针亦可施，沿皮向后透率谷，一针两穴世间稀。"太阳为经外奇穴，治疗偏头痛之经验效穴；风池为祛风之要穴，内外风皆可治疗，因此对各种偏头痛皆效。远端取穴疏经活络，局部针刺直接疏调局部之气血，从而以达通则不痛。

后头痛（太阳经头痛）

后头痛部位位于后枕部，常连及于项，也称为后枕痛。其病变部位在足太阳经区域，因此也称为太阳经头痛。在临床中也极为常见，西医学一般难以明确其病因，因此治疗多以单纯的止痛为主。针灸治疗有较佳的疗效。

【治疗】

一、刺血疗法

冲霄；委中

注释：冲霄穴在腰骶部，在此部位点刺放血治疗后头痛则是根据全息头骶对应取穴，临床运用具有较佳的作用；委中为足太阳经之合穴，在古代本穴又名为血郄，最适宜刺血，刺血可治疗诸多的疾病，是传统针灸刺血最常用穴位。后头痛归属于足太阳，在委中点刺放血为经络所行主治所及的运用。

二、毫针治疗方案

1.董氏奇穴基本处方

正筋 正宗

注释：正筋、正宗其穴处于跟腱上，从经络循行来看处于足太阳经上，因此治疗后头痛极效，是临床最常用穴。

2.十四经穴基本处方

后溪 申脉 天柱 风池

配穴：同前头痛。

注释：后溪为手太阳小肠经之输穴，且为八脉交会穴，通于督脉，申脉穴属足太阳，且为八脉交会穴，通于阳跷脉，二穴伍用既属于同名经配穴，又属于八脉交会穴配伍，二穴伍用同气相求，通经活络，通气行血；天柱穴属足太阳，功善清头散风，通经活络，升清降浊，治疗后头痛特效；风池归属足少阳胆经，且为阳维、阳跷之所会，祛风之要穴，无论外感风邪，还是内动肝风，皆可取之，用之清利头目。诸穴远近相配，远取通经活络，近取直接活脑部之气血，作用协同，标本兼治。

头顶痛（厥阴经头痛）

头顶痛是指疼痛位于巅顶部，常连及目系，也称为巅顶痛。其疼痛部位在经络系统的足厥阴经区域，因此又称为厥阴经头痛。本病也是临床常见病，其疼痛多以胀痛为主，而常伴干呕之症状。中医认为，本病的发生多因肝经感受风寒之邪所致，或肝阳上亢，阴寒随经上逆，清阳被扰，或阳独亢于上，两者均能造成气血受阻，故出现巅顶部疼痛。巅顶疼痛发作时疼痛多较剧烈，多呈胀痛。

【治疗】

一、刺血疗法

百会；中冲。

注释：百会在头顶处，属于局部取穴，点刺放血具有清头散风之效，尤其头部胀痛出血可立效；中冲穴为手厥阴心包经之井穴，井穴具有清泻作用，手厥阴与足厥阴为同名经，点刺出血，清心泻热，开窍醒神。

二、毫针治疗方案

1.董氏奇穴基本处方

正筋 正宗 上瘤

注释：正筋、正宗穴在足太阳经脉上，足太阳入络脑，可作用于脑，具有活脑部之气血的作用；上瘤穴在足底，头顶与足底上下相应，"头有病脚上针"，本穴有散瘀通络的作用，活脑部气血之功，治疗头顶痛一般针之立效。

2.十四经穴基本处方

内关 太冲 百会

配穴：同前头痛。

注释：内关为手厥阴心包经之络穴，且为八脉交会穴，通于阴维脉，太冲为足厥阴肝经之原穴、输穴，二穴伍用为同名经原络配穴法，具有疏肝解郁，通络止痛的作用；百会穴在其头顶，功善清头散风，开窍凝神，平肝息风。三穴远近相配，标本兼治。

【按语】

头痛可谓临床最为常见的疼痛症状之一，一个人的一生中几乎都会或轻或重有过头痛，头痛的发生原因极为复杂，诸多原因皆会引发头痛的发生，头痛疼痛程度轻重不一，治疗方法也繁杂多样。目前西医学对头痛病因尚不能明确，治疗也缺乏有效的手段，因此使诸多的头痛患者迁延不愈，反复发作，通过长期的针灸临床来看，针灸可谓是治疗头痛的有效方法，若能辨证准确，方法得当，处方合理，一般皆能得到有效治疗，既能迅速缓解疼痛，也能达到根本治疗，起到标本兼治的作用。

中医治疗头痛首先辨证是外感还是内伤性头痛，然后再进一步明确辨证，但对于针灸治疗头痛则当首选以经络辨证为要，一般性头痛仅通过经络辨证即可达到有效治疗，但对于复杂性的头痛则需要进一步配合脏腑辨证，以经络辨证配合脏腑辨证。传统针灸治疗头痛以同名经配穴最为常用，取穴少，疗效高，对于顽固性患者，病情重者配合刺血疗法，其效更佳。

在治疗期间，应禁烟酒，适当地活动，避免过劳，保持良好的情绪，切忌生气，调适心情，避免熬夜，保证良好的睡眠。

第十七节　水肿

水肿是指体内水液潴留，泛溢肌肤，以头面、眼睑、四肢、腹背甚至全身水肿为主要表现的一类病证。可见于多种疾病中，大多数为慢性疾病。中医临床中水肿辨证可有多种方法，但以辨阴水、阳水最为重要。阳水起病急，初起多以面目水肿开始，继则较快的遍及全身，肿势则以腰部以上为主，皮肤光亮，按之凹陷易复，胸中烦闷，甚则呼吸急促，小便短少而黄。病在肺、脾两脏，一般多为实证；阴水起病缓慢，初起多从足跗部始，然后以腹、背、面部等逐渐水肿，水肿时起时消，按之凹陷难复，气色晦暗，小便清利或短涩。病在脾、肾，多为虚证或虚实夹杂。针灸治疗以辨阴阳为纲，表、实、热证属于阳，里、虚、寒证属于阴，符合临床实际情况，便于临床运用。

【治疗】

毫针治疗方案
基本处方

肾三通（通肾、通胃、通背）与下三皇（天皇、地皇、人皇）交替运用，中白　水分

配穴：四肢水肿配水曲穴；心脏病者加通关、通天穴；肾性水肿加太溪穴；脾虚者加四花上、四花下穴；阳水者加肺俞、列缺穴；阴水者加脾俞、足三里穴；尿量少者加中极穴。

注释：肾主水，水为至阴，其本在肾，肾三通与下三皇穴均作用于肾，有利水消肿的作用，董师原著言本穴组可治疗全身水肿及四肢水肿；天皇穴与阴陵泉相符，阴陵泉为脾经之合穴，水唯有畏土，故其治在脾；中白穴又名鬼门穴，中医中言"开鬼门、洁净腑"，就是发汗利小便，故能治水肿；水分穴分利水湿，利尿行水。诸穴相配，水道可通，肿胀可除。

【按语】

水肿是多种疾病的共同常见重要临床症状，根据水肿发生部位，可分为局限性水肿和全身性水肿，本节所谈的主要是指全身性水肿，一般多为器质性疾病，可见于现代医学中的急慢性肾炎、心脏衰竭、肝硬化、贫血、内分泌失调和营养障碍等疾病中，这些疾病各种治疗方法均较棘手，治疗难度大。也有一部分水肿患者现代医学尚不能明确其原因，西医学主要以利水为主治疗。针灸根据其症状辨证施治可有较佳的疗效，若能辨证准确，组方合理，可速见其效，针灸治疗水肿不仅改善水肿症状，而且对原发疾病也有根本的治疗作用，因此能达到标本兼治之功。

在水肿治疗期间，应限制食盐的摄入量，严重者在急性期无盐饮食，合理生活起居，均衡饮食，保持大小便正常。

第十八节　面瘫

面瘫在中医学中又称为"口眼㖞斜""口僻"，俗称为"吊线风"，在西医学中称为面神经麻痹。其主要表现为突然出现口眼㖞斜，一侧眼睑不能闭合，露睛流泪，不能皱眉皱额，鼻唇沟歪斜变浅，鼓腮漏气，不能吹口哨，流涎，患侧常留有食物残渣，面颊麻木不适，多发生面部一侧。发病年龄以20~50岁为多，男性略多于女性。本病的发生常与劳作过度，正气不足，风寒或风热乘虚而入等因素有关。基本病机是气血痹阻，经筋功能失调。目前，针灸治疗本病是公认的优势方法。

【治疗】

一、刺血疗法

患侧口腔瘀络或口腔患侧面颊部黏膜；耳尖及耳背上1/3瘀络；足三重周围瘀络；四花外瘀络

注释：在患侧口腔内找瘀络点刺放血，或者在患侧颊部黏膜划割，此方法治疗面瘫具有特效，很多患者仅在此处刺血或划割即可将本病治愈，一般每周1次，也可于患侧耳尖及耳背上1/3找瘀络点刺放血，口腔瘀络与耳尖刺血可以合用，也可交替运用。足三重与四花外穴皆在足少阳经脉上，是董氏针灸重要的刺血区域，可在患侧相应穴位区域找瘀络点刺放血，也有很好的疗效。

二、毫针治疗方案

基本处方

侧三里　侧下三里　中九里　合谷　太冲　地仓　颊车

配穴：久病者加足三重穴；风寒外袭者加风池；风热侵袭者加曲池、外关；气血不足者加气海；抬眉困难者加阳白透鱼腰、攒竹透鱼腰；流泪者加承泣；鼻唇沟变浅者加迎香；人中沟㖞斜者加水沟；颏唇沟㖞斜者加承浆。

注释：侧三里及侧下三里穴在足阳明与足少阳之间，少阳主风，阳明多气多血，且阳明经与面部关系最为密切，针刺二穴可治阳明经之风症，此两穴少阳、阳明并治，少阳跟风有关，能治阳明经之风症，阳明与痰有关，风痰并治；中九里穴在少阳经上，具有祛风的作用，足少阳主筋所生病，故中九里极具特效；合谷为手阳明大肠经之原穴，"面口合谷收"；太冲为足厥阴肝经之原穴，足厥阴肝经循于口腔内侧，其歌赋言"口眼㖞斜针太冲而速愈"。合谷与太冲伍用名为"四关"，二穴皆为原穴，原原配穴，气血同调；地仓、颊车为局部取穴，是历代治疗口眼㖞斜之要穴。合谷、太冲双侧取穴，中九里、侧三里与侧下三里健侧取穴，地仓、颊车患侧取穴。

【按语】

面瘫在西医学中分为周围性和中枢性两种，一般所言的面瘫特指周围性面瘫，是临床常见疾病，针灸是本病之优势病种，若能及时正确地运用针灸治疗，可有较好的疗效，针灸治疗可作为首选的方法，笔者在临床曾治疗百余例患者，临床疗效均较满意。

周围性面瘫又分为了亨特氏和贝尔氏面瘫，亨特氏在西医学中病因明确，是因病毒感染所致，治疗较为棘手；贝尔氏面瘫现代医学对其病因尚不能明确，中医学认为面部气血不充，感受风邪而致。因此中医施治有较好的作用，尤其针灸治疗更具有佳效。

针灸治疗面瘫具有确实的作用，是目前公认的安全有效首选方法。但在治疗时应注意以下几个方面，对提高疗效有着重要的作用。一是治疗越早，疗效越佳，发病时间越长，疗效越差，甚至或轻或重都留有后遗症，因此及时治疗对康复至关重要。那些所谓的早期患者不宜针刺之说是对针灸的不了解，现代医学认为早期面瘫患者充血水肿，针刺会加重充血水肿，中医认为早期是外邪初入，病邪轻浅，因此不宜重刺激深刺，所以做到正确的针刺不但没有任何影响，而且还能够及时祛除外邪，能使患者及时康复；二是在发病急性期，尽量减少局部取穴，取穴宜少，手法宜轻，针刺宜浅，不宜用电针；三是久病顽固性患者，宜用透刺法，并且宜加用灸法，加强调补气血；四是刺血治疗对面瘫恢复极其重要，一般首次治疗常规应用刺血法，患侧口腔内瘀络，或在口腔内面颊部黏膜，有确实的疗效，在民间广为运用，有很好的临床功效，许多患者仅用上述两个部位刺血即可治愈本病。可用一次性无菌针头挑刺法，也可用镵针划割，注意患处的消毒，以防感染。一般用2%碘酒或75%乙醇消毒，用镵针在患侧黏膜割破，切口约1厘米，深约2毫米，放出适量瘀血，再用0.9%生理盐水进行清洁漱口，最后用干棉球在此处闭口按压，保持口腔卫生，防止感染；五是在治疗期间，患者宜避风寒，忌用冷水洗脸、漱口，加强局部保暖，注意生活起居，忌食生冷辛辣之物，适当多做局部按摩。

第十九节　面肌痉挛

面肌痉挛主要表现为面部肌肉呈阵发性、不规则、不自主地抽搐，无其他神经系统阳性体征。通常局限于眼睑或面颊部、口角，严重者可波及一侧或整个面部。一般多发生于一侧，痉挛范围不超过一侧面神经支配区，以鼻为分界线，两侧同时发病者极为少见。当精神紧张、过度疲劳时其症状会加重，尤以讲话、微笑时明显，严重时可呈痉挛状态。属于中医学"面润""面风""筋惕肉"等范畴。病位在面部经筋。基本病机是外邪阻滞、壅遏筋脉或虚风内动。

【治疗】

一、刺血疗法

足三重；耳尖

注释：在患侧足三重区域找瘀络点刺出血，每周1次；患侧耳尖及耳背上1/3区域找瘀络点刺出血，每周2次。

二、毫针治疗方案

基本处方

三泉（下泉、中泉、上泉）中九里　合谷　太冲　后溪透劳宫　翳风　风池

配穴：风寒所致者加外关；风热所致者加曲池；虚风内动者加太溪、三阴交；气血不足者加足三里、气海。

注释：三泉穴之泉同"颧"，本穴组针对颧部疾病，其解剖为机动神经，面肌痉挛发病范围就在颧骨上面，所谓的机动神经即面肌痉挛，因此本穴组主要针对面肌痉挛为用；中九里在足少胆经，与风市相符，本穴是祛风之要穴，因此本穴是治疗本病之效穴；合谷为手阳明大肠经之原穴，"面口合谷收"。太冲为肝经之原穴，足厥阴肝经从目系下颊里，环唇内，两穴相配名为"四关"，一调气，一调血，气血同调，具有镇静、镇痉、镇痛的作用；后溪为手太阳小肠经之输穴，且为八脉交会穴之一，通于督脉，小肠经在面部广泛循行，督脉具有镇静的作用，透向劳宫穴加强了镇静的作用；风盛则动，故取翳风、风池息风止搐。

【按语】

本病在临床上并不少见，但目前西医学中尚无有效方法，治疗较为棘手，针灸治疗有较好的疗效，早期治疗至关重要，疗效满意，病程已久患者难以治疗。传统针灸治疗主要以局部用穴为主，其疗效多不佳，通过长期临床观察，重视远端用穴远优于单纯局部用穴。在局部用针不宜太多，手法不宜过强。

当症状消失后需要继续巩固治疗一段时间，否则易复发，复发者，继续针

灸治疗仍然有效，平时应保持心情舒畅，防止精神紧张及急躁情绪。

第二十节　面痛

　　面痛相当于现代医学中的三叉神经痛，本病是指在三叉神经分布范围内反复发作的、短暂的剧烈疼痛。多发生于40岁以上中年人，女性多于男性。疼痛呈发作性、闪电样、刀割样、撕裂样或烧灼样，疼痛时间为数秒至数分钟。疼痛常因说话、咀嚼、刷牙或洗脸而诱发，这种激发点称为"扳机点"。本病发作疼痛极为剧烈，痛苦性极大，在中医学中又有"偏头痛""头风""面颊痛""面风痛"等不同病名。本病病位在面部，基本病机是面部经络气血阻滞，不通则痛。

【治疗】

一、刺血疗法
太阳

注释：太阳部位刺血对三叉神经痛有较好的作用，尤其病程已久者疗效更佳，每周2次，每次出血3~5mL即可。

二、毫针治疗方案
基本处方

　　侧三里　侧下三里　后溪　合谷　太冲　下关　颊车　听宫

　　配穴：眼支痛者加攒竹、丝竹空、昆仑；上颌支痛者加颧髎、迎香；下颌支痛者加承浆、地仓；风寒外邪者加风池；风邪化热者加大椎、曲池；大便秘结者加手三里；胃热者加内庭；有扳机点者加三间；顽固性难愈者加涌泉。

　　注释：一般取用健侧侧三里、侧下三里、后溪，双侧合谷、太冲，患侧的下关、颊车、听宫。侧三里、侧下三里对面部疾病有广泛的作用，对面瘫、面痉挛及本病皆效，尤其三叉神经痛及其特效；后溪为手太阳小肠经之输木穴，手太阳小肠经广泛分布于面部，且后溪为八脉交会穴，通于"督脉"，督脉入脑，具有镇静安神的作用。"输主体重节痛"，木主风，因此针刺后溪治疗本病具有特效；合谷、太冲分属于手阳明、足厥阴经原穴，两经均循行于面部，两穴相配名为"四关"穴。合谷行气，太冲行血，二穴相配可祛风通络、止痛定痉；听宫系手太阳小肠经、手少阳三焦经和足少阳胆经之会穴，有通络开耳窍、止痛益聪作用。本穴对三叉神经痛有良好的止痛作用，有效率高达80%以上；下关、颊车、四白疏调面部经络。

【按语】

面痛在现代医学中称之为三叉神经痛，目前其病因尚未完全明确，临床上分为继发性和原发性两类。原发性三叉神经痛目前病因尚不明确，目前西医学治疗也尚无可靠的方法，所用药物副作用大，因此治疗较为棘手，针灸治疗有较好的作用，尤其新发病患者针刺治疗疗效非常满意，但病程已久者治疗变得较为棘手。继发性三叉神经痛病因复杂，需要明确原发病，其治疗当以原发病为主，也可以参照本篇方法治疗。

针灸治疗本病当属于较理想的方法，在治疗期间嘱患者起居规律，忌食生冷、辛辣等刺激性食物，避免情绪过激、精神紧张，保持大便通畅。

第二十一节　消渴

消渴一病相当于西医学中的糖尿病。临床主要表现为多饮、多食、多尿、形体消瘦的"三多一少"症状，出现尿糖与血糖增高，甚至出现酮症酸中毒等危急症状。在西医学中认为本病的发生主要因为机体内胰岛素出现相对或绝对的分泌不足，引起糖代谢功能紊乱，蛋白质及脂肪代谢也相继出现紊乱的一种疾病。中医学认为本病的发生常与禀赋不足、饮食不节、情志失调、劳欲过度等因素有关。本病病变脏腑主要在肺、胃、肾，又以肾为关键。基本病机是阴虚燥热。临床上根据患者的症状分为上、中、下三消。其中上消属肺燥，中消属于胃热，下消属于肾虚。肺燥、胃热、肾虚亦可同时存在。

随着社会物质水平的快速发展，经济水平的不断提高，竞争压力的增大，本病越来越多，已成为常见病、多发病。严重影响着人们的生活质量，是困扰全世界人民健康的重要疾病之一。现代医学治疗需要终身用药，常并发多种疾病，并且致残率高，故被人们称为"不死的癌症"。针灸乃是绿色疗法，早期患者及时正确治疗，可以完全使血糖恢复正常，对于病程已久的患者，坚持一定时间的治疗，能使血糖稳定，并减少用药，已有并发症的患者，合理的运用针灸治疗，不仅能有效的改善血糖，而且能提高患者的生活质量，所以用针灸治疗本病值得在临床中进一步深入研究与大力推广。

【治疗】

毫针治疗方案
基本处方

下三皇 通肾 阳池 养老 足三里 胃脘下俞

配穴：上消证加肺俞、太渊；中消证加地机、内庭；下消证加太溪、肾俞；皮肤瘙痒者足驷马；出现眼睛病变者加光明、上白；瘀血严重者加足三重；痰浊明显者加丰隆、阴陵泉；腹泻或便秘者加天枢、上巨虚；四肢麻木者加木斗、木留、火菊。

注释：下三皇是董氏针灸重要穴组，本穴组其体在脾，其用在肾，针刺本穴组脾肾同治，先后天同调，对机体免疫功能有一定的影响，同时有调节血糖水平复常作用，对本病有确实的疗效；阳池为三焦经之原穴，能调理三焦之气，原穴与肾间动气相应，有原中之原之称，是调理血糖的重要穴位；养老为手太阳小肠经之郄穴，是调理血糖的经验效穴；胃脘下俞是治疗消渴病的有效奇穴，又被称为胰俞，功能养阴清热，配合足三里补益后天之气。诸穴合用，具有疏经通络，调整人体阴阳平衡，从而在根本上解决了脏腑的失调，使血糖自然恢复常态。

【按语】

糖尿病在时下已成为常见病，但目前治疗十分棘手，探寻出一种有效方法迫在眉睫，针灸之法就是行之有效的绿色疗法，但目前一般认为针灸仅作为一种辅助治疗方法，但其实并不然，应以不同的患者具体分析，对多数患者的疗效十分满意，对于早、中期及轻、中型患者疗效非常理想。对于病程长、病情重用药物配合针灸治疗也能获得比较好的疗效。在治疗时，一定动员患者积极坚持配合，因为本病需要较长时间的治疗，需要持之以恒。糖尿病患者易并发感染，所以在针刺时一定要注意严格消毒，防止感染发生。在这里要特别强调的是，一定要让患者始终如一保持合理正确的生活习惯，包括合理正确的饮食作息，持之以恒的适当运动，保持良好舒畅的心情，这是保障疗效的重要前提，无论施以何种治疗，这是必须首要遵从的基本条件，要让每个患者对此有高度的认识，始终坚守，坚持针灸治疗，一定会取得满意的临床疗效。

第二十二节　瘿病

瘿病是以颈喉结两旁结块肿大为主要临床特征的一类疾病，又称为"瘿气""瘿瘤""肉瘿""筋瘿""影带"和"瘿囊"。本病相当于西医学中的单纯性甲状腺肿、甲状腺功能亢进症、单纯性甲状腺腺瘤等。中医学认为，本病的发生多与情志内伤、饮食及水土失宜等因素有关。本病病位在颈部喉结两旁，基本病机是气（火）痰、瘀互结于颈部。

【治疗】

一、刺血疗法

足三重；丰隆

注释：一般在足三重与丰隆部位找瘀络点刺放血，足三重在少阳与阳明之间，阳明主痰少阳主风，风痰并治，点刺放血可起到活血化瘀的作用。一般每周1次。

二、毫针治疗方案

治疗处方

足三重或足千金、足五金（可交替运用）内关 足三里 三阴交 丰隆

配穴：气郁痰阻者加膻中、太冲；痰结血瘀者加血海、中脘；阴虚火旺者加照海、太溪；心悸不安者加通关、通山；突眼者加足驷马；多汗者加阴郄、复溜。

注释：足千金、足五金与足三重穴皆在少阳、阳明之间，阳明主痰，少阳主风，都是风痰并治，二穴可以选用某一穴组，也可二穴交替运用，瘀血为主者以足三重为主，咽喉部症状明显者以足千金、足五金为主；内关穴属手厥阴心包经，为心包经之络穴，心包经下膈历络三焦，与阴维脉相通，具有宣通气机、健

脾化痰、解郁通滞之功；足三里穴属足阳明胃经，足阳明胃经直接过颈部，足阳明多气多血，足三里为足阳明胃经之合穴，胃腑之下合穴，针刺足三里可通经散结，化痰消瘀，通调气血；三阴交为脾、肝、肾三阴经之交会穴，具有健脾疏肝补肾的作用，可起到活血化瘀，滋阴降火，益气理气之功；丰隆归属足阳明胃经，为足阳明胃经别走足太阴脾经之络穴，刺之可疏调表里两经之气血，通经化瘀，降逆祛痰。

【按语】

时下由于工作压力的不断增大，社会竞争力日益紧张，日常生活方面的失调，甲状腺一类疾病也在明显上升，成为目前的常见病高发病，笔者通过长期的针灸临床来看，针灸则有较好的疗效，尤其是董氏针灸与传统针灸的有效结合，其疗效尤为突出，使得针灸疗效倍增。董氏针灸有诸多的穴位对甲状腺疾病有良好的调节作用，足三重因其活血化瘀之特性，对瘀血型甲状腺疾病有特效；足千金、足五金统治咽喉疾病，因此对咽喉症状明显者有特效；甲状腺疾病伴有心悸、心动过速等心脏病者以通关、通山、通天为特效；甲状腺伴突眼者以足驷马为特效；下三皇通关脾肾同调，先后天同补的作用特性，对甲状腺功能低下有特效。

第二十三节　癫痫

本病自古至今在临床中并不少见，在过去多由遗传、产伤等原因所致，而现在痫证多因脑血管意外、外伤等所造成。在西医学中认为本病的发生是因脑部神经元集群阵发性异常放电所致的发作性运动、感觉、意识、精神自主神经功能异常的一种疾病。表现为感觉、意识及精神等方面的障碍。具有突然性、短暂性、反复发作的特点。本病有原发性和继发性两种。根据发作的表现可分为部分性发作，全面性发作及未分类发作三种主要类型。临床最典型、最主要的症状为突然晕倒，不省人事，口吐涎沫，两目上视，瞳孔放大，肢体抽搐，或有大小便失禁，口中发出猪牛羊尖叫声，移时自醒，醒后如常人等表现。

本病俗称为"羊痫风"。中医学认为，痫病的发生常与七情失调、先天因素、饮食不节、劳累过度或者患其他疾病之后，造成脏腑功能失调、痰浊内阻、气机逆乱、风阳内动所致。本病病位在脑，涉及心、肝、脾、肾。基本病机是痰、火、血，以及先天因素等使气血逆乱、蒙蔽清窍而致神机受累，元神失控。

【治疗】

一、刺血疗法

肺俞　厥阴俞

注释：用刺血拔罐法，用一次性刺血针头点刺出血，加拔罐5~10分钟，一般出血量5~10毫针，根据患者的体质决定出血量，7~10天刺血1次。

二、毫针治疗方案

1.董氏奇穴基本处方

通关　通山　通天　上三黄

注释：本组穴位均是董氏穴位，经临床运用，确有实效。在董氏穴位中，治疗痫病的有效处方还有火枝、火全配土水、肾关；上瘤配下三皇；金前下、金前上配肾关等多个有效组方，在临床中可根据每个患者的病情而定。在董氏针灸中有通关、通山、通天配上三黄长期用针有必愈之说；火枝、火全配土水治疗1个月有断根之说。总而言之，这两组穴位对本病有很好的治疗功效，经临床用之，确为良方。

2.十四经穴基本处方

百会　鸠尾　大椎　身柱　腰奇　间使　丰隆　后溪

配穴：仅白天发作者加申脉；仅夜间发作者加照海。

注释：百会、大椎、腰奇均为督脉之穴，中医认为本病与脑密切相关，督脉入脑。《难经·二十八难》曰："督脉者，起于下极之输，并于脊里，上至风府，入输于脑。"《素问·骨空论》曰："督脉之为病，脊强而厥。"因督脉循行起于会阴，上循脊柱，至风府而进入脑内，再上巅顶，沿额下行至鼻柱。又督脉总督六阳经，为诸阳之海，若督脉经气不畅，势必造成阴阳平衡失调，故能出现颈项反折、四肢强直等一系列痉挛症状，因此督脉用穴是治疗本病之要穴。腰奇位于腰骶部，是督脉线上的经外奇穴，因治疗癫痫病有奇效，故而得此名。鸠尾为任脉之络穴，是治疗痫病的要穴，与督脉穴合用，调和阴阳，扶正祛邪，通窍定痫。间使为心包经之经穴，宁心通络，是临床上痫病经验效穴。后溪为八脉交会穴之一，通于督脉，是历代治疗癫痫之要穴。《拦江赋》言："后溪专治督脉病，癫狂此穴治还轻。"《通玄指要赋》曰："痫发癫狂兮，凭后溪而疗理。"《医宗金鉴》曰："后溪能治诸疟疾，能令癫痫渐渐轻。"丰隆为祛痰之要穴，在《针灸甲乙经》中丰隆被称之为痰会，中医认为痰迷心窍发为癫狂痫，针刺丰隆清热化痰通腑宁神。

【按语】

癫痫在中医文献中早有记载。如《素问·大奇论》载："心脉满大，痫瘛筋挛。肝脉小急，痫瘛筋挛……二阴急为痫厥。"之后诸多针灸医籍皆有治疗本病的记载，可见古医家已经积累了丰富的经验。

癫病在西医治疗上多需要较长时间的用药，药物副作用大，且易反复发作，因此患者多难以坚持治疗，笔者在针灸临床中针刺治疗了多例顽固性患者，临床疗效满意，尤其董氏针灸与传统针灸相结合，更提高了临床疗效，减少了针刺痛苦，增强了疗效，值得临床推广运用。

第二章　骨伤科病证

第一节　落枕

　　落枕是颈项部突然发生疼痛、活动受限的一种病证，主要是指急性单纯性颈项强痛。发病原因多为颈部过度疲劳、睡眠时姿势不当或风寒湿邪侵袭经络，致使气血不和，筋脉拘急而致病。本病的发生不外乎以上两种原因，一般多在晨起时，表现为颈项部强直不适，不能左右或前后活动，患处酸痛，甚向同侧肩部及上臂扩散。本病病位在颈项部经筋。基本病机是经筋受损，筋络拘急，气血阻滞不通。针灸治疗本病具有特效，一般一次而愈。

【治疗】

毫针治疗方案

1.传统针灸基本处方

人中　后溪　束骨　昆仑

　　注释：人中为督脉之穴，是治疗督脉上痛证常用要穴，在历代均有运用记载。《通玄指要赋》言："人中除脊膂之强痛。"《玉龙歌》曰："强痛脊背泻人中，挫闪腰酸亦可攻。"用人中穴可治疗督脉上的疼痛，歌赋所言不虚，临床有确实的疗效；后溪穴属手太阳小肠经之输穴，且为八脉交会之一，通于督脉，因此本穴既可以治疗小肠经之疼痛，也能治疗督脉之疼痛，也就是说，颈部损伤既在督脉，又在膀胱经上，本穴可为首选用穴；束骨与昆仑皆为足太阳经之腧穴，束骨为输穴，昆仑为经穴，二穴主要用于病在足太阳经，即在颈部两侧者。《灵枢·杂病》言："项痛不可以俯仰，刺足太阳；不可顾，刺手太阳也。"笔者治疗落枕常以此为治疗用穴依据，当患者不能前后俯仰时，常取用足太阳经用穴，当不能左右回顾时，常取用手太阳小肠经用穴。

2.董氏针灸基本处方

正筋、正宗；重子、重仙

注释：董氏针灸治疗落枕以二穴组最为常用，正筋、正宗在足太阳经上，因此二穴主要用于落枕后两筋疼痛者，一般就是前后俯仰受限者为用；重子、重仙主要用于颈部牵及肩痛时为常用，对症状明显，牵及面积较大的时候以本穴组为特效，当针刺本穴组后，若患者仅有前后受限时，可再加配承浆穴，可立解。

【按语】

落枕是针灸之优势病种，中医学中记述甚早，如《灵枢·杂病》曰："项痛不可俯仰，刺足太阳，不可以顾，刺手太阳也。"其运用一直指导着临床，确为实用之法。若患者治疗及时，用穴得当，一般一次即症状基本缓解或完全缓解，落枕针刺取穴少，见效快，一般是针后立效，针刺可谓是最特效之法，通过临床经验来看，无论传统针灸还是董氏针灸治疗落枕皆有良效，其取穴皆是远端用穴，传统针灸一般治疗多在局部用穴，局部用穴其疗效远没有远端用穴发挥作用强大，笔者几十年来治疗落枕患者无数，皆以远端用穴，治疗从无超过2次者。

第二节　颈椎病

颈椎病主要是由于颈椎间盘退行性改变，颈椎骨质增生，连接韧带变性，造成邻近神经根、脊髓、椎动脉受压而产生的一系列临床症状和体征的综合征。中医学认为颈椎病的根本病机为肝肾不足、筋骨失养、同时兼风寒外袭、经脉气血不畅、或肝阳上亢，少阳枢机不利，从而出现头项强痛，眩晕欲仆等症状。初起时以标实为主，随着病程的延长和病情的进展，损及后天脾胃，临床表现还会有肢体麻木、肌肉萎缩、筋骨拘挛，以本虚标实、下虚上实为矛盾的主要方面。

颈椎病归属于中医学中的"项痹""项痛""眩晕""手麻""肩背痛"等范畴。

【治疗】

一、刺血疗法

总枢；冲霄穴；大椎；委中

注释：总枢与大椎属于局部用穴，对改善颈项痛及眩晕症状均有较好的作用。冲霄穴可治疗头痛、头晕及项骨正中胀痛，属于上下对应疗法。委中点刺放血对颈椎病治疗有较广泛的作用，手指麻木者配井穴点刺；颈肩痛者配尺泽、肩井点刺；眩晕者配中冲、百会。

二、毫针治疗方案

基本处方

后溪 印堂 太溪 昆仑 风池 肺心

配穴：颈项强痛者加正筋、正宗；颈部酸痛者加肾关、灵骨；手麻者加外关、内关、火菊；眩晕者加百会、悬钟。

注释：颈椎病其病在督脉，后溪通于督脉，印堂属于督脉，因此二穴治疗颈椎病则是根据经络所行主治所及的运用，是最基本的用穴。太溪与昆仑为表里两经之穴，太溪穴属足少阴肾经，为足少阴肾经之原穴，为肾脉之根，先天元气之所发，能补益肾气，以治其本。昆仑穴属足太阳膀胱经，足太阳经夹脊而行，以通其经脉调其气血，以治其标，二穴一内一外，在足踝部，与颈部全息对应，故二穴具有标本兼治之功。风池穴属足少阳胆经，为足少阳、阳维之所会，阳跷脉之所入，为风邪停蓄之处，祛风之要穴，且本穴居于项中，通达于脑，因此本穴治疗本病具有标本兼治的作用。肺心为董氏针灸穴位，在手中指背上，全息对应于督脉，其穴在手指上端，与颈部对应，故治疗颈椎甚效。

【按语】

时下由于伏案工作的增加，电脑手机的广泛普及运用，颈椎病已成为高发病，并且逐渐年轻化。现代医学诊断较为容易，但是其治疗尚缺乏有效的方法，针灸治疗本病疗效满意，是针灸治疗的优势病种之一，若能辨证分型明确，组方合理，多能立见其效，笔者在临床以传统针灸配合董氏针灸治疗各种类型的颈椎病几百余例患者，获效理想，值得临床推广。为了预防本病的发生，或改善缓解病情，一定要注意颈项部的保健，避免不正常的工作体位，低头工作不宜过久，经常加强颈项部功能锻炼，注意颈项部的防寒保暖。

第三节　五十肩

五十肩即西医学中的肩关节周围炎，简称为肩周炎。是指肩关节及其周围的肌腱、韧带、腱鞘、滑囊等软组织的急慢性损伤，或退行性变，致局部产生无菌性炎症，从而引起肩部疼痛和功能障碍为主症的一种疾病。属于中医学的"肩痹"范畴。中医学根据发病的病因及其特点，又有完全相对应的疾病名称，若因感受风寒所导致的肩痛称之为漏肩风；若因气血不足，肝肾亏虚所导致的称之为五十肩；若导致了肩部的粘连造成功能受限称之为肩凝症、冻结肩。通过这些疾病名称即可明确其病因，对指导治疗有重要的作用。

本病的发生原因可分为外感与内伤两个方面。外感者，系因年老体弱，气血亏损，风寒、湿邪乘虚而入客于肩部，致使营卫失和，筋脉拘紧，肩关节重滞疼痛；内伤者，系因伤后瘀血凝滞不化或劳伤筋脉，气血不荣，关节失于滋养而渐至。本病病位在肩部筋肉。基本病机是肩部经络不通或筋肉失于气血温煦和濡养。本病早期主要以肩关节周围疼痛为主，后期以功能障碍为主要的临床表现。

【治疗】

一、刺血疗法

阿是穴　尺泽

注释：当肩部疼痛局限，压痛点明显，取其最痛点施以点刺，然后加拔罐5~10分钟；若肩部疼痛面积广泛，可用梅花针施以叩刺，使之微微出血，再加拔罐10分钟，使瘀血外出，邪祛络通，疼痛自止。尺泽为手太阴肺经之合水穴，为肺经之子穴，针刺泻之，就使筋得以舒缓。

二、毫针治疗方案

1.根据病位点取穴（即辨经选穴）

（1）当疼痛在肩上（即手阳明大肠经）部位：常取用三间、合谷、手三里、曲池、足三里、条口等穴，也常取用董氏针灸的灵骨、大白、反后绝，任取一穴或几穴配合运用。

（2）当疼痛在肩外侧（即手少阳三焦经）部位：常取用中渚、液门、阳陵泉、外关等穴，也常取用董氏针灸中白、下白等穴，任取一穴或几穴配合运用。

（3）当疼痛在肩后侧（即手太阳小肠经）部位：常取用后溪、腕骨、养老、支正、束骨、昆仑等穴，也常取用董氏针灸腕顺一、腕顺二穴，任取一穴或几穴配合运用。

（4）当疼痛在肩前（即手太阴肺经）部位：常取用列缺、鱼际、尺泽、三阴交、阴陵泉等穴，也常取用董氏针灸之天皇、肾关等穴，任取一穴或几穴配合运用。

（5）当疼痛部位在肩背部两侧，也即竖脊肌部位：常取用正筋、正宗穴。

（6）当疼痛在肩背部正中，疼痛面积较大，疼痛较为剧烈时：常取用重子、重仙穴。

2.按病性取穴（即辨证取穴）

（1）当疼痛在夜间或夜间疼痛明显加重：可取用照海、申脉，泻照海补申脉。也可根据气血流注时间取用病变经脉相关穴位，其疼痛在发病某一时辰时，就取用这条经脉上的输穴。

（2）当疼痛随阴雨天气变化而明显加剧者：常取用阴陵泉、申脉、肾关等穴。也可以在相关穴位加用灸法或火针。

（3）当阳明气血不足者：常取用条口透承山、中平、四花上、四花中、肾关等穴，可取用一穴，或几穴相配。

3.功能障碍患者

（1）当肩臂不能前举：常取用肾关或尺泽、肩中等穴。

（2）当肩臂不能后抬：常取用足千金、足五金或尺泽、肩中等穴。

【按语】

五十肩是针灸临床上常见病，用针灸治疗有很好的疗效，是目前治疗本病最常用的方法。若要提高临床疗效，掌握好以下几个方面，就会达到立起沉疴的作用。

（1）本病不论其疼痛和活动障碍的程度如何，牵扯的经脉越少，疗效也就越好，若仅有一条经脉的问题，一般一次即可达到满意疗效。若当牵及多条经脉时，在治疗时应先治疗疼痛最甚的经脉。一次治疗不宜选用太多的穴位。

（2）通过长期临床来看，远端用穴远优于局部用穴，笔者一般仅在远端取穴，若远近用穴配合时，先针远端穴位，再针局部穴位，以远端用穴为主，局部穴位为辅。远端用穴一定要密切配合动气针法，否则疗效欠佳。

（3）传统针灸取穴的核心是辨明病在何经，对于复杂的顽固性患者，还要结合病性取穴，两者有效结合方能达到理想的疗效。

（4）当虚证患者可加配灸法，瘀血严重者重用刺血疗法，寒湿及局部粘连的可加用火针治疗。

（5）平时注意保暖，防止受寒，避免风寒侵袭。

（6）对于慢性已有粘连的患者可适当配合肩部功能锻炼，如"爬墙"运动，并要按持之以恒，循序渐进，因人而异的原则实施。

第四节　肘劳

肘劳是以肘部疼痛，肘关节活动障碍为主症的疾病，相当于西医学中的肱骨外上髁炎，俗称为网球肘，肱骨内上髁炎，俗称为高尔夫球肘，以及肘关节扭挫伤等。本病的发生多因劳累汗出，营卫不固，寒湿侵袭肘部经络，使气血阻滞不畅；或长期从事某一固定工作，使肘部反复处于一种姿势，或肘部剧烈活动，使筋脉损伤、瘀血内停等导致肘部经气不通，不通则痛。基本病机是筋脉不通，气血痹阻。

【治疗】

毫针治疗方案

1.肱骨外上髁炎

健侧曲池、手三里、犊鼻及反应点，患侧灵骨。

注释：肱骨外上髁炎其病在手阳明大肠经，曲池、手三里皆是手阳明大肠经之穴，犊鼻为足阳明胃经，手足阳明经为同名经，同名经同气相求，故针之甚效。反应点在腓骨小头周围，在其周围施以按压，若能找到反应点，针之立效。

2.肱骨内上髁炎

健侧侧三里、侧下三里，或心门、内膝眼及反应点，患侧后溪或腕顺一穴牵引针。

注释：侧三里、侧下三里穴，这两个穴位治疗范围比较大，因肱骨内上髁炎（高尔夫球肘）疼痛部位在小肠经，针对侧心门穴也甚效，无论侧三里、侧下三里穴或心门穴，都可以加患侧腕顺一或后溪为牵引针，其效极佳。如果用小肠经之后溪、腕骨为牵引针，其效也佳。

侧三里、侧下三里治疗网球肘及高尔夫球肘皆特效。两穴的位置在下肢骨骼的腓骨和胫骨之间，对应特效部位在上肢骨骼的尺骨和桡骨之间，可治疗这一区域的各种疼痛。

【按语】

肘劳为临床常见病，但是尚缺乏理想的方法，针灸可谓是目前较理想方法之一，若能正确合理的治疗，一般经2~3次治疗即可达到满意的疗效。笔者在临床常与火针、浮针同时配合运用，一般1次即可得到明显的改善，多在3次内使症状消失。在治疗期间应避免肘部过度用力，急性发作患者应尽可能地避免肘关节的活动；局部注意保暖，防止寒冷刺激；病程长、局部肌腱或组织发生粘连者，可配合推拿、小针刀治疗，并做适当的活动，有利于康复。

第五节　手腕痛

手腕疼痛主要见于腕管综合征一类疾病，是慢性劳损所致，还有腕关节跌仆闪挫等原因而致；凡见以手腕关节疼痛为主要表现的一类疾病皆可以按照本节所述的方法施以治疗。

【治疗】

一、刺血疗法

水愈穴

注释：水愈穴为董氏针灸四四部位穴位，董师言以三棱针刺出黑血治疗手腕手背痛，对于顽固性患者配合这一部位刺血，可明显提高临床疗效，患侧刺血。

二、毫针治疗方案

基本处方

侧三里、侧下三里穴；四肢、肾关穴；足腕部同名经压痛点。

注释：传统针灸治疗本病多以局部阿是穴为常用，其疗效不理想，笔者在传统针灸治疗常以足腕同名经部位寻找压痛点，这种方法具有取穴少，疗效高，见效快的优势特点。侧三里与侧三里穴对上肢疾病治疗均有效，尤其手腕痛极具特效，为特效用穴，笔者在临床治疗了数例患者，均治疗理想。四肢与肾关穴也是董氏针灸用穴，二穴治疗四肢部位的疼痛皆有疗效。

【按语】

手腕部位疼痛在临床中甚为常见，现代医学治疗常以非甾体类消炎镇痛药为暂时缓解，传统针灸治疗多以局部用穴为主，通过以同名经对应取穴方法治疗较为理想，其优势性远远优于单纯局部用针，若局部用穴，笔者是以火针配合浮针治疗，此方法也非常理想。董氏针灸以侧三里、侧下三里穴最为特效，也可用五虎一、五虎二穴治疗。

第六节　急性腰扭伤

急性腰扭伤是腰部肌肉、筋膜、韧带等软组织因外力作用突然受到过度牵拉而引起的急性撕裂伤，常发于剧烈运动、用力不当、跌仆闪挫等情况下。本病好发于青壮年体力劳动者，主要以腰部疼痛及活动受限为主要表现。中医称为"闪腰""岔气"，本病病位在腰部经筋，基本病机是腰部经络不通，气血壅滞。

【治疗】

一、刺血疗法

委中；顶柱穴；龈交异点

注释：委中为足太阳膀胱经之合穴，是治疗腰痛最常用的点刺放血穴位，

"腰背委中求"，凡在膀胱经上的急慢性腰痛皆可在委中点刺放血，很多患者仅在委中点刺放血，其腰疼会立解。顶柱穴在背部第4、第5、第6、第7、第8、第9胸椎旁开3寸的位置，点刺放血可治疗闪腰、岔气；龈交异点是在唇系带上的反应点，急性腰扭伤若在这一部位出现一反应点，将其挑刺用之可有立效的作用，用于病在督脉上者。

二、毫针治疗方案

1.董氏针灸基本处方

二角明；马金水、马快水穴。

注释：董氏针灸治疗急性腰扭伤以二角明与马金水、马快水最为常用，二角明适宜损伤在督脉上者；马金水、马快水治疗急慢性腰痛皆效，以膀胱经部位损伤为常用。二穴组治疗急性腰扭伤确具实效性。

2.传统针灸基本处方

（1）当病痛点在督脉上者。

水沟 后溪

注释：水沟穴属督脉，又名人中，具有舒筋利脊调理督脉之气血的作用，本穴是历代治疗腰痛之特效穴。如《玉龙歌》中言："强痛脊背泻人中，挫闪腰酸亦可攻。"《通玄指要赋》中载曰："人中除脊膂之强痛。"可见水沟穴治疗急性腰扭伤由来已久，临床用之确具实效。后溪为手太阳小肠经之输穴，手足太阳经脉气血相通，《难经》言"输主体重节痛"。又为八脉交会穴之一，通于督脉，针刺该穴可行督脉之气血，使督脉瘀祛经通，疼痛自止。后溪对病在督脉及膀胱经上皆效，可谓是治疗急性腰扭伤之佳穴。

（2）当病痛点在足太阳膀胱经上者。

委中 束骨 养老 后溪 晴明 腰痛点

注释：急性腰扭伤其病痛一般多在膀胱经上为多，用穴有很多，委中、束骨与晴明皆是足太阳膀胱经之穴，所用乃是经络所行，委中可以刺血也可以毫针刺，是最常用的要穴之一。束骨为膀胱经之输穴，"输主体重节痛"，故病在膀胱经上用之极效。晴明也是膀胱经之穴，治疗急性腰扭伤也甚效，因取穴不方便，临床用之较少。养老与后溪为手太阳小肠经之穴，是通过同名经同气相求的原理而用，养老为郄穴，郄穴善治急症，阳经郄穴善治痛症，故针之甚效。后溪已在上述所述。腰痛点为经外奇穴，为治疗急性腰扭伤之特效穴。

（3）当病痛点在夹脊穴范围（在督脉与膀胱经之间）。

手三里　三间

注释：当病痛点距督脉外开0.5寸之位置发生急性腰扭伤，其属于手阳明经筋之范围。《灵枢·经筋》言："其支者，绕肩胛，夹脊。"《针灸甲乙经·卷九》云："腰痛不得卧，手三里主之。"故用手三里治疗甚效。三间为手阳明之输穴，"输主体重节痛"，故用三间也效。

（4）当病痛点在距后正中线3寸之外，其疼痛向小腹或会阴部放射者。

太冲　阳陵泉　中渚

注释：当病痛点处于后正中线3寸以外的部位，属于肝胆经之分野，故以取用肝胆经用穴。太冲为肝经之原穴，肝主筋，扭伤则为筋病，其病变位置又在肝胆经之分野，用之即是经络所行。《灵枢·经脉》篇足厥阴肝经中有"腰痛不可俯卧……"之记载，腰与足在全息对应来看，太冲位置与腰相对应，因此当病痛在这一位置时取用太冲则效如桴鼓。中渚为手少阳三焦经之输穴，三焦通行诸气，"输主体重节痛"，手足少阳同名经，故针中渚也极效。

【按语】

急性腰扭伤则是针灸临床常见疾病，也是针灸之优势病种，其疗效卓著，其优势性无他法与之可比拟，若能正确及时合理地用穴，则均能立竿见影，患者常是被抬着进来、架着进来、背着进来，而是经治疗后则能迅速自由活动，一般经1~2次即可使症状消失。针刺治疗急性腰扭伤，一般取穴少，见效速，并且多是远端用穴。在针灸临床中，用单穴治疗本病的报道甚多，据统计，临床所报道的有效单穴超过50穴，可见其优势性。传统针灸治疗本病的关键点是明确其病痛点，根据其病痛点选择相应的穴位。急性腰扭伤就是瘀血病变，因此点刺放血治疗十分有效，若配合刺血运用，其疗效更为卓著。当毫针针刺时，一定配合动气针法的运用，这是取得疗效的重要因素之一。在急性期应注意适当休息，宜睡硬板床；在治疗期间或刚痊愈后，应尽可能地减少腰部负重，保持正确姿势；平时注意腰部保暖，避免风寒潮湿之侵袭，以防复发。

第七节　慢性腰痛

慢性腰痛针对急性腰扭伤而言，为日常常见病，尤其是重体力劳动者临床更为常见。临床主要表现以腰痛为主，病程多较漫长，反复发作，往往迁延数月甚至数年。其疼痛多为隐痛、胀痛、酸痛、冷痛等特点，有的伴有沉重感及僵硬感，当劳累或者感受风寒湿等诱发或加重。导致腰痛的原因甚多，可见于各科疾病中，如骨科疾患、妇科疾患、泌尿系统疾患、循环系统疾患等，都可以引起腰痛的发生。这里所谈及的腰痛主要针对的是骨科一类疾患，如椎间盘突出症、腰椎管狭窄、腰肌劳损、肌肉风湿、髂腰肌综合征、增生性脊柱炎等疾病。中医认为，腰痛发生的原因主要是"不通则痛"和"不荣则痛"两种情况。因跌仆损伤，风寒湿邪入侵，导致营卫气血运行不畅，气血瘀滞，闭阻经络，久之则"不通则痛"。因素体禀赋不足，或年老亏虚，或房劳过度，损伤肾气，腰部经络失养，致"不荣则痛"。"不通则痛"的实证宜泻，"不荣则痛"的虚证宜补。

【治疗】

一、刺血疗法

委中；顶柱穴；腑巢二十三穴

注释：委中为治疗腰痛之特效穴，凡实证腰痛在足太阳经上的患者皆可以取用委中刺血治疗；顶柱穴有11穴，两侧合计为22穴，分两行排列，第4椎至第9椎，每椎旁开3寸各1穴，共6穴，第4椎至第8椎，每椎旁开6寸各1穴，共5穴，临床患侧用穴，根据病情轻重适宜用穴；腑巢二十三穴一般选腰部对称之脐部周围穴位即可，这属于前后对应取穴运用。

二、毫针治疗方案

基本处方

后溪　中渚　灵骨　心门

配穴：寒湿腰痛者加申脉，或加用灸法；瘀血腰痛者加用血海，重用刺血；肾虚腰痛者加太溪或水金、水通；病在膀胱经加用束骨、昆仑；病在督脉加用印堂或二角明；腰椎病变者加用相应夹脊穴。

注释：后溪为手太阳小肠经之输穴，手太阳与足太阳为同名经，同名经同气相求，且后溪为八脉交会穴之一，通于督脉，因此用后溪既可以治疗病在足太阳经，也可以用病在督脉上之患者，本穴为输穴，"输主体重节痛"，故针刺后溪是治疗腰痛的特效穴；中渚为三焦经之输穴，三焦经通行诸气，本穴还具有补肾气的作用，具有脾肾双补的作用，因此治疗腰痛也甚效；灵骨穴为温阳补气之要穴，急慢性腰痛皆有效，尤其虚性及寒性腰痛更为首选。

【按语】

慢性腰痛临床甚为常见，在针灸临床中为常见病，目前现代医学对腰痛治疗尚无理想的方法，一般仅以止痛类药物缓解暂时疼痛，针灸治疗有较好的作用，可有标本兼治之功，传统针灸治疗多是以腰部用穴为主，用穴多，且疗效较为缓慢，笔者则是以远端用穴为主，较少单独局部用穴，临床疗效明显，尤其当传统针灸与董氏针灸有效结合，其效非常卓著，笔者用以上处方为主治疗百余例腰痛患者，临床疗效满意。瘀血而致的可重用刺血疗法，虚证者可加用艾灸疗法，以补肾气为主，对于寒湿者加用火针治疗更具特效。

第八节　坐骨神经痛

坐骨神经痛是沿着坐骨神经通路及其分布区（腰、臀、大腿后侧、小腿后外侧以及足外侧）以放射性疼痛为主要症状的病证。临床上分为原发性和继发性两类，原发性坐骨神经痛即坐骨神经炎，是由机体其他部位的感染累及坐骨神经而致，临床上较少见；继发性坐骨神经痛是坐骨神经的邻近组织病变影响而引起，临床上以本类病变最为常见。若因椎骨内病变影响者称为根性坐骨神经痛，若因椎管外因素而引起者称为干性坐骨神经痛，如骶髂关节炎、髋关节炎、盆腔及肿物、梨状肌综合征、臀部肌肉损伤刺激神经引起等，本病属于中医的"痹证""腰腿痛"之范畴。中医认为，本病的发生常与感受外邪、跌仆闪挫等有关。基本病机是经络不通，气血瘀滞。

【治疗】

一、刺血疗法

委中；金林；四花外穴

注释：委中穴用于太阳经型坐骨神经痛，四花外穴适宜足少阳经型坐骨神经痛，一般皆是以穴位周围瘀络刺血为用。金林穴在背部，在第5、6、7胸椎旁开6寸各1穴，主要用于老年人之坐骨神经痛的治疗。点刺放血一般每周1次即可，身体虚弱者少出血即可。

二、毫针治疗方案

1.肺气不足型坐骨神经痛基本处方

健侧灵骨、大白或肩中穴；健侧相应的牵引针。

注释：本方案主要用于肺气不足型坐骨神经痛，不论病在太阳经还是少阳经，若患者是肺气不足即可取用健侧的灵骨、大白倒马针为主针，针刺得气后嘱患者施以动气针法。灵骨、大白主要功效是温阳补气，主治范围甚广，纵横三焦，气通五脏，为董氏针灸第一大穴组，当气血不足之坐骨神经痛首选本穴组，是特效的用穴治疗。然后再加用患侧的牵引针，其牵引针所用多是患病之经的输穴，若当病在足太阳膀胱经时，取用本经患侧之输穴束骨为牵引针，当病在足少阳胆经时，取用本经患侧之输穴足临泣为牵引针。

2.肾气不足型坐骨神经痛基本处方

常取用水通、水金。

注释：水金穴金水相生，作用肺肾，水通通于水，即通于肾，治疗肾气亏虚，本穴组肺肾同治，故对肾气不足及肺气不足坐骨神经痛皆效，针刺得气后嘱患者加强活动患肢，也可以同时加用患侧的输穴为牵引针，如同上述。

3.足太阳经型实证坐骨神经痛基本处方

取用健侧腕顺一、腕顺二穴，与患侧的束骨为牵引针。

注释：腕顺一、腕顺二穴在手太阳小肠经上，腕顺一穴与传统针灸输穴后溪相近，腕顺二穴与手太阳小肠经原穴腕骨相近，因此二穴组所用是根据同名经同气相求的原理运用，下病上治，二穴倒马针针运用同经相应，本穴所在部位还是董氏针灸之肾区，有补肾气的作用，故二穴倒马针运用治疗太阳经之坐骨神经痛疗效甚强。再加用患侧的输穴束骨为牵引针，更能提高临床疗效。

4.足少阳经型坐骨神经痛基本处方

常取用中白、下白或支沟、外关，与患侧的足临泣为牵引针。

注释：中白、下白穴在手少阳三焦经上，二穴倒马针同用仍是同名经用穴原理运用，二穴有很好的补肾气的作用，尤其对少阳经坐骨神经痛伴有肾气亏虚者最为适宜，再配患侧的足临泣为牵引针，其效更佳。

5.伴有脚痛及脚麻的患者基本处方

取用健侧手五金、手千金穴。

注释：本穴组对小腿酸痛、胀痛皆效，尤其对脚麻脚痛时有甚效，因此当坐骨神经痛伴有脚痛与脚麻时，用之极效，为首选用穴。

6.因腰椎疾病导致的坐骨神经痛基本处方

常加用上三黄穴。

注释：针刺上三黄穴不仅有舒筋止痛的作用，而且有化瘀消肿的作用。

7.臀部症状明显者基本处方

常取用鼻翼、心门或肩中穴。

注释：诸多的坐骨神经痛患者常以臀部为明显，鼻翼、心门或肩中穴对此部位疼痛皆有特效，临床可取用一穴或几穴相配。

【按语】

坐骨神经痛是腰腿痛临床最典型的代表，发病率甚高，现代医学治疗较为棘手，尚缺乏理想的方法，针灸治疗效果显著，传统针灸治疗多以循经取穴为主，这种取穴具有取穴多，临床疗效缓慢，不是针灸理想的方法。笔者取穴多以同名经健侧远端取穴为主，这种取穴具有取穴少，见效快，疗效强的特点，且具有标本兼治的功效，值得临床推广运用。尤其董氏针灸疗效更为理想，与传统针灸结合，分清虚实，辨经用穴，这是获取疗效的关键因素，只要辨证准确，取穴合理，手法得当，治疗及时，一般均可获良效。本病多为风寒湿所致，故尤适宜用火针或艾灸疗法治疗，灸法与火针是一种温热刺激，能温散寒邪，通经活络，对于瘀血严重者，可常规加用刺血疗法。

第九节　膝痛

膝关节是全身关节结构最复杂、最大所受杠杆作用最强，负重较多，结构不太稳定的关节，对人之站立行走均有极其重要的作用。膝关节是由股骨、胫骨与髌骨所构成。而此关节最易遭受外邪侵袭，且邪气久留不易祛，所以膝痛之症甚为常见。膝痛的发生主要是因风、寒、湿、热或跌仆闪挫等引起的膝关节肌肉酸痛、麻木、重着、屈伸不利或关节肿大灼热等为主症的一类病证。相当于现代医学中的膝关节骨性关节炎、膝关节创伤性滑膜炎、半月板损伤、脂肪垫劳损、风湿性关节炎、类风湿关节炎等。临床上以膝关节酸、麻、重、痛或肿为主要特征。严重者膝关节屈伸不利，活动受限，或膝关节变形，或伴灼热水肿。

【治疗】

一、刺血疗法

三金穴；委中；阿是穴

注释：三金穴在背部，包括金斗、金吉、金陵三穴，分别位于第3至第5胸椎旁开3寸之处，左膝痛取左侧穴位，右侧膝痛取用右侧穴位，双膝痛取用双侧穴位，三穴对慢性膝痛具有特效。《素问·骨空论》言："膝痛不可屈伸，治其背内。"三穴点就在其背内，符合《黄帝内经》原意。若是急性膝痛可在委中穴或膝关节压痛处施以点刺放血，委中对下蹲困难，屈伸不利甚效。

二、毫针治疗方案

1.膝关节内侧痛基本处方

取穴：健侧尺泽、心门，患侧的太冲、隐白为牵引针

注释：尺泽为手太阴肺经之穴，尺泽治疗膝内侧痛是同名经之用，膝内侧是足太阴脾经所行，膝对肘，使上下对应取穴法。本穴治疗膝痛早有记载，如《肘后歌》言："鹤膝肿劳难移步，尺泽能舒筋骨疼。"故膝内侧痛可取尺泽穴。心门是董氏针灸穴位，其用也是肘膝对应取穴法的运用。

2.膝外侧痛基本处方

取穴：健侧曲池，患侧的门金、太冲为牵引针。

注释：膝外侧为足阳明胃经所过，曲池为手阳明的大肠经之合穴，临床取用之理是根据同名经同气相求之用，也是肘膝之对应。曲池也是历代治疗筋骨病、膝痛之要穴。《治病十一症歌》中言："肘膝疼时刺曲池，进针一寸是便宜。左病针右右针左，以此三分泻气奇。"《肘后歌》曰："鹤膝肿劳难移步，尺泽能舒筋骨疼，更有一穴曲池妙。"可见曲池是临床经验之所得。

3.膝关节增生基本处方

常取用健侧的心膝、胆穴。

注释：心膝与胆穴皆为董氏针灸之穴，主要针对膝关节的增生治疗，具有特效，一般二穴交替运用。

4.膝关节冷痛基本处方

常取用木火、火膝穴。

注释：二穴皆为董氏针灸之穴，木火有温热之效，对肢体发凉有特效，尤其下肢发凉最具特效。火膝有火热之性，也对膝盖冷痛有殊效。

5.膝关节无力疼痛，屈伸困难基本处方

常取用肩中、内关、灵骨。

注释：肩中穴对下蹲困难，疼痛无力极具特效，是临床常用重要穴位；内关穴对膝关节疼痛有殊效，尤其年龄大，伴有心脏病患者，用本穴最具特效；灵骨穴具有温阳补气的作用，对膝关节无力、疼痛最具特效。

【按语】

现代医学治疗膝痛较为棘手，尚无理想方法，主要以非甾体类抗炎止痛药临时缓解疼痛，针灸治疗膝关节疾病有较好的疗效，尤其董氏针灸与传统针灸的有效结合，其疗效非常满意，但因病因不同，疗效差异较大。针灸临床治疗本病多以局部用穴为主，以围绕膝关节针刺。如常用的靳三针中的膝三针（犊鼻、血海、梁丘），武连仲教授的膝上四针（血海、梁丘、鹤顶、四强）和膝五针（内膝眼、外膝眼、四强、膝阳关、曲泉）等为典型代表。单纯在膝关节周围用针，用穴多，作用慢，痛苦大，难以治本，因此笔者在临床主要以远端用穴为主，远端用穴取穴少，见效快，疗效好，能够标本兼治，若是局部取穴，笔者常以火针为用，局部火针治疗疗效非常满意，因此笔者以局部火针，毫针远端用穴治疗膝痛取得了显著疗效。

膝关节肿痛严重者，应注意休息，避免超负荷的活动和劳动，以免加重损伤；肥胖患者应科学合理地减肥，以减轻膝关节的受累；平时应加强膝关节功能锻炼，如关节屈伸、内外旋活动，以改善膝关节的活动范围，以及加强股四头肌的力量；并注意保暖、防寒、防潮湿。

第十节　急性踝关节扭伤

踝关节扭挫伤占关节损伤第一位，为临床常见病，包括韧带、肌腱、关节囊等软组织的损伤。本病多因行走不慎，踏在高低不平的路面上或跳跃后足跖屈落地，足部受力不均，而致踝关节过度内翻或外翻造成踝关节扭伤。根据踝部扭伤所处的位置不同，可有外踝与内踝扭伤，在临床中以外踝损伤多见，内踝远少于外踝关节损伤。

主要表现为扭伤部位瘀阻肿胀疼痛，伤处肌肤青紫，关节有不同程度的功能障碍。本病病位在踝部筋络。基本病机是筋络不通。

【治疗】

一、刺血疗法

阿是穴

注释：在患处找到疼痛及肿胀最明显处，用一次性刺血针头快速点刺出血，加拔罐5~10分钟，拔出瘀血，使瘀血尽出。踝关节扭挫伤可致局部瘀血肿胀，阻滞不通，不通则痛，在局部点刺放血，使邪有出路，经脉畅通。《肘后歌》中言："跌仆损伤破伤风，先于痛处下针攻。"所言确实如此，当损伤后局部肿痛时，在其痛点及其周围点刺出血，可使肿消痛去。

二、毫针治疗方案

1.踝关节外侧损伤基本处方

（1）当痛点在外踝足太阳膀胱经区域时，常取用健侧养老。

（2）当痛点在足少阳胆经区域时，常取用健侧的阳池。

（3）只要痛点在外踝部位，无论痛点在何具体部位，均可取用外关。或中白、下白。

2.踝关节内侧损伤基本处方

（1）当痛点在足少阴肾经区域部位时，常取用健侧太渊穴。

（2）当痛点在足太阴脾经区域部位时，常取用健侧阳溪。

（3）只要痛点在内踝部位，无论痛点在何具体部位，均可取用内关，

3.损伤在足背正中部位区域基本处方

痛点处于足背位置，可取用健侧的上廉，需要深刺。也可取用四肢配肾关。

4.只要是踝部关节损伤，无论内外踝任何具体部位取穴基本处方

均可取用健侧的小节穴，或驷马穴，也可以取用五虎四、五虎五穴。

注释：传统针灸临床常以局部穴位为用，局部用穴治疗较为缓慢，临床疗效不甚理想，而笔者以远端用穴为主，取穴精少，见效快，要远比局部用穴确实，疗效来得快，这种针刺法值得临床推广运用。传统针灸远端用穴是根据同名经关节对应取穴原理运用，首先确定病痛点，然后在其手踝部位的同名经上寻找压痛反应点，若能找到反应点刺之，疗效更佳，可使病痛立效。董氏针灸对本病治疗有特效，尤其小节穴极具特效，本穴对踝关节疼痛治疗非常灵验，因此临床有"踝灵穴"之称。其次驷马穴，驷马穴治疗身体各部的扭挫伤。五虎四、五虎五穴治疗踝关节及足跟痛皆效。

【按语】

针灸对急性踝关节扭伤疗效较好，可谓是最特效之法，尤其传统针灸远端取穴配合董氏针灸的运用，更有效地提高了临床疗效。肿胀部位刺血配合远端毫针针刺治疗，一般一次即可见到显著疗效，多数3次左右基本恢复，严重者5次左右也能基本恢复。在临床治疗时，必须排除骨折、脱位、韧带断裂等情况。扭伤早期宜先行冷敷止血，24小时内禁止热敷，24小时后予以热敷，以助瘀血吸收消散；伤后应限制扭伤部位过度活动，避免加重损伤，并要注意局部保暖防寒，避免风寒湿邪的侵袭。

第十一节　痛风

痛风又称为高尿酸血症，是因嘌呤代谢障碍，使尿酸累积而引起的疾病，属于关节炎的一种，又称代谢关节炎。主要临床表现为病变关节呈单侧不对称性，主要在拇指关节或第一跖趾关节，其次是踝、指、膝、肘关节。起病多急骤、疼痛剧烈，尤以夜间为剧，发展迅速是本病的重要特征。实验室检查：血尿酸（VA）增高（男性>340微摩尔/升，女性>256微摩尔/升）。

痛风属于中医学"痹证""历节风"等范畴，其发生常与患者素体禀赋不足，饮食不节，外邪侵袭等因素有关。本病病位早期见于筋骨，日久可使病邪由经络而至脏腑，呈现心、脾、肾同病。基本病机是正虚邪侵，气血痹阻，经络不通。

【治疗】

一、刺血疗法

阿是穴　病变同侧的井穴

下肢病变加委中；上肢病变配尺泽。

注释：首先在阿是穴周围找瘀络刺之，若无瘀络直接在最痛点刺之。用一次性无菌注射针头对准穴位快速点刺，出针后挤出数滴血即可。后再在病变同侧的井穴点刺（手足交替运用），用同样的手法操作。急性期每周2次，缓解期每周1次。

本病多因湿热痰瘀流注关节经络，气血不畅，发为本病。在井穴点刺放血具有泄热祛瘀的作用。在疼痛关节处瘀络刺血，使邪有出路，缓解局部的红肿热痛，又可使堆积于关节的代谢废物排出体外。

二、毫针治疗方案

基本处方

合谷　足三里　丰隆　下三皇　骨关　木关

配穴：手指痛者加五虎一、五虎二；足趾痛者加五虎二、五虎三；急性期加手解；缓解期加心三通；关节肿大者加复原穴。

注释：足三里、丰隆均为足阳明胃经之穴，足三里是本经之合穴，本腑之下合穴，丰隆是足阳明胃经之络穴，用之既可以调理机体阳明之气血，又能调整全身功能，增强机体功能，并能健脾益胃，行气化痰，由此可见，针刺二穴是从本而治；合谷为手阳明大肠之原穴，阳明经多气多血，本穴为全身止痛之要穴；骨关与木关有降尿酸的作用；下三皇其体在脾，其用在肾，本穴组先后天同调，以治其本。

【按语】

本病易反复发作，现代医学治疗难以治其本，药物副作用较为明显，针灸治疗无论急性期止痛还是缓解期治本皆有良效，尤其传统针灸与董氏针灸的有效结合，更提高了其临床疗效，对本病的治疗开创了一种有效途径。若是已有痛风结石的形成，配用火针治疗可极大地提高临床疗效，即时止痛尤为明显。在急性期加强休息，抬高患肢，以利于血液循环。本病发生的主要原因是不合理的饮食，所以平时正确的饮食对本病有至关重要的作用。减少高嘌呤食物的摄入，诸如各种海鲜、动物内脏、烧烤、火锅及各种熬汤等，戒烟酒，尤其是啤酒的摄入；防止过胖，平时多饮水，增加尿量，以利尿酸排出；穿鞋不宜过紧，避免足趾关节的损伤，减少各种诱发因素。

第十二节　足跟痛

足跟痛是指跟骨跖面的疼痛，有时伴有跟骨骨刺或跖底韧带的炎症，常与跟骨跖面结节的慢性损伤有关，多发生于中老年人，也见于少部分青年人，肥胖者发病率高于体重正常者。可一侧发病，也可两侧同时发病。现代医学认为，由于长时间走路，或足底虚弱、过度肥胖、站立过久、穿鞋不适等，因而引起足底趾筋膜受到长期慢性挤压、摩擦或牵拉过度时，会导致跟骨结节处的韧带或筋膜组织慢性损伤，发炎而出现跟痛。可见于跟腱止点滑膜炎、跟骨下脂肪垫炎、跟骨骨骺炎、跖筋膜炎等病。

本病在中医学中没有专属病名，属于"伤筋""痹证"之范畴。中医学中认为本病是因老年人气血不足，而足跟久任于地，致使足部之气血运行失畅，经络阻滞不通而造成疼痛；或体质素虚、肾气亏虚，肾主骨，肾虚则阴精无以充养骨之末端，故而造成足跟痛。

【治疗】

一、刺血疗法

委中

注释：取用患侧委中穴，用一次性刺血针头于委中找瘀络点刺放血，使瘀血流出，若出血不畅，可加拔罐，以助瘀血排出。一般出血3~5mL即可。委中为足太阳之合穴，足太阳经贯踹内，出外踝之后，当点刺放血可改善足跟处的气血运行，使其经络通畅而痛止。

二、毫针治疗方案

基本处方

灵骨；五虎五；后会；四花中、四花下；后会；足跟痛点

注释：灵骨穴所用是根据手足全息对应而来，针刺深刺，有很好的疗效；五虎穴对应足跟，可与五虎四倒马针运用以加强疗效；后会穴是根据头足对应取穴运用，也有很好的疗效；四花中穴与四花下穴倒马针配用，二穴紧贴胫骨边缘进针，被称为削骨针法，治疗各种增生疾病；足跟痛点即大陵穴处找反应点，一般在大陵穴向掌心方向找压痛点，以压痛点为穴位点，这是传统针灸中最常用的远端用穴。

【按语】

针灸治疗本病有很好疗效，针灸临床中常以足跟周围处用穴，这种取穴法一般用针多，起效慢，笔者在临床治疗中主要是以远端用穴，尤其董氏针灸有很好的疗效，如灵骨穴、五虎穴等，确具实效性，当针刺时一定要配合患处的活动，方能发挥出疗效，否则疗效不佳，对于顽固性的足跟痛，可配合阿是穴火针治疗，疗效会更佳，用火针可以松解足跟部软组织粘连，消除炎症与水肿，减轻局部组织的压力，解除跖筋膜的挛缩，促进局部血压循环，从而达到止痛的目的。

在急性期应注意加强休息，在治疗期间应减少站立和步行。少穿高跟鞋，宜穿软底鞋，或在患足鞋内放置海绵垫。注意劳逸结合。

第三章　皮肤外科病证

第一节　痤疮

痤疮系毛囊、皮脂腺慢性炎症性皮肤病，多发于青春期男女，好发于面部、胸背等处，形成丘疹、脓疱等损害，严重者则可影响美容，又称为"肺风粉刺""粉刺""青春痘"。中医学认为，过食肥甘厚味，脾胃湿热内蕴上蒸；肺经蕴热、外受风邪或冷水渍洗，使血热蕴结，均导致本病。本病病位在肌肤腠理。基本病机是热毒郁蒸肌肤。

【治疗】

一、刺血疗法

耳尖及耳背瘀络；大椎；肺俞；膈俞

注释：耳尖及耳背瘀络刺血可治疗诸多的皮肤病，是皮肤疾病的特效穴，有祛风行血止痒的作用，对痤疮尤具特效；大椎系督脉与诸阳经之交会，督脉为阳脉之督纲，总督全身之阳气；太阳主开主表，少阳主枢，主半表半里，阳明主阖主里。故大椎点刺放血，能祛除三阳之外邪，解表泻热；肺俞为肺的背俞穴，肺主皮毛，故针刺肺俞治疗皮肤病甚效；膈俞为八会血之会，针刺膈俞和血理血，尤其病程已久者点刺膈俞极效。

一般每次选择一穴或二穴点点刺出血，每周1~2次即可。诸多的患者仅点刺放血即甚效，很多长痤疮的是高中生，由于课程紧张，没有时间毫针针刺，单纯每周点刺放血，也能较快的痊愈。

二、毫针治疗方案

基本处方

足驷马　曲池　合谷　迎香

配穴：肺经风热者加尺泽、鱼际；湿热蕴结者加内庭、阴陵泉；痰湿凝结者加丰隆、三阴交；冲任不调者加血海、公孙；红肿较大的痤疮配外三关。

注释：阳明经多气多血之经，其经脉上走于面，且手阳明与肺经相表里，肺主皮毛，故针刺曲池、合谷疏阳明经气，解阳明之邪热。《杂病穴法歌》中言："头面耳目口鼻病，曲池、合谷为之主。"迎香处于面部中央，为手足阳明经之交会穴，面部主要为手足阳明经所行，阳明经多气多血，针刺迎香既可疏调局部之气血，又能调理阳明经之气血，使面部肌肤疏泄功能得以调畅；足驷马为董氏针灸穴位，是治疗皮肤病之主穴，既能治标又能治本，还可使肌肤细腻。

【按语】

针灸治疗痤疮取效满意，部分患者能较快地达到治愈目的，是临床治疗本病的一种有效方法。尤其重视配合刺血疗法，许多患者仅使用刺血即可达到治愈目的，若与毫针配合其效更佳。在治疗本病时要掌握好以下几点，治疗起来不仅治疗得快，而且也不易复发，是保障疗效的重要因素。①减少甜食的摄入；②减少油腻食物的摄入；③少食或不食辛辣之物；④保持大便的通畅；⑤不要长期熬夜；⑥多吃新鲜蔬菜水果；⑦用温水勤洗脸，少用或不用化妆品；⑧严禁用手挤压粉刺，以免继发感染，遗留瘢痕。如果能够做到上述几点，既可有效预防，又可以有效治疗，因此在平时务必重视。

第二节　黄褐斑

黄褐斑是面部常见的皮肤病，多见于怀孕、人工流产及分娩后的女性，是一种色素代谢异常的疾病。主要表现为面部出现褐色或深褐色斑，多不被注意而渐渐发生。色素斑最初为多发性，渐渐融合成大小不一、不规则的斑片，多对称性分布于颧部、前额、两颊部。本病大多病因不明，可与女性内分泌失调、精神压力大有关，并与日晒、长期使用某些化妆品或长期服用某些药物（如避孕药、氯丙嗪、苯妥英钠等）有关，以及某些慢性病，如月经不调、肝病、甲状腺功能亢进、慢性酒精中毒、结核病等有关。

中医在古代文献中很早就有关于黄褐斑的记载，其名称不一，有"面尘""肝斑""面黑皯""黧黑斑"等病名。又俗称"妊娠斑""蝴蝶斑"。本病病因病机较为复杂。其发生多因情志不遂、暴怒伤肝造成肝郁气滞，气血瘀阻于面则发生斑；或病久体弱、水湿久留、思虑伤脾导致脾虚不能化生精液，气血两亏，面部肌肤失养而生斑；或房劳过度、惊恐伤肾使肾气亏虚，水邪上泛于面则生斑。本病病位在面部肌肤。基本病机是气滞血瘀，面失所养。

【治疗】

一、刺血疗法

太阳；肺俞；膈俞；肝俞

注释：本病发生主要是因气血瘀滞，因瘀气血不能上荣于面，使颜面失于荣养而出现瘀斑，刺之出血，是通过祛除邪气，解除郁滞而达到调和气血、平衡阴阳和恢复正气为目的的一种有效治疗方法。

一般每次选用1~3穴，每周1~2次，每次出血3~5毫升即可。

二、毫针治疗方案

基本处方

合谷 上三黄 指驷马 血海 三阴交

配穴：气滞血瘀者加太冲；气血不足者加足三里、气海；肾气亏虚者加下三皇；脾虚湿困者加阴陵泉、太白。

注释：合谷为手阳明大肠经之原穴，为治疗面部诸疾之要穴，"面口合谷收"；血海、三阴交补益脾胃，调和气血，使脏腑之精气、津血能上荣于面，从而可起到化瘀消斑的目的；上三黄与指驷马为董氏针灸之要穴，指驷马其作用功效就能治疗脸面黑斑，用足驷马更效，不仅使斑消除，而且能使皮肤更加细腻；上三黄作用于肝，可化瘀消斑，对黄褐斑有特效。

【按语】

针灸治疗黄褐斑完全是调病的一个过程，有效地调整机体失衡的状态，不同于其他疗法，如使用激素或一些所谓的功效化妆品，仅有暂时之作用，难以起到根本的治疗，长期运用这些激素类药膏或含重金属比较多的化妆品，会造成皮肤萎缩变薄、汗毛变粗黑、毛孔增大、皮肤粗糙等不良反应，应用激光、电灼、冷冻之法，有一定的创伤性，易伤及皮肤深层，造成更大的伤害；目前的换肤法，也多有治疗不良的现象。针灸治疗黄褐斑是一种既有效又安全的方法，需要患者积极坚持治疗，针灸是从内在而治疗的方法，而非单纯表面祛斑，达到标本兼治。为提高临床疗效，可以配合刺血、埋线等疗法，能明显地提高临床疗效，缩短疗程。若因某些慢性疾病所引起，要彻底治疗原发病，若因某药物所引起，及时停用或调整换药。在治疗期间要尽量避免日光照射，平时保持舒畅的心情，避免抑郁等不良情绪。

第三节　瘾疹

瘾疹是一种常见的过敏性皮肤病，以皮肤上出现风团，伴有瘙痒为特征的皮肤病，又称为"风疹""风团""风疹块"。在临床中表现为局限性风疹块样损害。骤然发生迅速消退，愈后不留任何痕迹，有剧烈瘙痒及烧灼感，也可为慢性过程。分为急性与慢性两种类型，相当于西医学中的急、慢性荨麻疹。

本病多因禀赋不足，又食鱼虾等腥荤动风之物，或饮食失节胃肠实热；或因平素体虚卫表不固、复感风热、风寒之邪，郁于皮毛肌腠之间而发病；再有情志不遂、肝郁不舒、气机不畅、郁而化火、灼伤阴血、感受风邪而诱发。本病病位在肌腹腠理。基本病机是营卫失和，邪郁腠理。

【治疗】

一、刺血疗法

耳尖及耳背瘀络；肺俞；膈俞

注释：耳尖及耳背瘀络刺血可治疗多种皮肤疾病，具有祛风行血的作用；肺俞为肺的背俞穴，肺主皮毛，故通过泻血宣发肺气、化瘀润肤，治疗皮肤病；膈俞八会血之会，通过刺血以达活血祛风的作用。

本病则是因风邪郁于肌表，中医言"治风先行血，血行风自灭"，通过针刺泻血以达活血祛风，血行而风息。

二、毫针治疗方案

基本处方

足驷马 风市 曲池 血海 三阴交

注释：足驷马是董氏针灸之要穴，其体在胃，其用在肺，根据肺主皮毛，故能治疗皮肤病，是治疗皮肤病之要穴；风市为风邪之市，此穴肌肉丰厚，皆能走表分、阳分，治皮肤甚好；曲池穴属手阳明大肠经之合穴，大肠与肺相表里，肺主皮毛，手阳明大肠经多气多血，此穴能调理气血，又此处肌肉丰厚，走表分、阳分，治皮肤故而效佳；血海穴属足太阴脾经，脾统血，是理血之要穴；三阴交穴属足太阴脾经，为脾肝肾三经之交会穴，善于调血。所谓"治风先治血，血行风自灭"，所以曲池、血海及三阴交相辅为用，可以达疏风邪、散瘀血之目的。

【按语】

针灸治疗本病效果良好，尤其对急性患者疗效更加迅捷，一般经几次治疗即能痊愈。对于反复发作慢性病患者要查明原因，针对根本原因进行整体调节。如果急性患者出现了严重症状，如呼吸困难等表现症状，可采取多种方法以治其标。来源于民间神阙穴闪罐法，疗效非常满意，用火罐在神阙穴闪罐，每次留罐3~5分钟，每日1次，3次为1个疗程，尤其对慢性荨麻疹患者极效，笔者在临床曾以本法治疗了数例患者，其总体疗效甚为满意。

《证治要诀》中载曰："瘾疹，非特分寒热……有人一生不可食鸡肉及章鱼等动风之物，才食则丹随发。"《诸病源候论》中说："邪客于肌肤，复逢风寒相折，则起风瘙瘾疹……自轸得天阴雨冷则剧出，风中亦剧，得晴暖则减，着衣身暖亦瘥也。"由此可见，各种外界因素对本病有着至关重要的关系，所以应避免接触过敏性物品及药物。禁食鱼腥、虾、蟹、酒类、辛辣等食物，避免风寒、潮湿等不良环境。

第四节　湿疹

湿疹属于中医学湿疮，是以皮损对称分布，多形损害，剧烈瘙痒，有渗出倾向，常反复发作为特征的皮肤病。中医学认为，本病是由内外因素合而为患，内因主要是先天禀赋不足，外因为风湿热邪侵袭肌肤，郁于腠理而发。现代医学对其病因尚不明确，临床上根据起病形式和症状特点分为了急、慢性湿疹，急性期皮损以丘疱疹为主，有渗出倾向；慢性期以苔藓样变为主，病情易反复发作。主要症状特点表现为皮损对称分布，多形损害，剧烈瘙痒，有渗出倾向，反复发作。

【治疗】

一、刺血疗法

耳尖、耳背瘀络；尺泽、委中

注释：耳尖及耳背点刺放血对皮肤病有广泛的作用，有安神镇定，祛风止痒的作用，有很好的止痒作用。尺泽与委中尤其适合急性湿疹患者，对改善症状非常明显，一般隔日1次，每次点刺出血两三毫升即可。

二、毫针治疗方案

基本处方

驷马穴 手解 阴陵泉 曲池 血海 三阴交

注释：曲池泻热疏风，阴陵泉运脾化湿；血海活血行血以祛风；三阴交为脾肝肾三经之交会穴，具有健脾疏肝补肾的作用，善于调血，所谓"治风宜治血，血行风自灭"；董氏针灸治疗湿疹还是以驷马穴为特效，具有健脾祛湿，祛风止痒的功效；手解穴与传统针灸之少府相符，少府为心经之荥穴，因此针之具有镇定清心泻火的作用。

【按语】

湿疹为皮肤科常见病，因为湿邪为阴邪，故缠绵难愈，反复发作。现代医学治疗多以外用药涂擦治疗，此方法治标难治本，针灸治疗有较好的疗效，不仅能够暂时止痒，而且通过针刺可以调理其机体内在因素，因此治疗时应有足够的疗程，当症状消失后，还应继续巩固治疗一定的时间，以防复发。

因为本病与外界的因素有密切的关系，在治疗期间应当注意各种诱发因素：气候季节变化，如寒冷、日光、湿气等；日常所及、电气、接触及吸入物、羽毛、灰尘、花粉、染料、化纤等；食物特别是蛋白质，如鱼、虾、蟹、鸡蛋、牛乳、蚕蛹、蚂蚱等。还有病灶感染、代谢障碍、内分泌功能失调、肠寄生虫等，均会诱发或加重湿疹的发生。应注意皮损部位的清洁、干燥，尽量减少搔抓，防止继发感染。局部忌用热水烫洗，或用肥皂等刺激物洗涤，避免外界敏感刺激。

第五节　皮肤瘙痒症

皮肤瘙痒是一种自觉瘙痒而临床上无原发性损害的皮肤病。初起时皮肤无任何损害，以阵发性剧烈瘙痒为主要症状。后期由于经常搔抓，患处可出现抓痕、血痂，日久皮肤增厚，皮纹增粗，发生于色素沉着、苔藓化等继发损害。根据发病部位又有泛发性（全身性）和局限性（发于某一部位）之分。全身性瘙痒根据发病的特点不同，又有冬季瘙痒和夏季瘙痒之分，本病尤其以老年人发病率高，因此又有老年瘙痒之称。局限性瘙痒在中医学根据其发病部位不同而有不同的疾病名称。如发生于阴囊的称肾囊风，发生于四肢弯面的称之为四弯风，发生于面部的称之为面游风，又称为"痒风"。

中医学认为，本病的发生多是因为湿热蕴于肌肤；或复感风邪，不得疏泄，营卫失和；或由血虚生风、火燥，肌肤失养所致。因此，搜风、祛湿、清热为本病的主要治疗方法。

【治疗】

一、刺血疗法

分枝上、分枝下穴；耳尖、耳背瘀络；肺俞、膈俞

注释：分枝上、分枝下穴为董氏针灸穴位，具有解毒泻热止痒的作用；耳尖及耳背镇静止痒的作用很强，尤其心烦热燥者点刺耳尖及耳背极效；肺俞为肺的背俞穴，膈俞为八会血之会，点刺放血，清热解毒，宣肺化瘀，活血祛风，故治疗皮肤病之瘙痒甚效。

二、毫针治疗方案

基本处方

驷马　风市　曲池　三阴交

注释：驷马穴为皮肤病之要穴，作用于肺，肺主皮毛，故治疗皮肤瘙痒；风市穴为风邪之市，具有祛风止痒的作用，治疗遍身瘙痒，尤其下肢瘙痒更具特

效；曲池、三阴交穴具有健脾祛湿，搜风清热的作用，对皮肤瘙痒有很好的止痒作用。

【按语】

在现代医学中，皮肤瘙痒的发生其病因尚不明确，可能与某些全身疾病有关，如糖尿病、肝病、肾病等疾病可引发，因此对某些顽固性反复发作的患者，要正确积极治疗全身性疾病。本病要与湿疹、皮炎、荨麻疹、脂溢性皮炎等其他皮肤病相鉴别。本病的发生、加重与外界因素刺激有重要的关系，因此要避免一些可能的诱发因素，如鱼虾海鲜、化纤衣物、碱性强的洗剂用品；切忌热水烫洗；尽量避免搔抓；平时多吃新鲜蔬菜、水果，戒烟酒；要保持舒畅快乐的心情，保证充足的睡眠。

第六节　丹毒

丹毒是患部皮肤突然灼热疼痛，色如涂丹，游走极快的一种急性感染性皮肤病。本病起病突然，迅速扩大，好发于颜面和小腿部。发生于头面者称"抱头火丹"，发生于腿胫者称为"流火"，发于臀部者称为"赤游丹"。

本病相当于西医学中的网状淋巴管的炎症。临床表现为起病急，局部出现一界限清除之片状红疹，颜色鲜红，并稍隆起，压之褪色，皮肤表面紧张炽热，迅速向四周蔓延，有烧灼痛，伴高热畏寒及头痛等。

中医学对丹毒早有认识，《黄帝内经》中有"丹胗"等病名。中医学认为本病是由风湿热邪相搏，袭于肌肤所致。本病病位在肌肤腠理。基本病机是血热火毒蕴结肌肤。

【治疗】

一、刺血疗法

阿是穴；四缝

注释：在病患处寻找瘀络点刺放血，用一次性刺血针头点刺微出血即可，挑刺完后用碘伏消毒，每周1~2次即可。也可在四缝穴点刺放血，四缝穴为经外奇穴，主要用于痞积症，本穴刺血治疗丹毒也有较好的疗效。

二、毫针治疗方案

基本处方

通关 通山 心门 曲池 合谷 血海

注释：通关、通山与心门是董氏针灸穴位，二穴组均作用于心，其治疗作用原理心主血脉，改善血液循环而发挥作用；合谷、曲池皆属于手阳明大肠经之穴，一为原穴，一为合穴，二穴合用善清泄阳明之热毒。《医学入门·治病要穴》中言："曲池有清热消肿之功，又可散风止痛。"血海为足太阴脾经之穴，本穴有活血养血的作用，针刺可活血化瘀，《医学入门·治病要穴》有言："血海，主一切血疾，及诸疮。"《胜玉歌》载："热疮臁内年年发，血海循来可治之。"

【按语】

本病发病率已明显降低，一般多为慢性丹毒，针灸治疗丹毒有较好疗效，尤其是慢性丹毒，针刺疗效满意，以刺血与毫针配合运用其效更佳。在治疗期间忌食刺激性食品，要保持皮肤清洁，避免损伤加重感染。对所用的针具、火罐应严格消毒，以防交叉感染。并应避免劳累，注意休息。

第七节　痔疮

痔疮是一种常见的肛门疾患，常反复发作，临床发病率甚高，因此在临床有"十人九痔"之说，这说明痔疮确实是一类高发疾病。但在临床还有"十人九痔，九不治"之说，这说明本病多数是不治疗的，因为本病在目前现代医学中尚无理想的方法，所以得了病一般不选择治疗。痔疮的发生就是直肠末端黏膜下和肛管皮下的静脉丛，因各种原因发生扩大曲张而形成的柔软静脉团，或肛管皮下血栓形成及其因炎症刺激所增生的结缔组织而成。男女均可发生，多见于成年人。与久坐、过劳、久痢、长期便秘、妊娠、嗜食辛辣等有关。在古代有五痔之分，即牡痔、牝痔、肠痔、脉痔、血痔。现代仅有内痔、外痔及混合痔之分。

本病主要表现为肛门部出现小肉状突出物，无症状或仅有异物感，也可伴有肛门处疼痛、肿胀和大便时出血。本病病位在肛肠。基本病机是肛部筋脉横懈。

【治疗】

一、刺血疗法

①委中至承山区域瘀络刺血；②龈交异点；③腰骶部痔疮反应点。

注释：以上三种方法治疗痔疾均具特效，可谓是痔疾之特效法。临床可以选用其中任何一种方法，也可以两种方法配合运用。委中至承山瘀络刺血最为常用，其用是根据足太阳经别在"下尻五寸，别入于肛"的原理运用，临床所用具有确实的疗效，急性者一次即可显效；龈交异点在唇系带上的反应点，若痔疾患者在唇系带上出现红肿硬结，割去可有甚效；腰骶部反应点，多在第2腰椎至尾骨端，其反应点高起皮肤，灰白或暗红色，压之不褪色，用三棱针或锋勾针施以钩刺即可，勾刺后施以碘伏消毒，用创可贴保护创面即可。

二、毫针治疗方案

基本处方

三其 二白 承山

注释：三其为董氏针灸之穴，本穴组具有通治肛周疾病的作用，包括便秘；二白为经外奇穴，是治疗痔疾之经验效穴，本穴具有提肛消痔、化瘀止痛的作用。《玉龙歌》言："痔瘘痔疾亦可曾，表里急重最难禁，或痛或痒或下血，二白穴在掌后寻。"承山是足太阳膀胱经之穴，治疗肛周疾病特效穴，是历代治疗痔疾之重要穴位。《玉龙歌》言："九般痔漏最伤人，必刺承山效如神。"《百症赋》载："刺长强与承山，善主肠风新下血。"在《针灸大成》中记载："主大便不通，转筋，痔肿。"可见本穴是治疗痔疾所公认的效穴。本穴治疗痔疾是根据经别原理，这是由于足太阳膀胱经的经别"下尻五寸，别入于肛"，故显其效。

【按语】

痔疮是临床高发疾病，目前现代医学尚无理想方法，现代医学主要以手术方法为主，手术治疗痛苦性大，复发率高，针灸治疗具有特效，痛苦性小，见效快，尤其几种方法有效结合，治疗更具特效，可谓是本病之首选方法。在治疗时应注意以下几个方面，方能明显提高临床疗效，或减少及避免复发。养成定时排便的习惯，保持大便的通畅，及时调整大便不正常的情况；平时少食辛辣刺激性食物；多饮水，多食新鲜蔬菜及水果，少食肥甘厚味之物；不宜久坐或久站。

第八节　疝气

疝气是指小肠或肠系膜突出脐或腹股沟或阴囊中的一种病症。又称为"小肠气""偏坠"等。此症多为小儿先天发育腹股沟环孔闭锁不全而留有环口，其他常见原因为患儿过度啼哭、大便干燥、剧烈咳嗽促使腹压增高而致小肠脂膜突入脐中或阴囊内而成。中医学认为，其多为肝气郁滞、气血瘀阻，或感受寒湿，中气下陷，提升乏力。或由强力举重、操劳过度所致，其中狐疝为临床所常见，相当于现代医学所称的腹股沟斜疝。

本病主要症状表现为少腹肿胀疼痛，痛引睾丸，或睾丸、阴囊肿胀疼痛。本病病位在少腹及前阴。基本病机是寒湿、湿热阻络或脉失所养。

【治疗】

一、刺血疗法
内踝到三阴交瘀络

注释：内踝到三阴交瘀络点刺放血可治疗多种男女生殖泌尿系统疾病，如男性不育，女性不孕等皆可在这一区域找瘀络点刺放血，每周1~2次。

二、毫针治疗方案
基本处方

五间穴（大间、小间、中间、浮间、外间交替运用）大敦　火包　关元　归来

配穴：寒疝者加神阙、气海，并用灸法；湿热疝加中极、阴陵泉；气虚配足三里、百会；狐疝配下巨虚、三角灸。

注释：五间穴为董氏针灸之穴组，是治疗疝气之特效针，尤其在五间穴有发青发乌之变化者，针之更具特效，一般将其五穴交替运用；火包穴也为董氏针灸之穴，与传统针灸经外奇穴独阴相符，是治疗疝气之特效穴；大敦穴属足厥阴肝经，足厥阴肝经"循股阴，入毛中，环阴器，抵小腹"，与生殖联系密切，大

敦为井穴，井穴具有开窍祛寒的作用，生殖为九窍之一，故针刺大敦治疗疝气极效，尤其施以灸法；关元为任脉与冲脉、足之三阴交会穴，任脉为病，内结七疝，任脉过阴器，用之可直接调理阴器之气血，又能调理三经之气血。归来穴属足阳明胃经，阳明宗筋所聚，为肝脉所主，若肝失气血之濡养，则驰纵下陷而致疝病，足阳明为多气多血之经脉，合于宗筋，刺之归来，可以疏调经脉，补益气血。用归来治疗疝气，在古代多有记载。《胜玉歌》中言："小肠气痛归来治。"《针灸甲乙经》中有："奔豚，上入痛引茎，归来主之。"《针灸大成》中有："归来治奔豚七疝。"由此可见，归来治疗疝气是古人智慧之结晶。

【按语】

疝气是高发疾病，本病在现代医学中主要是以手术治疗为主，因此成为普外科中常见手术。针灸疗效满意，若能及时正确治疗，多数患者可免除手术之苦，在治疗时配合艾灸疗法则可极大地提高临床疗效，笔者在临床以董氏针灸与传统针灸配合，并配用灸法，治疗数例患者，取效满意，值得临床推广运用。在治疗期间应避免劳累，减少重体力劳动，小儿减少其哭闹，平时保持大便通畅，减少腹压，调摄营养。

第九节 肠痈

肠痈即急性阑尾炎，是普外科最常见的急腹症之一，临床以转移性右下腹持续性疼痛、右下腹局限的压痛为特征。可发生在任何年龄，但多见于青壮年。俗称为"盲肠炎"。在现代医学中认为本病的发生主要有三种学说：①阑尾梗阻；②细菌感染；③神经功能紊乱，反射性地引起阑尾肌肉及血管痉挛，以致血液循环障碍。这三种情况可以单独发生，也可以同时存在。中医学认为本病的发生主要由饮食不节，或恣食膏粱厚味，湿热蕴积肠间；或因饱餐后剧烈运动，肠道受损、气滞血瘀，致肠道传化不利；或七情所伤、肝胃不和，以致气机不畅，日久化热成痈。

本病病位在大肠。基本病机是肠腑气壅、热瘀互结、血败肉腐。临床主要表现为起病时上腹部或脐周持续疼痛，数小时后，腹痛转移至右下腹，并伴有压痛、反跳痛，或有恶心呕吐及发热等症状。

【治疗】

一、刺血疗法

四花中、四花外瘀络

注释：一般首先在四花中、四花外区域找瘀络点刺出血，在这一部位点刺出血有很好的作用，起到泻热解毒瘀祛的作用，然后再配毫针治疗，可迅速使患者症状缓解。

二、毫针治疗方案

基本处方

上巨虚　四花下穴　腑肠穴　门金　阑尾穴　天枢

配穴：气滞血瘀者加合谷、血海；高热者加曲池；恶心、呕吐者加中脘、足三里、内关。

注释：本病病位在大肠，为六腑之一。根据《黄帝内经》所言"合治内腑"，故取大肠之下合穴上巨虚，再取其腹募穴天枢，刺之可通调大肠腑气，清泻肠腑积热；四花下穴与腑肠穴在四花穴组之下端，应于肠道，故对肠病极效；阑尾穴为经外奇穴，是阑尾炎之反应点，既可以诊断本病，又可以治疗本病，是本病之特效穴；门金是董氏针灸之穴，与传统针灸胃经之输穴陷谷相近，董师言本穴可治疗阑尾炎，门金治疗肠胃疾病极效。

【按语】

针灸治疗本病疗效颇佳，本病在现代医学中主要以手术治疗为主，针灸治疗为本病为保守治疗开创了一条重要途径，早期及时正确地针灸治疗可迅速见效，对经常慢性复发的患者施以针灸治疗也极具特效，可使患者症状完全消失。近几年用针灸治疗本病的报道颇多，很有必要进一步研究推广运用，减少手术治疗。但对已化脓有穿孔或坏死倾向者，宜及时转外科处理，对于急性病患针刺治疗时，必须严密观察病情（如体温、腹痛症状特点、血压等）。对于慢性患者腹部可配合艾灸治疗。在治疗期间以清淡饮食为佳，注意休息，避免劳累，腹痛消失后应继续巩固治疗三五次，防止复发。

第四章　妇科病证

第一节　痛经

痛经是指妇女在行经前后，或行经期，小腹及腰骶部疼痛，甚至剧烈疼痛难忍，又称"经行腹痛"。在现代医学中根据其发病的原因分为了原发性和继发性痛经两种，原发性痛经是指生殖器官无器质性病变者，多见于未婚、未孕妇女；继发性痛经多继发于生殖器官的某些器质性病变，如某些妇科炎症、子宫肌瘤、子宫内膜异位症、子宫腺肌病等。

痛经为妇科最常见疾病，多见于青、中年妇女，多由感受风寒、情志抑郁，内伤气血所致。在《巢氏病源》中载曰："妇人月水来腹痛者，由内伤气血，以致体虚，风冷客于包络，损伤任脉。"《丹溪心法》中也有病因之记述："临行时腰腹疼痛，乃是郁滞，有瘀血。"临床中痛经之因多与血虚、血瘀、寒凝等相关，临证时当加以详辨，根据中医辨证治则：虚则补之，宛陈则除之，寒则温之，实则泻之的原则来施以处理。

本病主要表现为经期或行经前后出现周期性小腹疼痛，本病病位在胞宫，基本病机是不通则痛或不荣则痛。

【治疗】

毫针治疗方案

基本处方

妇科　还巢；门金穴；十七椎；地机；三阴交

注释：妇科、还巢是董氏针灸一组要穴，用于各种妇科病，是妇科病之通治针，临床可根据患者之病因配用相关穴位，若是肝郁气滞者可配太冲、血海，若是血虚者可配三阴交、足三里，若是肾气亏虚者加配下三皇，若是寒凝者加用艾灸疗法；门金穴治疗痛经极具特效，本穴与传统针灸之陷谷相符，在五行中属木，为土木穴，可调理肝脾，疏肝和胃，虚实之证皆可用之；十七椎为传统针灸之经外奇穴，即在第五腰椎棘突下，传统针灸治疗痛经之经验效穴，寒证及虚证者可用灸法；地机为脾经之郄穴，性主疏调，功善调和气血，活血理血，调理胞宫，因此对妇科诸疾皆有调理作用。

【按语】

痛经虽然是妇科病最常见病，但是目前现代医学治疗尚不理想，只能缓解其疼痛，难以治其本。针灸治疗本病则有良效，无论治其标还是治其本皆有显著疗效。为提高临床疗效，治疗时需要掌握恰当的时机，这是提高临床疗效的重要一环。一般在月经前5~7天开始治疗，治疗至月经来潮，一般经过2~3个月经周期的治疗即可痊愈。对于虚证、寒证者可重用灸法，以提高临床疗效。在月经期注意卫生和保暖，避免过食生冷、辛辣之物，避免过度疲劳和精神刺激；并且要及时治疗各种妇科疾病。

第二节　月经不调

月经不调有广义和狭义的定义之分，广义则是指月经周期、经期、经量、经色及经质等发生了异常，即为月经不调。还有专指月经周期的异常，这是狭义的月经不调之概念，此处就是指这一类的月经不调，分为月经先期（经早）、月经后期（经迟）及月经先后不定期（经乱）三种情况。月经周期异常是以行经的周期发生紊乱为主要症状的一类月经不调。经早主要以月经周期提前为特点，多由气虚不摄，或血热内扰所致；经迟是指月经周期延后，多由血亏或血瘀、寒凝所致；经乱是以月经周期紊乱，或提前或延后为特点，因血海蓄溢失常，多由肝郁气滞或肾气虚衰所致。

中医学认为，本病的发生主要是因为寒热湿邪侵袭，内伤七情，房劳多产，饮食不节，劳倦过度和体质因素等；主要病机为脏腑功能失常，气血不和，冲任二脉损伤，以及肾—天癸—冲任—胞宫轴失调。本病病位在胞宫，与肾、肝、脾三脏及冲任二脉功能失调有关。

【治疗】

毫针治疗方案

基本处方

妇科 还巢 三阴交 子宫

配穴：月经先期有热者加行间、三间（名为前四关）；月经先期气血不摄加灵骨、足三里；月经延后寒凝者加用灵骨、火主（名为后四关），可于腹部加灸；月经延后血瘀者加足三重；月经延后血亏者加足三里、脾俞，加用灸法；月经先后不定期肝郁气滞者加合谷、太冲（名为开四关）；月经先后不定期肾气虚衰加下三皇。

注释：妇科、还巢则是董氏针灸治疗妇科病第一穴组，为治疗妇科病之通治针，为首选穴，对月经不调仍具特效；三阴交是传统针灸治疗妇科病第一要穴，用于治疗各种妇科病；子宫穴为经外奇穴，邻近胞宫，调理冲任、通调胞宫气血，专用于子宫疾病的治疗。三穴配合不仅能治疗月经不调，而且能治疗各种妇科病，可为妇科病基本方。若再根据辨证加配相关穴位，可有速效，一般经2~3个月经周期治疗即可恢复正常。

【按语】

月经不调乃是妇科中常见病，现代医学治疗较为棘手，一般仅能对症治疗，难以根本解决，针灸施治具有很好的疗效，具有标本兼治的作用，其治疗要把握治疗时机有助于提高疗效。一般多在月经来潮前5~7天开始治疗，行经期间不停针，至月经结束为1个疗程，一般经2~3个月经周期治疗即能恢复正常。

平时注意生活调养和经期卫生，调节寒温，保持舒畅的心情，切忌抑郁生气，经期适当休息，注意保暖，不下冷水，少吃生冷及辛辣食物。

第三节 闭经

闭经是指年逾16周岁月经尚未来潮，或一行又中断3个月经周期以上的病症。本病在临床甚为常见，是中医临床就诊的常见疑难病，在现代临床医学中将其分为原发性和继发性两种。原发性闭经是指女子已过青春期而尚未来月经者；继发性闭经是指曾有月经，以后而因其他疾病停经3个月以上而不来潮者。

中医学很早就有对本病详细的记述，早在《黄帝内经》中已有记载，当时称为"女子不月""月事不来""血枯"。后陆续在诸多文献中对本病有了更全面的详述，在《金匮要略》《诸病源候论》《千金要方》等医籍中从不同方面对本病做了进一步的分析，因此中医学在治疗本病方面积累了丰富的实践经验。中医学根据其发病原因归结为两个方面，一是血枯经闭，为虚证，基本病机是血海空虚，以调补为主；二是血滞经闭，为实证，基本病机是脉道不通，以祛瘀化滞为主。

【治疗】

一、刺血疗法

三江穴

注释：三江穴在腰部，在第13椎下之分线穴起，每下1节1穴，7穴及14椎下旁开3寸，有6穴。点刺放血，少出血即可，每周1次。

二、毫针治疗方案

基本处方

妇科　还巢　灵骨　三阴交

配穴：肾气亏虚者加下三皇；气血不足者加足三里、气海；气滞血瘀者加太冲、血海；痰湿阻滞者加丰隆、中脘。

注释：妇科、还巢是董氏针灸治疗妇科病通治针，调理妇科诸疾，三阴交是传统针灸妇科病第一穴，两组穴位虚实皆可运用。灵骨穴对应于下焦及阴部，善于理气调血。

【按语】

闭经是妇科常见疾病，其原因虽然非常复杂，但是不外乎虚实两证，因此临床治疗首先明确虚实之因，虚证以调补为主，实证以通为要。现代医学治疗多以激素类药物为用，多是即时之效，难以治其本。针灸明确病因，辨清虚实，疗效非常满意，尤其实证速见其效，虚证常需要一定时间的调理。治疗时把握住治疗时机，可有事半功倍之效。本病与情绪因素有重要关系，因此在月经期间或治疗期间应注意调节情绪，保持乐观的心态。注意生活起居要有规律，在经期切忌受凉或过食冷饮。

第四节 崩漏

崩漏是指经血非时暴下不止或淋漓不尽，前者为崩，后者为漏，崩与漏只是量多少的不同，两者常相互转化并存，故统称为崩漏。相当于现代医学中的宫血，宫血又有功能性子宫出血和器质性子宫出血两大类。崩漏之症，中医针灸文献中早有详述。《针灸甲乙经》载："妇有漏下，血海主之。"《医宗金鉴》中言："妇人经行之后，淋漓不止，名曰经之漏，经血突然大下不止，名为经崩。"由此可见，中医学不但对本病已有较深的认识，并且及早地运用了针灸治疗。

中医学认为，崩漏多因肾、肝、脾不足，导致冲任损伤，不能固摄血液以致经血非时而下。本病病位在胞宫。基本病机是冲任不固，血失统摄。

【治疗】

毫针治疗方案

基本处方

隐白 大敦 断红 三阴交

配穴：肝郁血热配行间、血海；气血不足者加足三里、气海；肾虚不固者加用下三皇。

注释：隐白为足太阴脾经之井穴，脾统血，脾不统血就会出现漏症，井穴善开窍，故隐白能治漏；大敦为肝经之井穴，肝藏血，肝不藏血就会出现崩症，井穴善开窍，故大敦能治崩。二穴伍用崩与漏皆治。断红为经外奇穴，因善治妇科出血病证，故名为断红；三阴交为足三阴经之交会穴，有疏肝理气、健脾统血、补肾固本的作用，是治疗妇科诸疾的要穴。

【按语】

崩漏是妇科常见病，尤以青春期女性与更年期女性发病率高，现代医学治

【治疗】

一、刺血疗法

内踝至三阴交瘀络

注释：其方法就是在这一区域找细小的浮络，点刺出血，使血自出即可，这一带点刺出血是董氏针灸治疗生殖系统病变常用治法，如不孕症、睾丸炎、疝气、阴道炎等阴部病变皆可以用之，是很有效的方法。

二、毫针治疗方案

基本处方

妇科 还巢 水晶 太冲 子宫

注释：治疗本病首选的还是妇科、还巢，二穴左右交替用针，也可以用姐妹三穴治疗，二穴组是董氏针灸治疗妇科病之通治针；水晶乃水之结晶之意，指子宫，本穴在肾经上，肾主生殖，因此治疗子宫病甚效；太冲为肝经之原穴，足厥阴肝经与生殖联系最为密切，因本穴为原穴，是肝主藏血，肝主疏泄，因此用之调血理血通瘀的作用；子宫为传统针灸之经外奇穴，专用于子宫病的治疗。

【按语】

目前现代医学治疗本病仅有手术方法，因此属于棘手的疾病，针灸治疗本病有较好的疗效，治疗越早肌瘤越小其疗效也就越好。古代医家在临床中也积累了较为丰富的经验，如《类经图翼》载："癥瘕：三焦俞、肾俞、中极、会阴。"《神应经》载："癥瘕：关元。"《神灸经纶》载："胃俞、脾俞、气海、天枢、行间、三焦俞、肾俞、子宫、子户、中极、会阴、复溜。"这些经验至今为临床治疗起着重要的指导作用。在董氏针灸中董师直接指出可治疗子宫肌瘤的用穴有妇科、还巢、火硬、火主、水晶、地皇、姐妹三穴（姐妹一、姐妹二、姐妹三），可见董师也极为重视本病的治疗。

针灸治疗肌瘤在6厘米以下的可以完全消除，但是超过6厘米者难以解决。在治疗期间要让患者保持乐观情绪，避免烦恼及紧张劳累，做到劳逸结合。

第十节　乳癖

乳癖相当于现代医学中的"乳腺小叶增生""乳腺纤维囊性增生"等一类疾病，其症状主要表现为单侧或双侧乳房疼痛并出现良性肿块为特征，与月经周期及情志变化密切相关。本病既非炎症，亦非肿瘤，而是由于情志抑郁、内分泌功能紊乱致使乳腺结构异常的一种妇女常见病。本病一般好发生于25~45岁的女性，尤其多见于高龄未婚、未生育、未哺乳及性功能障碍的妇女。在中医学中又称为"乳痰"及"乳核"。中医学认为本病的发生多由忧郁思虑，以致肝失条达；或心脾郁结，气血失调，痰湿阻滞乳络而成；或病久、房劳不节，损及肝肾，阴虚血少，则经络失养而成本病。本病病位在乳房，基本病机是气滞痰凝乳络，冲任失调，病在胃、肝、脾三经。

【治疗】

一、刺血疗法

肩井　天宗

注释：肩井与天宗二穴常是乳腺疾病的反应点，当有乳腺疾病时常在二穴区域有明显的压痛反应，因此针之有很好的疗效，通过刺血，活血散结，促进血行，使经气条达。一般每周1次。

二、毫针治疗方案

基本处方

足三重　通关　通山　门金　合谷　太冲　膻中

注释：足三重是董氏针灸重要穴位，具有活血化瘀之效，对乳腺疾病有显著疗效。通关、通山也是董氏针灸重要穴组，其体在胃，其用在心，本穴尤善治乳腺增生。门金与陷谷穴相近，陷谷穴属足阳明胃经之输穴，足阳明胃经直接经过乳房，因此用之治疗乳腺疾病甚效。合谷穴属手阳明大肠经之原穴，太冲穴属足厥阴肝经之原穴，两穴伍用名曰"四关"，刺之，可以调气血，以疏肝理气活血化瘀而达治疗之目的。《标幽赋》言："寒、热、痛、痹开四关而已之。"膻中位于两乳房之间，为八会之气会，肝经络于膻中，针之可宽胸理气，消除患部

第四节　眼睑下垂

眼睑下垂是指上眼睑提举无力，或不能抬起，以致睑裂变窄，甚至遮盖部分或全部瞳仁，影响视力的一种眼病。常见于现代医学中的重症肌无力眼肌型、动眼神经麻痹、眼外伤等疾病中。在中医中称之为"上胞下垂"，又有"睢目""侵风""眼睑垂缓""胞垂""睑废"等名称。中医学认为，本病有先、后天之分，气虚不能上提，血虚不能养筋为其主要病因病机。可因先天禀赋不足，肝肾两虚；肌腠空疏，风邪客于胞睑，阻滞经络，气血不和；脾虚气弱，中气不足，筋肉失养，经筋弛缓，以致胞睑松弛无力而下垂。

【治疗】

毫针治疗方案

基本处方

三叉三　门金　公孙　阳白　攒竹　丝竹空

注释：三叉三与门金为董氏针灸之常用要穴，三叉三有治疗疲劳无力，提神醒脑的作用，门金穴"金"应于肺，与"气"有关，其穴在胃经上，胃经属土，故土金两治，肺脾并补，治疗眼皮沉重无力疗效甚佳。本病归属上胞下垂，与脾气虚弱、气血不足有关，公孙为足太阴别走足阳明胃经之络穴，八脉交会穴之一，通于冲脉，既能健脾又能调理气血。攒竹、丝竹空与阳白均位于眼上方，三穴合用，可通经活络，调和气血，升提眼睑。此方采用局部近取与辨证远取相结合，标本兼治，使下垂之眼睑得以升提而愈。

【按语】

本病在古代虽然报道较早，但是目前所流传下来的古代文献尚无本病的针灸治疗，在近代针灸临床中有诸多的针灸治疗报道，并取得了显著疗效，传统针灸临床主要以眼睛局部用穴为主，笔者根据传统针灸理论与董氏针灸理论结合，采取局部与远端用穴相结合，取得了显著疗效。本病病因复杂，治疗前需明确诊断，并坚持一定时间的治疗。

第五节　青光眼

青光眼是一组临床综合征，以进行性视神经损伤、视野缺损为主要特征的一类疾病。青光眼的分类比较复杂，分为原发性、继发性和先天性。原发性，又分为开角型、闭角型。闭角型最为常见，又可分为急性、慢性闭角型青光眼。而开角型的都是慢性病程。针灸以原发性开角型青光眼为最效，又称为慢性开角型青光眼、慢性单纯性青光眼。本病早期几乎无症状，只有在病变进展到一定程度时，可出现头痛、眼胀、视物模糊等。到晚期因视野缩小而出现行动不便和夜盲等。眼压早期可表现为不稳定性，眼压波动幅度较大。

青光眼在中医学中属于"五风内障"范畴，原发性开角型青光眼相当于五风内障中的青风内障。中医认为，本病的发生多因七情内伤，情志不舒，暴怒急郁，肝郁化火，火盛生风，风火上扰于目；或肝木横逆犯脾土，浊气上泛于目；或脾湿生痰，痰瘀化热生风，肝风痰火上扰清窍等诸多因素，均可导致气血失和，玄府闭塞，神水瘀滞，故而成本病。

【治疗】

一、刺血疗法

太阳；耳尖与耳背瘀络

注释：太阳穴与及耳尖刺血可治疗诸多眼疾，均具特效，二穴点刺放血对青光眼也有很好的疗效，二穴可交替运用，对症状的改善及降低眼压皆有很好的作用，用之能够较快地发挥疗效，急性期可隔日1次，慢性患者每周1~2次即可，病情轻时可以少出血，症状重时可适当多出点血。

二、毫针治疗方案

基本处方

下三皇　光明　行间　球后　头临泣

注释：下三皇为董氏针灸要穴组，在这里包括肾关、地皇与人皇三穴，本穴组组作用肾，滋水涵木之效。光明穴既包括了传统针灸的光明穴，又包括了董氏针灸之光明穴，二穴一为肾经之穴，一为胆经之穴，补泻兼施。行间为足厥阴肝经之荥穴，可使上逆之肝气下行，不仅能够迅速改善患者头痛、头晕、眼胀的症状，而且降眼压也具有确实的作用。球后为经外奇穴，专治疗各种眼疾，针刺之行气活血，疏调目系，重在明目。头临泣为足少阳胆经之穴，在头面部，具有清火明目功效。诸穴远近相配，相得益彰，无论即时之效，还是远期疗效均理想。

【按语】

针灸治疗青光眼由来已久，早在《秘传眼科龙木论》中就有明确的记载，之后也有散见的相关记述，尤其在现代针灸临床中常有相关文献报道，其治疗文献报道有明显增加的趋势。通过临床治疗经验来看，一般来说，病程越短效越好，因此及时介入针灸治疗可取得满意疗效。本病多较顽固，易反复发作，因此需要坚持长程治疗。本病与情绪密切相关，平时切忌抑郁生气，因此让患者保持良好的情绪对恢复有至关重要的作用。针灸治疗本病获得好的疗效必须做到早期及时干预，坚持长程规律治疗，保持良好的情绪，其治疗就能获得满意疗效。

第六节　白内障

白内障是以晶状体混浊、视力缓慢减退渐至失明的一种慢性眼病。晶状体是人眼球中重要的光学部件，正常情况下是透明的。各种原因导致晶状体蛋白质变性而发生混浊，致使患者出现不同程度的视力下降，称为白内障，最终导致失明。根据发病年龄可分为先天性白内障和后天性白内障。后天性白内障又分为老年性白内障、并发性白内障、外伤性白内障、代谢性白内障、放射性白内障、药物性白内障及中毒性白内障。其中以老年性白内障最为常见，占所有白内障患者的50%以上，也是针灸疗效较好的一类，本节所谈的主要针对的是老年性白内障。常见于50岁以上老年人，年龄越大发病率越高。主要表现为视力渐进性下降，起病缓慢，病程长，可数月至数年不等，自觉眼前有固定不动的黑点，屈光改变及色觉改变，视野缺损。视力可由模糊逐渐减退至失明。

本病相当于中医学的圆翳内障或如银内障。中医认为，本病的发生多因年老体衰、肝肾不足、脾虚湿盛、热毒亢盛及气血不足等原因，导致晶珠浑浊，视力下降，最终瞳神内呈现白色或棕色的翳障，导致视力下降，甚至失明。

【治疗】

毫针治疗方案

基本处方

水相穴　水仙穴　光明穴　睛明　球后　鱼腰

注解：水相穴、水仙及光明穴均是董氏针灸之穴，三穴均是肾经之穴，水相与传统针灸之太溪相符，太溪为足少阴肾经之原穴，肾脉之根，水仙穴在水相穴（太溪）下面，与水相倒马针。光明与传统针灸复溜相近，复溜为肾经之母穴，也是补肾。白内障因年老体衰，精气亏虚而致，因此补肾以治其本。睛明、球后及鱼腰均是传统穴位，均在眼睛之局部，针刺局部穴位，具有改善眼睛周围之气血运行，补益眼部气血，濡养神珠的作用。远道用穴以补肾治其本，局部用穴调气血濡养眼目，本穴组"奇正"用穴结合，远近用穴相配，标本兼治。

【按语】

本病在古代文献记述甚早，针灸治疗本病也有较早的相关记载，《针灸甲乙经》中已有记述。唐代王焘《外台秘要》中记载了用金针拨治法："宜用金箆诀，一针之后豁若开云而见白日。"之后诸多医籍记载了针灸治疗白内障的运用，为后世临床留下了宝贵的经验，笔者在几年前用针灸也治疗了数例患者，临床疗效较为满意。近几年随着老年性白内障手术治疗的日益成熟，选择针灸治疗的患者已明显较前减少。针灸治疗有一定的优势性，若早期选择针灸治疗，可较快地改善症状，有效的延缓了本病的进一步发生和发展，针灸治疗痛苦性小，无不良后果，花费低，因此针灸治疗仍有一定的重要价值。

第七节　散光

散光是一种常见的屈光不正性眼病，指眼球在不同子午线上的屈光力不同，平行光线经眼屈光系统折射后不能在视网膜上形成焦点，在视网膜上形成不清晰的图像。本病发病率极高，在成人中，散光的患病率高达40%以上，目前其病因尚未完全明确。在临床中，散光常与近视或远视相互并存。

散光相当于中医学中的"云雾移睛"，中医认为，本病的发生多因肝肾两亏，精血不足，或脾虚失运，精气不能上荣于目所致。主要症状表现为视力模糊和视力疲劳。

【治疗】

毫针治疗方案

基本处方

中白 肾关 光明 睛明 瞳子髎 球后

注释：中白、肾关、光明均是董氏针灸用穴，远端取穴，三穴所用都是从补肾角度发挥治疗，中医认为本病的发生，主要是因肝肾亏虚、精血不足而致，其用是从治本而发生治疗功效，肾关与光明配合运用治疗多种眼疾。睛明、瞳子髎与球后是传统针灸用穴，皆在眼睛周围，是治疗眼疾的重要穴位，针刺眼睛局部穴位直接疏调眼睛之气血，有活血通经的作用，远近相配，标本兼治。

【按语】

一般来说，散光在50度及以下的患者不需要特殊处理，只有超过50度的情况需要调整处理。本病在现代医学中尚无有效药物治疗，主要是通过眼镜、激光及手术方法矫正散光。针灸调整散光有较好的疗效，具有确实的作用，如果单纯的散光针刺十几次就可以得到有效的改善，如果合并了近视与远视等情况，调理起来就比较慢一些，同时一并调整相关疾病。平时要注意养护眼睛，注意眼睛的卫生与保健，减少眼睛过度疲劳。

第八节　耳鸣、耳聋

耳鸣、耳聋是听觉异常的症状。耳鸣是听觉功能紊乱产生的一种症状，自觉而内鸣响，如蝉如潮，以妨碍听觉为主症；耳聋以听力减退或听觉丧失为主症。临床上耳鸣、耳聋既可单独出现，亦可先后发生或同时并见，故一并论述。

本病的发生多因暴怒、惊恐而致肝火上逆，少阳经气闭阻或外感风邪，壅遏清窍均可致耳鸣、耳聋；或因肾气虚弱、精气不能上达于耳，则可致耳鸣、耳聋。前者为实证，后者为虚证，本病病因虽然复杂，但不出虚实二因，故在临床施治时，当以此为要，虚证以益精补肾为主。实证当以清泻肝胆为主。本病病位在耳。基本病机是邪扰耳窍或耳窍失养。

【治疗】

一、刺血疗法

外踝周围瘀络；四花外穴瘀络

注释：外踝周围及四花外穴区域皆属于少阳经之范围，在此区域点刺放血适宜于肝胆火盛而致的患者，具有疏风泻火，通络开窍的作用。两穴区可以交替运用，在穴区找瘀络点刺，自然出血即可，暴聋者隔日1次，一般性耳鸣耳聋者每周1~2次。

二、毫针治疗方案

基本处方

驷马穴　肾关　中九里　三叉三　耳门透听会　翳风

注释：驷马穴其体在胃，其用在肺，肺金也，金生水也，肺为肾之母也，通过以补母实子之法，即益气升阳而达治疗。肾关以补肾气为主，肾开窍于耳。中九里与风市穴相符，三叉三与液门相符，二穴分别为手足少阳经之穴，少阳经环耳入耳，与耳联系密切，上下相配以疏通少阳经脉。耳门透听会乃一针三穴，由耳门经过听宫，到达听会，三穴分别归属手少阳、手太阳及足少阳三经，三经与耳朵联系最为密切，均直接到达耳内，一针三穴加强了刺激强度，直接疏调耳内之气血，宣通耳窍。翳风为手少阳三焦经之穴，其穴在耳后，既能直接疏调耳内之气血，又能疏调三焦之气血。

【按语】

耳鸣、耳聋在临床甚为常见，现代医学治疗尚缺乏有效方法，针灸治疗有极佳的临床疗效，可谓是特效之法，笔者在临床曾治疗百余例的患者，其临床疗效满意。针灸治疗耳鸣、耳聋中医学记载甚早，在《黄帝内经》中已有详细的论述，如《灵枢·厥病》载："耳聋无闻取耳中……耳聋，取手小指次指爪甲上与肉交者；先取手，后取足。"《灵枢·口问》载："耳者宗脉之所聚也，故胃中空则宗脉虚，虚则下溜，脉有所竭者，故耳鸣，补客主人，手大指爪甲上与肉交者也。"《针灸甲乙经》载："聋，翳风及会宗、下关主之。耳聋无闻，天窗主之。"由此可见，中医学中不仅对本病有了全面的认识，而且在针灸治疗上也积累了丰富的经验。

临床实践证明，针灸治疗本病的疗效是毋庸置疑的，但是一定抓住治疗时机，治疗越早疗效越好，时间越长疗效越低，突发性耳聋者一个月之内为佳，慢性耳聋者3个月内为佳，错过这个时机，其治疗难度就会明显增加。本病与生活因素密切相关，尤其与情绪因素关系直接，切忌抑郁生气，保持舒畅心情；虚证患者，避免过度劳累，节制房事。

第九节　聤耳

聤耳即现代医学的化脓性中耳炎，又称为"脓耳"。根据发病的缓急及病程的长短可分为急、慢性中耳炎。急性中耳炎主要表现为耳内疼痛，流脓，耳内闷胀或耳鸣，听力下降。急性期可出现轻重不一的全身症状，如高热、寒战、头痛、乏力等，严重者会导致鼓膜穿孔。慢性化脓性中耳炎主要表现为耳道流脓和听力下降。本病的发生常与外感风热、情志恚怒、嗜食辛辣厚味等因素有关。本病病位在耳，手足少阳经皆入于耳，故本病属少阳经病变，多属风热上壅或肝胆火郁夹湿热上攻结聚耳窍所致。基本病机是邪扰耳窍或耳窍失养。

【治疗】

一、刺血疗法

外踝周围瘀络；制污穴

注释：外踝部位是足少阳胆经所过，耳朵也是手足少阳经所过，因此在外踝部位瘀络点刺出血能清泻三焦郁火；制污穴对耳内流脓有很好的疗效，尤其脓液较多的时候，点刺放血极佳。在此两部位刺血对中耳炎疗效确实，两个部位可以交替运用。

二、毫针治疗方案

基本处方

外三关 耳门 听会 翳风 外关

注释：外三关为董氏针灸穴位，具有清热解毒，清泻三焦之火的作用，对本病有很好的疗效，尤其与制污穴点刺放血，可有协同的作用；手足少阳经均行于耳周，入耳中，取手、足少阳经在耳部周围的耳门、听会、翳风以疏利少阳、行气通窍；外关为手少阳三焦经之络穴，有和解少阳、清热泻火、疏通少阳经气之功。诸穴合用，共奏行气启闭、清热化腐之效。

【按语】

针灸治疗聤耳有较早的文献资料，在《针灸大成》《医学纲目》中均有记载。针灸治疗确具较好的临床实效，特别在急性期，其疏风清热、解毒止痛的作用非常明显。对已化脓穿孔者，通过针灸治疗可以促进吸收、痊愈。在治疗期间忌食辛辣香燥之品，及时清除耳内积脓或积液，保持耳道引流通畅。避免水及泪进入耳中。

第十节　牙痛

牙痛是指牙齿因各种原因引起的疼痛，是口腔中最常见疾病，因此在日常生活中有"牙痛不算病"之说，因为牙痛太常见了，一个人一生中几乎都会或轻或重的有过牙痛的发生。虽然不算病但是"疼起来却不要命"，这说明牙痛痛苦性极大，疼痛程度很剧烈。

中医学认为，牙痛的发生多与外感风火邪毒、过食膏粱厚味、体弱过劳等因素有关，其基本病机为风火、胃火或虚火上炎所致。本病病位在齿、牙龈。肾主骨，齿为骨之余，手、足阳明经分别入下齿、上齿，故牙痛与胃肠、肾关系密切。

【治疗】

一、刺血疗法

陷谷穴至解溪穴一带区域；太阳穴；四花外穴

注释：在陷谷至解溪区域找瘀络点刺放血，这一区域属于足阳明胃经，在这一区域点刺放血可有舒经活络，祛风泄热的作用，适宜风火牙痛，尤其上牙痛；牙痛多为实热上攻于牙齿而致，太阳穴点刺可疏泄阳明经气，泄血清热，故而能达到止痛消肿的目的；四花外穴区域瘀络点刺出血，治疗胃火牙痛也有很好的疗效。

二、毫针治疗方案

基本处方

侧三里、侧下三里 合谷

配穴：上牙痛加内庭、下关；下牙痛加三间、颊车；风火牙痛加翳风；胃火牙痛加内庭；虚火牙痛加太溪；龋齿牙痛加偏历。

注释：侧三里与侧下三里为董氏针灸穴位，是董氏针灸治疗牙痛最常用的穴位，治疗牙痛特效。合谷为手阳明大肠经之原穴，是传统针灸治疗牙痛最常用的穴位。二穴伍用可谓是相辅相成，相得益彰，功效倍增。

【按语】

在民间有"牙痛方一大筐"之说，这说明治疗牙痛的方法很多，但是很有效的不多，正因为疗效不佳，才有一大筐之方。用针灸治疗牙痛具有简便廉验的特点，取穴少，见效快，易于取穴，效果确实，是非常好的一种方法，一般针之即效。但对于龋齿痛仅能暂时止痛，多需要牙科进一步的处理。平时注意口腔卫生，避免咀嚼过度的硬物和冷、热、酸、甜等刺激性食物，对于反复发作的顽固性的牙痛要注意和三叉神经痛相鉴别。

传统针灸治疗牙痛主要根据经络与牙齿的联系施以用穴，手阳明大肠经联系下牙齿，足阳明胃经联系上牙齿，主要是从二经取穴，尤其是手阳明大肠经，手阳明大肠经在古代被称为齿脉，诸多的穴位可治疗牙痛，如二间、三间、合谷、阳溪、偏历、阳溪等穴，皆是治疗牙痛的常用要穴。

第十一节　咽喉肿痛

咽喉肿痛是指以咽喉部红肿疼痛、吞咽不适为主症的一种病证，是多种疾病的一种表现症状，可见于西医学中的急、慢性扁桃体炎，扁桃体周围脓肿，咽旁脓肿，急、慢性喉炎等疾病，一般统称为上呼吸道感染。相当于中医学中的"喉痹""乳蛾""嗌肿""嗌痛""嗌干""咽喉干燥""喉音"等范畴。

咽喉肿痛的发生常与外感风热、饮食不节和体虚劳累等因素有关，本病病位在咽喉，基本病机是火热或虚火上灼咽喉。

【治疗】

一、刺血疗法

少商、商阳；喉蛾九穴；耳尖、耳背瘀络

注释：少商为手太阴肺经之井穴，是治疗咽喉肿痛的要穴，尤其是急性咽喉肿痛，血出立效。点刺出血，可清泻肺热，为治疗咽喉之疾之主穴。《十四经要穴主治歌》言："少商惟针双蛾痹，血出喉开功最奇。"《胜玉歌》中言："颔肿喉痹少商前。"商阳为手阳明大肠经之井穴，阳明经多气多血，点刺出血可清泻阳明经之邪热。《针灸大成》言："商阳穴主口干颐颔肿。"喉蛾九穴为董氏针灸之穴，专治咽喉肿痛、声音嘶哑、呼吸困难等，临床根据疾病的轻重点刺出血点，一般以中间三穴为常用。耳尖与耳背全息对应于肺，本穴善祛风清热，故点刺放血对咽喉肿痛也极效。

二、毫针治疗方案

基本处方

液门　天容　廉泉　足千金、足五金

配穴：急性咽喉肿痛加尺泽、分金穴、鱼际；慢性咽喉肿痛加列缺、照海、太溪。

注释：液门为三焦之荥水穴，荥主身热，水能克火，用之能清泻三焦之火；天容位于咽喉附近，属于手太阳小肠经，具有清热利咽的作用；廉泉位于喉舌之间，内应舌根，为任脉与阴维脉之交会穴，性善通利，用之可清利咽喉，通利舌络，是治疗咽喉之要穴；足千金、足五金为董氏针灸之穴组，穴名为"金"，与肺有关，喉为肺系，本穴组可统治咽喉病变。

【按语】

咽喉肿痛是临床常见病、多发病，易反复发作，现代医学治疗主要以抗生素为主，抗生素副作用大，对急性者疗效满意，但对慢性者疗效不佳，难以治其本。针灸治疗无论急慢性皆效，急性者刺血见效最快，可有血出立效的作用。慢性者针刺治疗标本兼治，以毫针治疗为主。平时宜加强咽喉的保护，尤其是反复发作者，更注意不良的刺激，在治疗期间忌食辛辣刺激性食品，忌烟酒，平时多饮水。避免大声及过度讲话，加强体育锻炼，增强防寒的能力。

第十二节　鱼刺哽喉

鱼骨刺喉是日常生活中常见的意外现象，一旦发生，患者多束手无策，恐慌不安，若处理不当，轻者造成咽喉部的损伤，严重者造成咽喉部大出血等严重现象。董氏针灸对此有较好的疗效，故本节将其运用阐述如下。

【治疗】

毫针治疗方案

基本处方

指五金、指千金；足五金、足千金

注释：两组穴位名称相同，一在手指上，另一组在下肢上，均能治疗咽喉疾病，尤其足五金、足千金对咽喉疾病特效。两组穴位均对鱼刺哽喉有特效。指五金、指千金取穴方便，但针刺较敏感，疼痛明显；足五金、足千金在下肢，虽取穴不便，但针刺敏感性低，针刺疼痛差。临床可任取一组穴位即可。

【按语】

余在临床曾治疗过7例患者，所用穴位皆是以取穴方便的指五金、指千金为用，皆获得了满意疗效。其中笔者本人曾经用过本穴组治疗一次，针刺后不到

1分钟即将鱼刺卡出。笔者的一名学生也亲身本穴组治疗过1次，其针刺后也是不到1分钟而解。

笔者认为本穴组所起的作用，可能是松解了咽喉部肌肉，使咽壁肌肉得以松弛，从而鱼刺就能顺利而出。

第十三节　失语

失语即言语不清或语声不出为特征。中医学中称之为"喉喑"，起病急骤者，称之为"暴喑"或"卒喑"；反复发作或迁延不愈者，称之为"久喑"或"久无喑"。中医学认为，有虚实之分，与肺肾关系密切。实证多由风寒、风热犯肺，肺气失宣，邪气凝滞于喉，或情志不舒、肝气犯肺，气滞痰凝，阻滞喉窍，导致"金实不鸣"；虚证者多因肺肾虚损，喉窍失养，导致"金破不鸣"。

失语是多种疾病的一个临床表现，可见于现代医学中的急慢性咽喉炎、喉返神经麻痹、声带麻痹或声带小结及癔症性失语等疾病均可见失语。

【治疗】

一、刺血疗法

总枢穴

注释：总枢位于头至上背的活动中枢，头部总管人之心智活动，故此名为总枢。本穴介于督脉之风府与哑门之间，传统针灸之哑门穴即治疗失语之要穴，如《玉龙歌》言："偶尔失音言语难，哑门一穴两筋间，若知浅针莫深刺，言语音和照旧案。"

二、毫针治疗方案

基本处方

失音　背面　廉泉　通里

注释：失音穴为董氏针灸之穴，因其能治疗失语性疾病，故名为"失音"。位于膝盖内侧之中央点及其下二寸，两穴点分别在股骨内上髁上缘与下缘各一穴，针刺时由脾经向肾经沿皮刺，股骨内上髁犹如喉结，此针法就如两针夹喉结一样，对失音效佳，尤其暴瘖特效；背面亦为董氏针灸穴位，在四四部位之上臂部，邻近肩髃穴，肩髃穴属手阳明大肠经，手阳明与手太阴相表里，有调理肺气的作用，其穴下为丹田神经，丹田属先天之肾气，能肺肾同调，所以可治疗不能言语、发音无力、全身疲劳、两腿发酸；廉泉为局部选穴，内应舌根，活血行气，通利喉窍；通里为手少阴心经之络穴，手少阴"却上肺""上夹咽"，有利咽开喑的作用。

【按语】

针灸治疗失语性疾病疗效较好，本病的针灸治疗记载由来已久，最早可见于《黄帝内经》中，如《灵枢·寒热病》："暴瘖气硬，取扶突与舌本出血。"后在诸多的医籍中有治疗本病的用穴，如《马丹阳天星十二穴治杂病歌》："通里……欲言声不出……暴喑面无容。"可见针灸治疗失音性疾病古医家积累了较为丰富的经验，若与董氏针灸相结合运用，"奇正"结合更极大地提高了临床疗效。

第十四节　口舌生疮

口舌生疮俗称为口疮，即口内生疮，属于现代医学的口腔溃疡。可见于口腔内的唇、舌、面颊、上颚等处黏膜发生单个或多个溃疡，以灼热、疼痛为特征的疾病，又称为"口糜""口疳"。中医认为，本病的发生常与过食辛辣厚味、嗜饮醇酒、外感风火燥邪、病后劳损等因素而引起。本病病位在口舌，基本病机是火热上炎于口舌。

【治疗】

一、刺血疗法

上唇、下唇；四花中；太阳；金津、玉液

注释：上、下唇穴就在膝盖上下，乃取象比类，膝盖上下缘分别看作上、下唇，点刺出血治疗唇炎极具特效，尤其反复发作顽固性患者，用之甚效；于四花中穴区域找瘀络点刺出血，对面颊及唇生疮极效；太阳出血疏风散热，点刺出血泻热祛邪，故对口舌生疮有效；金津、玉液在其瘀络上刺血，让患者将舌头抬起，选择明显的瘀络，速刺出血，出血完毕再用生理盐水或淡盐水漱口。

二、毫针治疗方案

基本处方

液门 合谷 地仓

配穴：心火者加劳宫、大陵；胃火者加内庭；阴虚火旺者加通里、照海。

注释：液门为三焦经之荥水穴，"荥主身热"，泻之可清泻三焦之火，补之能补肾水；合谷是手阳明大肠经之原穴，手阳明从手走头，绕口唇、入口内，"面口合谷收"，可治疗一切口腔疾病；地仓为足阳明胃经与手阳明、阳跷脉之会，手足阳明经皆入口内，本穴在口角两边，既能疏调阳明经之气血，又能直接疏调口内之气血。诸穴远近相合，故疗效甚佳。

【按语】

本病相当于现代医学中的溃疡性口炎、复发性口疮等疾病，常易反复发作。目前现代医学尚无特效药物，治疗尚缺乏有效方法，用针灸治疗有较好的疗效，具有速效，且有治本的作用。对于反复发作的患者施以针刺，可以通过调节神经、内分泌功能而起到消炎、镇痛的作用，通过调节免疫功能，减轻或减少本病的复发。平时要注意口腔卫生；少食辛辣、肥甘之物，戒烟酒，多食富含维生素的食品；避免急躁之情绪，保持平和的心态；加强体育锻炼，增强体质，提高免疫力。

第十五节　过敏性鼻炎

过敏性鼻炎是指突然和反复发作的以鼻痒、打喷嚏、流清涕、鼻塞为主要特征的鼻病。呈季节性、阵发性发作，亦可常年发病。本病属于中医学"鼻鼽"之范畴，中医认为，本病的发生常与正气不足、外邪侵袭等因素有关。本病病位在鼻，与肺、脾、肾三脏关系密切。基本病机是脾肾亏虚，肺气不固，邪聚鼻窍。

【治疗】

一、刺血疗法

正本

注释：正本穴属于董氏针灸之穴，与传统针灸之素髎相符，在董氏针灸中董师言本穴可治"敏感性鼻炎"，敏感性鼻炎即现代医学所言的过敏性鼻炎。本穴在督脉上，督脉为诸阳之会，能调理气血及通阳而祛风寒之邪，其穴在鼻尖之上，直接疏调鼻内之气血，因此用之治疗本病极效。

二、毫针治疗方案

基本处方

足驷马　木穴　迎香　印堂　足三里

注释：足驷马为董氏针灸之要穴，其体在胃，其用在肺，肺开窍于鼻，本穴治疗过敏性疾病极效，过敏性鼻炎即过敏性疾病，因此本穴组治疗过敏性鼻炎特效；过敏性鼻炎最主要症状特点为流清涕，针刺木穴治疗流涕在顷刻之间，因木穴作用于肝，肝主风，有祛风的作用，因此木穴治疗过敏性鼻炎极效；迎香为手足阳明经之交会穴，手阳明大肠经止于迎香，足阳明胃经起于迎香，迎香在鼻两旁夹于鼻，故针刺迎香穴治疗鼻疾有标本兼治的作用，是历代治疗鼻疾之要穴、必用之穴；印堂穴在鼻根之处，用之直接疏调鼻内之气血，对鼻子症状立竿见影，治其标；足三里为多气多血的足阳明胃经之合穴，足阳明胃经起于鼻，到达鼻根，循行于鼻旁，足阳明胃经与鼻子关系密切，足三里为土中之土穴，调理气血作用甚强，故治疗鼻子疾病以治其本。以上诸穴合用，"奇正"结合，远近相配，标本兼治，故作用特效。

【按语】

本病与中医之鼻鼽完全相符，早在针灸学中记述已久，如《针灸玉龙经·盘石金直刺秘传》：鼻酸多涕、流清涕：囟会、风门（灸）；《备急千金要方》："神庭、攒竹、风门、合谷、至阴、通谷，主鼻鼽，清涕出。"《针灸大成》："鼻流清涕：人中、上星、风府。久病流涕不禁：百会（灸）。小儿多涕，是脑门被冷风拍著及肺寒也：灸囟会三壮。明堂：疗头风多鼻涕，鼻塞。"

可见针灸学中古医家积累了较为丰富的经验，这些经验一直指导着临床的运用。通过临床治疗来看，针灸治疗本病有较好的疗效，急性期一般治疗2~3次即可获得显著疗效，尤其对改善鼻道的通气功能较为迅速。慢性者疗程稍长，尤其配合灸法疗效更佳。

本病容易反复发作，因此避免复发极为重要。烟酒过度可影响鼻黏膜血管舒缩而发生障碍，所以在治疗期间，应忌烟酒；本病与过敏有直接的关系，因此患者应平时避免或减少粉尘、花粉、羽毛等变应原的刺激，尤其有过敏史的患者，应避免接触或食用易引起过敏的食物等；平时应加强锻炼身体，增强体质。

第十六节　鼻窦炎

鼻窦炎是以鼻流腥臭浊涕、鼻塞、嗅觉减退为主症的一种病证。又称为"鼻漏""脑漏"。中医认为，本病的发生主要多为外感之邪与伏郁之热相结，熏蒸清窍；或因肺气虚寒，津液不得下降，留滞于空窍而形成。其主要症状为鼻塞、流涕（或浓或稀）、嗅觉减退、头昏、头痛等表现。相当于现代医学中的急、慢性鼻窦炎和副鼻窦炎等疾病。

【治疗】

毫针治疗方案
基本处方

足驷马　迎香　印堂　通天　合谷

注释：足驷马作用于肺，肺开窍于鼻，因此驷马穴治疗各种鼻疾皆效，董师曾言用驷马穴治疗各种鼻炎。迎香夹于鼻旁，印堂位于鼻上，鼻通位于鼻根，均是治疗本病之要穴，三穴为近取用穴，合而用之共奏疏散鼻部郁热而通鼻窍之功效。合谷穴属手阳明大肠经之原穴，手阳明大肠经上行于面而夹于鼻，"面口合谷收"，针刺合谷通利鼻窍，清泻肺热。

【按语】

在中医学中对本病的认识非常早，在《黄帝内经》上已经有了较为成熟的认识，如《素问·气厥》言："鼻为肺窍，又曰天牝，则辛頞鼻渊。鼻渊者，浊涕下不止也。"《景岳全书》云："鼻为窍，又曰天牝，乃宗气之道……若其为病，则窒塞者谓之鼽，时流浊涕而或臭者谓之鼻渊，又曰脑漏。"古人不仅对本病在发病机制方面认识深刻全面，而且对针灸治疗运用也有着丰富经验。如《针灸资生经》载："王执中母氏，久病鼻干有冷气……后因灸绝骨而渐愈。执中亦患此，偶因绝骨微痛而著灸，鼻干亦失。"又如《针灸甲乙经》载："鼻鼽不利，室洞气塞……迎香主之。"《针灸大成》载："鼻塞……合谷、迎香"。目前这些经验一直在临床广为运用，为针灸临床治疗起到了重要的指导作用。

针灸治疗本病效果良好，尤其急性者效果显著，经2~3次的治疗即可明显缓解，对于慢性反复发作者需要巩固治疗，需要明确诊断，对于鼻窦发育缺陷及肿瘤患者需要治疗原发疾病，感冒后及时治疗，平时加强锻炼身体，增强体质。

第十七节 鼻衄

鼻衄是指鼻腔不因外伤而出血的病证。在中医学中还被称为"鼻红""鼻洪"。即所说的鼻出血。鼻衄病名出现甚早，早在《黄帝内经》中对其病因、治疗已有较详细的记载。如在《灵枢·经脉》载："胃足阳明……鼻衄"。《灵枢·百病始生》云："阳络伤则血外溢，血外溢则衄血。"《灵枢·杂病》载："衄血不止衃，血流，取足太阳……不已，刺腘中出血。"在隋代的《诸病源候论》中也有论述："凡血与气内荣脏腑，外循经络，相随而行于身，周而复始。血性得寒凝涩，热则流散。而肺气之所生也，肺开窍于鼻，热乘于血，则气也热也。血气俱热，血随气发出于鼻，为鼻衄。"由此可见，历代医家已经完全掌握了鼻衄发病之病因，以及针刺技术。

鼻衄的发生常与外感风热、过食辛辣、情志不畅等因素有关。本病病位在鼻窍。基本病机是热伤鼻络，迫血妄行。

【治疗】

一、刺血疗法

少商

注释：少商为肺经之井穴，肺开窍于鼻，井穴善清热，因此点刺少商出血具有清泻肺热的作用，因肺热而致的鼻出血点刺则立效。

二、毫针治疗方案

基本处方

肩中　六完　上星

注释：肩中为董氏针灸之要穴，其穴在四四部位肌肉之丰厚处，脾主肉，有健脾统血的作用。通过手躯顺对，此部位则对应于鼻，因此用之对鼻子出血甚效；六完穴属于董氏针灸之穴，治疗各种出血，也对鼻中出血有很好的止血作用；上星穴属督脉，督脉下行鼻柱，可泻诸阳经之热，清鼻窍之火，善治鼻出血，是治疗鼻出血之要穴。

【按语】

针灸对单纯的鼻出血疗效满意，多能针到而血立止，可与鼻翼止血法、局部冷敷止血法等配合使用，其效更佳。对复杂性鼻出血、继发性鼻出血应查明原发病，如鼻中隔偏曲、肿瘤、高血压、动脉粥样硬化、凝血障碍性血液病、肝硬化等疾病，应积极治疗原发病。对血液病引起的鼻出血慎用针刺法，但可以用灸法，所以针刺前应明确诊断。当出血急、出血量大时应采取综合措施，以免延误治疗，发生意外。在治疗期间避免过劳，少食辛辣香燥之品，平时少挖鼻孔，多食富含维生素的食物。

第六章　泌尿、男科病证

第一节　癃闭

癃闭是指尿液排出困难，甚则小便闭塞不通为主症的病证。以病势较缓、小便不利、点滴而出为"癃"；病势较急、小便不通、欲解不得为"闭"，癃与闭都是排尿困难的表现症状，只是程度上的不同，因此常合并称之为"癃闭"。中医学认为，本病的发生常与久病体弱、情志不畅、外伤劳损、饮食不节、感受外邪等因素有关。本病病位在膀胱，与肾、三焦、肺、脾关系密切。基本病机是膀胱气化功能失常。

本病与现代医学中尿潴留相符，诸多疾病可导致尿潴留的发生，可见于前列腺炎、前列腺增生、前列腺肥大、前列腺肿瘤、尿道结石等疾病。

【治疗】

毫针治疗方案
基本处方

足三里　阴陵泉　三阴交　秩边透水道

注释：足三里为足阳明胃经之合穴，阴陵泉为足太阴脾经之合穴，二穴均为合穴，"合主逆气而泄"。二穴伍用治疗癃闭极具特效，早在《杂病穴法歌》中言："小便不通阴陵泉，三里泻下溲如注。"小便不通阴陵泉再配足三里针刺，就能溲（小便）如注了，也就是说小便像自来水一样能够顺利流出来了；三阴交为足三阴经的交会穴，具有疏肝、健脾、益肾，行气化瘀，通利小便的作用；秩边是治疗小便不利之要穴，透向水道，可具有疏调膀胱，通利水道的作用。

【按语】

针灸治疗本病效果满意。对于闭证需要及时处理，能让患者尽快达到排尿，在针灸治疗时要消除患者精神紧张状态，反复做腹肌收缩、松弛的交替锻炼。通过腹部受热可有利于膀胱的正常收缩。可用艾灸施灸神阙、中极等穴。也可以将食盐炒黄，待冷却后放置于神阙穴填平，再用葱白2根捣烂，做成0.3cm厚的小饼置于盐上，置艾炷于葱饼上施灸，至温热入腹内有尿意为止。癃闭证时膀胱高度充盈，使得腹部膨隆，因此针刺时要注意其深度与角度，防止损伤膀胱。在平时注意防止腹部受寒，注意保暖；平时不要憋尿，做到及时排尿。

第二节　泌尿系结石

泌尿系结石包括了肾结石、输尿管结石、膀胱结石及尿道结石，根据结石位置及其主要的症状表现分为了上尿路结石和下尿路结石。上尿路结石主要表现为突发性腰部剧烈绞痛，牵引小腹，并向前阴、会阴、大腿内侧放射；下尿路结石主要表现为小便时尿液突然中断，尿道剧烈刺痛、涩痛、有血尿，伴肾区叩击痛为主要临床症状。痛剧而久者可见面色苍白，恶心呕吐，冷汗淋漓，甚则昏厥。

本病属于中医学之"石淋""砂淋""血淋"的范畴。中医学认为，饮食不节、下焦湿热、肾阳不足而致结石是本病的基础；机体排石过程中，结石刺激脏腑组织是发生绞痛的直接原因；结石伤及脏腑组织黏膜、血络则会出现尿血。本病主要病机是湿热蕴结下焦，肾与膀胱气化不利。

【治疗】

一、刺血疗法

水愈穴

注释：水愈穴在四四部位，在腋后直上，肩胛骨下缘，对应于肾，于此处浅点刺出黄水治疗肾脏之特效针，对肾结石引起的绞痛也有特效。

二、毫针治疗方案

1.肾结石、输尿管结石基本处方

马金水 下白 京门 肾俞 三阴交

注释：马金水与马快水二穴是董师专用于肾与膀胱结石的要穴，马金水在上对应于肾，可与在下马快水倒马针配合运用加强疗效，二穴治疗结石甚效，笔者曾以二穴治疗了多例肾及输尿管结石而立效。下白穴在三焦经上，本穴既治疗肾结石、输尿管结石特效，也治疗膀胱结石特效，三焦与肾相别通，能治肾与膀胱病。京门为肾之募穴，肾俞为肾之背俞穴，俞募相配，可清利下焦湿热，通调肾气，行气止痛。三阴交通脾、肝、肾三经，可疏肝行气，健脾化湿，益肾利尿，化瘀通滞。

2.膀胱结石基本处方

马快水 气海 中极穴 三阴交

注释：马快水治膀胱结石，是董师专设用穴，疗效确实，若与在上的马金水倒马针运用，其效更佳；气海穴处于小腹部，直接疏调小腹部之气血，调补下焦之元气，治疗淋证特效，早在《席弘赋》中记载："气海专能治五淋，更针三里随呼吸。"《灵光赋》曰："气海血海疗五淋。"中极膀胱之募穴，针之可助膀胱气化，清下焦湿热，通调膀胱气机。三阴交调和气血，行气止痛，以助利尿排石。

3.尿道结石基本处方

六快 七快 曲骨 三阴交

注释：六快与七快二穴在面部，六快穴在人中穴旁开一寸半是穴，七快穴在嘴角旁开5分，近于地仓穴。这两个穴位全息对应于下焦，马金水在最上治疗肾结石，马快水在稍下，治疗膀胱结石，二穴又在马快水之下，故治疗尿道结石，二穴倒马针配用治疗尿道结石甚效；曲骨在小腹部，直接调理小腹部之气血；三阴交起到化瘀通滞的作用。

【按语】

通过长期的针灸临床来看，针灸治疗各类泌尿系结石具有肯定的疗效，尤其是董氏针灸与传统针灸结合的运用，即"奇正"结合，既有止痛之功，又有排石之效，其止痛极为迅速，一般在十分钟之内可使疼痛立止，排石也有较快的疗效，一般3次左右即可排石。针灸是治疗泌尿系结石的有效方法，值得临床推广运用。

第三节　睾丸炎

睾丸炎是睾丸或者附睾感染后而引起的炎性发病过程，是常见的男性疾病，常见于中青年。根据发病的过程和临床表现分为急性睾丸炎和慢性睾丸炎。急性睾丸炎主要表现为高热、睾丸肿大、疼痛；慢性睾丸炎以睾丸坠胀不适感、睾丸硬结及睾丸萎缩为主。

本病属于中医之"子痈""外肾痈"。中医认为，本病的发生与湿热邪毒、瘀血阻滞、肾虚血瘀等因素有关，主要与肝、肾有关。

【治疗】

一、刺血疗法

内踝至三阴交区域瘀络

注释：内踝至三阴交区域点刺放血可治疗多种男女生殖系统疾病，包括不孕症、不育症、疝气等皆可以治疗。在这一区域找瘀络点刺放血，急性者隔日1次，慢性者每周2次。

二、毫针治疗方案

基本处方

五间穴（即大间、中间、小间、浮间、外间）交替用针，蠡沟　大敦

注释：五间穴包括了大间、小间、中间、浮间及外间，治疗泌尿系统疾病甚效，尤其善治疝气及本病，临床运用时可分成两组，交替用针；蠡沟为足厥阴肝经别走足少阳胆经之络穴，善于沟通二经之经气，针刺泻之能清利肝胆湿热，以其经别经胫骨上结于阴部，治疗湿热下注之前阴病变特效，与大敦配用极效；大敦为足厥阴肝经之井木穴，泻之能疏理下焦，调理冲任，故对男女生殖系统疾病甚效。

【按语】

本病现代医学治疗主要根据发生的病因施以抗生素或抗病毒药物治疗，急性者疗效佳，但对慢性患者疗效多不理想，针灸对急慢性患者皆效，尤其慢性患者，董氏针灸与传统针灸结合极大地提高了临床疗效，通过针灸治疗可达到治本的作用，能够有效地防止其反复发作。

第四节　遗精及早泄

遗精与早泄都属于男科中常见疾病。遗精是指不因性生活而精液频繁遗泻的病症，有梦而遗精，称为"梦遗"；无梦而遗精，甚至在清醒状态下精液而自流出，称为"滑精"。凡成年未婚男子，或婚后夫妻分居，长期无性生活，一月中出现遗精1~2次，这种属于正常现象，属于"精满则溢"。如果每月超过2次，并出现了相关的伴随症状，这就是病态了。中医学认为，遗精与所求不遂，情欲妄动，沉溺于房事，精脱伤肾，或劳倦过度，气不摄精，或饮食不节，湿浊内扰等原因有关。早泄是指房事时过早射精（一般指阴茎插入阴道不到1分钟，甚至刚触及阴道口便发生射精）而影响正常性交的病证，中医学认为多与情志内伤，湿热侵袭，纵欲过度，心肾不交，久病体虚有关。遗精与早泄，其病位均在肾，基本病机均为肾失封藏，精关不固，故在此一并论述。

【治疗】

毫针治疗方案
基本处方

下三皇（肾关、地皇、人皇）关元　志室

注释：此处的下三皇包括了肾关、地皇及人皇三穴，本穴组乃脾、肝、肾并治，可治疗诸多的疾病，包括泌尿系统、生殖系统、消化系统等疾病，疗效甚佳，是治疗男女生殖系统的重要组合；关元乃元气之所藏，三焦气之所出，肾间动气之所发，十二经脉之根，五脏六腑之本，是全身各脏腑器官功能活动之原始动力，生命之根本，用之益肾固本，固摄精关；志室位于肾俞之外旁，是肾气留住之处，藏精藏志之室，性善封藏，针之补肾益精，固本封藏。

【按语】

针灸治疗本病也有悠久的历史了，有诸多的医籍记载了关于本病的针灸治疗，如《针灸大成·卷八》载曰："遗精白浊，肾俞、关元、三阴交……梦遗失精，曲泉（百壮）、中封、太冲、至阴、膈俞、脾俞、三阴交、肾俞、关元、三焦俞。"《针灸资生经·第三》载："中极、蠡沟、漏谷、承扶、至阴，主小便不利，失精。"由此可见，古医家对此也积累了较为丰富的临床经验，通过临床实践证明，针灸治疗遗精、早泄能够获得满意疗效，尤其通过董氏针灸与传统针灸之优势结合，更提高了临床疗效。

在治疗期间要注意消除患者的思想顾虑，放松情绪，解除恐惧感；平时要节制性欲，杜绝手淫，禁看淫秽书刊和黄色录像；治疗期间禁止房事，起居及房事养成规律，同时戒烟酒；避免在疲劳、醉酒、情绪不佳的情况下进行房事；平时注意劳逸结合，锻炼身体，增强体质。

第五节　阳痿

阳痿在现代医学中称之为勃起功能障碍。一般是指在多数情况下阴茎不能勃起或能勃起但不能维持勃起并进行满意性交的一种病症。就主要特点归纳为三个方面，即"痿而不举""痿而不坚""坚而不久"。阳痿是男性性功能障碍最常见的病症之一，有功能性和器质性之分，器质性患者要积极查找原发疾病，针对原发疾病治疗，临床中功能性阳痿要明显高于器质性阳痿。在中医学中本病还称之为"阴痿"。阳痿的发生多与恣情纵欲，或手淫太过，思虑忧愁，嗜食肥甘，惊吓紧张等因素有关。本病病位在宗筋，与心、肾、肝关系密切。基本病机是宗筋失养，弛缓不振。

【治疗】

毫针治疗方案

基本处方

下三皇 关元 大敦 太溪

注释：此处下三皇是指肾关、地皇、人皇三穴，此三穴大补肾气，肾主生殖，故下三皇治疗男女生殖泌尿系统疾病特效，故对本病也具特效；关元为任脉与足之三阴之交会穴，可调补肝脾肾，温下元之气，直接兴奋宗筋；大敦为足厥阴肝经之井木穴，足厥阴肝经直接联系生殖系统，阴窍不能勃起则是筋病，肝气不升，就不能勃起，大敦为木经之木穴，具有很强的疏肝作用，大敦为井穴，井穴善于开窍，前阴即为一窍，故针刺大敦治疗阳痿可谓是特效要穴；太溪为肾之原穴，肾脉之根，先天元气之所发，能调节肾脏之元阴元阳。

【按语】

阳痿在男科病中甚为常见，但缺乏较为理想的方法，针灸治疗效果满意。在治疗时应当正确认识本病，合理辨证，方能收效。传统中医治疗本病，纯以补肾壮阳法为治，往往收效甚微，并且常常会出现越补越痿的现象，这是由于本病发生的原因不完全在于肾气亏虚，有时与肝失疏泄有重要的关系，所以在治疗时要疏肝调血，通经化瘀。另外本病功能性问题占了多数，这与心理因素有重要的关系，因此要重视心理调适，消除患者紧张心理，克服悲观情绪，树立自信心。保持良好的生活习惯，戒烟限酒，不可过度熬夜，适当体育锻炼，增强体质。要节制房事，不可过频过度。

第七章 儿科病证

第一节 小儿哮喘

小儿哮喘属于支气管过敏反应性疾病，临床以气急伴有哮鸣音并以呼气性困难为主要特征。是儿童常见的慢性呼吸道疾病之一，尤以婴幼儿及学龄前期最为多见。本病主要病因为痰饮伏肺，感受外邪而引发，属邪实正虚之证。本病发作时喉中痰鸣有声，呼吸气促困难，甚则喘息不能平卧为主要表现。

【治疗】

一、刺血疗法

大白

注释：大白穴近于三间穴，董师用于小儿哮喘治疗，董师言用三棱针治小儿气喘、高烧及急性肺炎特效。当患儿发病时此处多有明显的瘀络，就其瘀络点刺出血即可。

二、毫针治疗方案

基本处方

重子穴

配穴：急性期加天突；缓解期加肺俞、太渊。

注释：重子与重仙穴在虎口线上，其穴在肺经上，用于治疗呼吸系统疾病甚效，董师言重子穴治疗小儿气喘最效。一般先在大白穴点刺放血，再针刺重子穴可使患儿哮喘立即缓解。

【按语】

本病在小儿极为高发，易反复发作，发作急骤，因此给患儿造成了极大的痛苦，给家长带来了极大的负担。针灸对治疗哮喘有较为满意的效果。但本病较本病归属于中医学"脏躁""躁动"之范畴。中医认为，本病的发生主要与先天禀赋不足、后天护养不当、外伤或情志失调等因素有关。本病病位在心、脑，与肝、脾、肾关系密切。基本病机是心神失养或元神受扰。

【治疗】

毫针治疗方案

基本处方

正会 镇静 次白 四神聪 神门

配穴：肝肾阴虚者加太溪、太冲；心脾两虚者加心俞、足三里、内关；痰热内扰者加丰隆、行间。

注释：正会、镇静与次白组合名为"怪三针"，主要治疗儿童多动症、抽动症、脑瘫等儿科疾患；四神聪位于头部，安神定志、益智健脑；神门为心经之原穴，心主神志，具有宁心安神的作用。诸穴伍用，共奏宁神制动之效。

【按语】

儿童多动症是儿科高发疾病，近些年本病呈明显上升趋势，其治疗尚缺乏有效手段，现代医学主要以药物治疗为主，药物治疗仅对部分患儿有效，且药物副作用较大。通过针灸临床实践来看，针灸有较好的疗效，对患儿有效率高，无任何不良反应，用穴少。在治疗时加强教育与诱导，配合一定的心理治疗，多加关怀与鼓励，帮助患儿养成良好的生活习惯和健康行为，对不良行为要耐心教育，切忌打骂、歧视和不耐烦，以免患儿自暴自弃。

第五节　抽动障碍

抽动障碍是一组主要发生于儿童时期，表现为运动肌肉和发声肌肉抽动的神经精神性疾病。临床主要以反复、迅速、无目的、不自主的单一或复合肌群的收缩运动为特征，可伴有诸多行为障碍。目前现代医学对本病病因尚未完全明确。

本病属于中医学"慢惊风""瘛疭""抽搐""筋惕目"等范畴。中医认为，本病的发生与先天禀赋不足、产伤、窒息，以及感受外邪、情志失调等因素有关，多由五志过极，风痰内蕴引起。病位在脑，主要涉及肝，并与心、脾、肾密切相关。

【治疗】

毫针治疗方案

基本处方

正会　镇静　次白　合谷　太冲　后溪

配穴：气郁化火者加膻中、行间；脾虚肝旺者加三阴交、行间；阴虚动风者加太溪、三阴交；心脾亏虚者加太白、神门；张口呲嘴者加风池、地仓；啾鼻者加迎香；喉中有声响者加廉泉、丰隆；摇头耸肩者加风池、肩井；急躁易怒者加神门、行间。

注释：正会、镇静与次白名为怪三针，专用于多动症、抽动症、智力发育障碍及脑瘫等儿童疾病；合谷与太冲名为开四关，功善息风定搐；后溪穴属手太阳小肠经之输穴，又为八脉交会穴之一，通于督脉，督脉镇静安神，因此针刺本穴可起到祛风镇静、安神定惊的作用。

【按语】

本病近几年发病率呈明显上升趋势，现代医学目前尚缺乏有效手段，针灸治疗具有较佳的作用。其治疗本病多从神论治，可收到良好的疗效，小儿禀赋不足，肾阴亏虚，而至精髓虚损，元神受扰而风动，再加上后天护养不当，情志失调而发，通过调神止搐可达很好的疗效。通过治疗实践来看，针灸治疗本病越早疗效越好，能够迅速发挥作用，早期患者及时治疗，可在短期内较快地缓解或痊愈，若病程已久，治疗较为缓慢，且常有不同程度的起伏波动，因此在治疗时要持之以恒，根据每个患儿的不同症状，合理处方，在针灸治疗同时，一定加强心理的调适，多加关怀鼓励，切忌打骂、歧视和不耐烦，减轻患儿心理负担，防止精神过度紧张，这对防止病情的复发和加重具有重要意义。

第八章　其他杂症

第一节　腋臭

腋臭俗称为"狐臭"，是一种以腋下或者腋窝出现异常性味道为主要特征的临床表现。中医认为，本病的发生多与先天禀赋有关，禀于先天，承袭父母腋下秽浊之气，熏蒸于外，从腋下而出；或因过食辛辣厚味之品，致使湿热内蕴；或由天热衣厚，久不洗浴，使津液不能畅达，以致湿热秽浊外堕，熏蒸于体脏之外而引起。

【治疗】

一、刺血疗法

分枝上、分枝下穴

注释：分枝上、下穴在小肠经上，小肠主液所生病，分清泌浊，利尿利湿，疏利三焦，调整内分泌，有诸多的作用，其中就有治疗狐臭的作用，以刺血为常用。

二、毫针治疗方案

基本处方

天宗　李白　极泉

注释：天宗与李白穴均在四四部位上臂部，其作用主治皆能治疗本病，临床运用确具实效，轻证患者3~5次症状即消失。

【按语】

现代医学对本病治疗可有多种方法，包括外用药、注射药及多种手术治疗方法，外用药多仅能即时之效，注射药所用时间短，易复发，药物副作用大，手术痛苦性大，花费高，也有复发性，可见尚无理想的方法。针灸治疗简单易行，见效快，无不良反应，值得推广运用。

第二节　酒醉

酒醉是指饮酒过量而导致的酒精中毒，表现为一系列的中枢神经系统症状，并对肝、肾、心脏等脏器造成一定的伤害，严重者可以导致死亡。

【治疗】

一、刺血疗法

正本

注释：正本穴与传统针灸之素髎相符，本穴是急救之要穴，在督脉上，督脉为诸阳之会，能通阳，酒醉后施以点刺可以有效地加快酒精的代谢，可起到提神醒脑的作用，因此对酒醉有很好的帮助调理。

二、毫针治疗方案

基本处方

耳环

配穴：呕吐者可加总枢点刺放血，或加内关；头痛者加率谷、太阳；酒醉引起昏迷严重状态加火包。

注释：耳环穴董师言可以治疗酒醉，确具实效，笔者曾以本穴治疗数例患者，疗效迅速，皮下针，由外向内（即向面部）方向斜刺一分至二分半。

【按语】

酒醉在日常十分常见，给人们造成极大的痛苦，每个人应当限量饮酒，防止酒精过量造成损害，一旦过量可以通过针刺处理，有很好的疗效，能使患者迅速缓解其症状。

第三节　伤口不愈合

【治疗】

一、刺血疗法

制污

注释：制污穴是专用于治疗伤口不愈合，制污乃为制服血中之污染的意思。在患侧或两侧穴位上点刺放血，一般每周1次即可。本穴治疗伤口不愈合极具特效，有些患者经西医抗炎等治疗无效，针刺制污穴出血就很快使伤口痊愈，一般患者仅用本穴点刺放血即可治愈。

二、毫针治疗方案

基本处方

外三关

注释：外三关穴具有清热解毒、化瘀消肿的作用，因此能对伤口感染不愈合有治疗功效，一般的情况可仅在制污穴点刺放血即可，严重者配合外三关穴针刺。

【按语】

伤口不愈合在日常生活中十分常见，严重者需要通过现代医学植皮方法处理，这种方法痛苦性大，有时一次难以达到治疗目的。针刺治疗十分有效，尤其董氏针灸用穴可谓是特效方法，严重者可配合艾灸疗法，能有效地提高临床疗效。对于糖尿病患者也有疗效，要比一般的伤口疗程长。

第四节　晕针

晕针是针刺后的一种意外现象，轻者出现心悸、胸闷、恶心、呕吐及大汗现象，严重者可见患者晕厥、大小便失禁等现象，这是在针刺时尽量要避免出现的问题，若患者发生了晕针现象可及时正确地处理，达到有效的解决。

【治疗】

毫针治疗方案

基本处方

手解穴；解穴；人中

注解：手解与解穴顾名思义，就是能够解针刺后的晕针及不良反应，因为手解穴在手上，取穴方便，因此临床常用，手解穴及解穴不仅治疗晕针特效，而且对针刺所引起的一切不良反应也具特效，如针刺后的疼痛，针后之麻木，还有针后血肿及针刺后遗感等现象，用之皆能较快地解除症状。传统针灸人中穴治疗晕针也有很好的疗效，取穴方便，见效快捷，临床中也常用。

【按语】

针刺导致晕针在临床中并不少见，晕针的发生主要是因患者高度紧张、针刺不当或体位不合适等所致，在临床中有言"心不畏惧，晕从何生"之说，晕针与患者情绪高度紧张密切相关，因此针刺时一定与患者深入交流，减少患者的紧张情绪；摆好舒适体位，尤其以卧位可减少晕针发生；在针刺时一定掌握正确的针刺技巧，合理地运用手法，不可乱扎猛刺，减少疼痛。若能正确地掌握以上内容，就可以有效地减少晕针或有效避免晕针，晕针时能够及时发现、及时终止才是正确的，防止患者完全晕过去。

若即将发生晕针或已经晕针时，首先迅速起针，让患者去枕平卧，当没晕过去的时候喝一杯温开水，尤其糖水或淡盐水有助于恢复。严重者再施以用穴。

第五节　肌肉萎缩

肌肉萎缩是多种疾病所导致的肌肉骨骼或神经系统损伤的表现，严重者会导致肌肉无力并导致残疾。本病归属于中医"痿证"之范畴。中医认为，本病的发生主要因脾肾亏虚或中气不足所致。其病机为正虚为本，脾肾肝亏、气血不足。初病在脾，进而损及肝肾，每因六淫、劳倦、情志而诱发。主要涉及脾、肾、肝三脏。

什么是重要穴位？该掌握哪些穴位？应从何处着手掌握？古人早已为我们留下了宝贵的经验，先辈们经过了千百年来无数次的实践得知了哪些穴位具有重要的作用，他们将这些重要的穴位称为了特定穴（或称为特要穴）。这些特定穴具有作用广、规律性强、疗效高的特点，并根据一定的规律特点进行归纳总结，有了相关的系统理论，这样就便于在临床中学习及运用。这些特定穴具有特别重要的作用，针灸医师是必须首先切实掌握的内容，是针灸治疗学之根基，也是精穴疏针、提高疗效的关键。只有熟记于心，在临床上才能运用自如，只有掌握了这些穴位的真正内容，才算开始了针灸学习的第一步。

十四经穴中特定穴有十大类：五输穴、原穴、络穴、郄穴、背俞穴、募穴、下合穴、八会穴、八脉交会穴、交会穴。

各类特定穴皆有一定的规律特点，只要掌握住各自的规律性特点，便可抓住运用的要领，掌握了这些精简取穴的要领，才能做到虽取穴少，而却精当。正如《灵枢·官能》载："先得其道，稀而疏之。"因此，《黄帝内经》中反复地论述了各类特定穴的主治和运用方法。以下将十大类特定穴历代运用之精华进行规律性总结，以供大家参考。

（一）五输穴

五输穴的应用方法很多，但最实用最重要的原则为《内经》及《难经》之经典用法。即《灵枢·顺气一日分为四时》中说："病在脏者，取之井；病变于色者，取之荥；病时间时甚者，取之输；病变于音者，取之经；经满而血者，病在胃，及饮食不节者，取之合。"《难经·六十八难》作了以下补充："井主心下满，荥主身热，输主体重节痛，经主咳喘寒热，合主逆气而泄。"如果能掌握了这两篇的内容，基本上就可算是掌握了五输穴的应用要领，便能在临床中灵活运用。

根据古代相关文献记载，结合现代临床实践，将五输穴在近代临床上的应用特点归纳如下。

1.井穴

多位于手指、足趾末端，善治脏腑急症。如昏迷、休克、晕厥等各种急救可选用十二经穴治疗；井穴还具有很好的泻热作用，临床常与荥穴配合治疗相应脏腑之热邪；井穴还具有疏肝解郁的作用，肝气不舒针刺井穴极效。

2.荥穴

多位于掌指或跖趾关节之前方，善治本经脉之热证，"荥主身热"。如肺热引发的咳嗽、咳痰及喘憋等，可针刺鱼际清泻肺热；胆热上攻而引发的头晕耳鸣、口苦等，可针刺侠溪而泻之；胃热引发的牙痛、牙龈出血、口舌生疮、咽喉肿痛及消谷善饥等，可清泻胃经之荥穴内庭而治之。

3.输穴

多位于掌指或跖趾关节之后方。阳经输穴多用于治疗肢节疼痛，"输主体重节痛"。如手太阳小肠之肩痛取用后溪而立效；足太阳经之腰痛、坐骨神经痛取用束骨治疗而立效；前头痛及眉棱骨痛取用陷谷而立解。这一些所用均是"输主体重节痛"的具体运用。阴经的输穴与阳经输穴不同，因为阳经是单独的输穴，而阴经输穴与原穴是同一个穴位，阴经的输穴在作用上是发挥原穴的作用功效，原穴是五脏六腑之原，故阴经的输穴（原穴）主要用于五脏病的治疗，如肺病之虚实咳嗽皆可以取用原穴（原穴）来治疗；肝血不足及肝火旺盛皆可以取用肝经之原穴（输穴）太冲治疗；肾气不足之腰酸、腰痛、眼花、头晕、耳鸣等肾气亏虚诸疾皆可取用肾的原穴（输穴）太溪治疗。

4.经穴

多位于腕踝关节以上，善治喘咳、寒热、失音等咽喉疾病。"经主咳喘寒热"。如咳嗽气喘可取用肺经之经穴经渠治疗；如外感后头痛、项痛等可取用足太阳膀胱经之经穴昆仑治疗；如失音时取用间使或商丘等穴治疗而效佳，均是这一理论的运用。

5.合穴

多位于肘膝关节附近。"合主逆气而泄"中"逆气"是指气机不利，与脏腑之气相反，如肺气上逆引起的咳嗽、气喘用肺经合穴尺泽针刺治疗极具特效；恶心、呕吐、嗳气、打嗝、反酸等胃气上逆取用胃经合穴足三里治疗最具特效；肝气上逆引起的头晕、头痛、目赤肿痛可取用肝经的合穴曲泉治疗。"而泄"则是指遗尿、泄泻、遗精、阳痿、早泄、崩漏等前后二阴病，均可取用相应的合穴治疗。

附：井荥输原经合歌

　　　　少商鱼际与太渊，经渠尺泽肺相连。

商阳二三间合谷，阳溪曲池大肠牵。

厉兑内庭陷谷胃，冲阳解溪三里随。

隐白大都太白脾，商丘阴陵泉要知。

少冲少府属于心，神门灵道少海寻。

少泽前谷后溪腕，阳谷小海小肠经。

至阴通谷束京骨，昆仑委中膀胱知。

涌泉然谷与太溪，复溜阴谷肾所宜。

中冲劳宫心包络，大陵间使传曲泽。

关冲液门及中渚，阳池支沟天井索。

窍阴侠溪临泣胆，丘墟阳辅阳陵泉。

大敦行间太冲看，中封曲泉属于肝。

（二）原穴

原穴为脏腑之原气经过、留止的部位，有十二原之称。均处于腕踝关节附近。每一个原穴是本经脉中气血最充盛的位点，故能调节本经脉的气血失调。《灵枢·九针十二原》言："十二原者，主治五脏六腑之有疾也。"《难经·六十六难》中言："五脏六腑之有病者，皆取其原穴。"刺灸原穴，能够和内调外，宣上导下，通达一身之气，调节脏腑的虚实，促使阴阳平衡。所以原穴的主治作用范围极广，凡本脏腑的寒热虚实证均有较好的调节作用。在《灵枢·九针十二原》中还言："五脏有六腑，六腑有十二原，十二原出于四关，四关主治五脏，五脏有疾，当取之十二原。"也就是说五脏有病时最常取用原穴来治疗，临床运用确有实效。如咳嗽、气喘之肺病，可取用肺的原穴太渊治疗；肾气亏虚之腰酸、腰痛、阳痿、早泄、不孕不育、头晕、头痛、耳鸣、牙痛等疾，均可首选肾之原穴太溪治疗；肝郁肝气不舒、肝火旺盛及肝血不足之问题，均可取用肝的原穴太冲治疗。这是原穴最基本的治疗原则。在本篇又载曰"十二原各有所出，明知其原，睹其应，而知五脏之害矣"。由此可见，通过十二原穴能起到诊察疾病的作用，因为原穴所代表的是相应脏腑气血的盛衰，通过原穴气血盛衰的变化，可以推断脏腑的病情，诊察内脏疾病。现代临床运用经络探测仪，就是在十二原穴上测定皮肤导电量的数值来判断疾病，具有很强的临床实用性，可见原穴确实代表脏腑之气血的盛衰。

十二个原穴分别是：

肺之原太渊；大肠之原合谷；胃之原冲阳；脾之原太白；心之原神门；小肠之原腕骨；膀胱之原京骨；肾之原太溪；心包之原大陵；三焦之原阳池；胆之原丘墟；肝之原太冲。

（三）络穴

络脉在由经脉分出的部位各有一个腧穴，称为络穴，有十五络或十六络之称。在《灵枢·经脉》篇中记载有十五大络的虚实病情。现在《经络腧穴学》中均有全部摘录，这里不再赘述，大家可参阅《经络腧穴学》。络穴在临床中主要有两个方面的作用。一是治疗相表里经脉病变，若表里两经同时有病，首先取用络穴治疗，可有用一穴调两经的作用；二是用于治疗某些慢性疾病，这是根据"病初在经，久病入络"的认识而运用。临床运用时可以独用络穴，也可以与其他相关穴位配用，在所有的络穴配伍中以原络最具代表性。在原络配穴中有本经原络配穴法，表里经原络配穴法，还有同名经原络配穴法，其中以表里经原络配穴最为常用。如肺脏有病累及到大肠腑病，一般先取肺经之原穴，再取大肠之络穴具有特效，反过来若是大肠先病，累及到肺，先取大肠之原穴合谷，再取肺经之络穴列缺治疗，这就是表里经原络配穴法，也称之为主客配穴法。

运用络穴也能起到诊断疾病的作用。早在《黄帝内经》中就指出了望络、扪络的一系列诊法，称之为"诊络脉"。在《灵枢·经脉》篇言："十五络者，实则必见，虚则必下。""凡诊络脉，脉色青则寒且痛，赤则有热。胃中寒，手鱼之络多青矣。胃中有热，鱼际络赤。其鱼黑者留久痹也。其有赤有黑有青者，寒热气也。"这就是通过观察络脉的色泽、形态变化，对某些病症施以诊断。

十六络穴分别是：

肺经之络穴列缺；大肠经之络穴偏历；胃经之络穴丰隆；脾经之络穴公孙；心经之络穴通里；小肠经之络穴支正；膀胱经之络穴飞扬；肾经之络穴大钟；心包经之络穴内关；三焦经之络穴外关；胆经之络穴光明；肝经之络穴蠡沟；督脉之络穴长强；任脉之络穴鸠尾；脾之大络大包；胃之大络虚里（即乳根穴）。

附：十六络穴歌

肺络列缺大偏历，胃丰隆脾公孙记；

心络通里小支正，膀飞扬肾大钟去；

包焦络穴内外关，胆取光明肝蠡沟；

脾之大络为大包，督脉长强任尾翳。

胃之大络为虚里（乳根）。

（四）郄穴

经脉气血深聚之处的腧穴，称郄穴。十二经脉及阴跷脉、阳跷脉、阴维脉、阳维脉各有一个郄穴，总称为十六郄穴。除了胃经郄穴梁丘处于膝关节以上，其余的郄穴均处于肘、膝关节以下。郄穴主要用于治疗本经脉、本脏腑急性病证，阳经的郄穴善治痛证，阴经的郄穴善治血证，这一理论在临床中有很高的实用价值。如急性胃痛取用胃经郄穴梁丘治疗；急性肩背痛及腰扭伤取用养老治疗立效；如咳血、鼻出血及痔疮出血等均可取用肺经郄穴孔最治疗；崩漏下血、便血取用脾经郄穴地机针刺等，皆是郄穴特效的具体运用。

十六郄穴分别是：

肺经的郄穴孔最；大肠经的郄穴温溜；胃经的郄穴梁丘；脾经的郄穴地机；心经的郄穴阴郄；小肠经的郄穴养老；膀胱经的郄穴金门；肾经的郄穴水泉；心包经的郄穴郄门；三焦经的郄穴会宗；胆经的郄穴外丘；肝经的郄穴中都；阳维脉的郄穴阳交；阴维脉的郄穴筑宾；阳跷脉的郄穴跗阳；阴跷脉的郄穴交信。

附：十六郄穴歌

郄是孔隙意，气血深藏聚；

阳维系阳交，阴维筑宾居；

阳跷走跗阳，阴跷交信毕；

肺郄孔最大温溜，脾郄地机胃梁丘；

心郄阴郄小养老，膀胱金门肾水泉；

心包郄门焦会宗，胆郄外丘肝中都。

（五）背俞穴

脏腑之气输注于背腰部的腧穴，称背俞穴。各脏腑各有一个背俞穴，即有十二背俞穴。在传统针灸中特别重视背俞穴的运用，各脏腑之疾均可取用背俞穴治之，尤其是五脏之疾。《素问·阴阳应象大论》言："阴病治阳，阳病治阴。"阴病治阳中的"阴病"是指的五脏病，"治阳"指的是在背部的背俞穴。五脏病首取背俞穴治疗。但笔者受到董氏针灸取穴的思想影响，一般的情况下较少采用背俞穴的运用，若是运用也多以安全快捷的刺血法治疗。

背俞穴诊断疾病的作用也很强，在《灵枢·背俞》中言："则欲得而验之，按其处，应在中而痛解，乃其俞也。"若在某背俞穴处按压到结节、陷下、条索状物、压痛、过敏等异常变化时，可以协助诊断何脏何腑有病，临床用之多有效验。临床上通过在背俞穴进行拔罐、刮痧等方法也能够有效地诊断疾病。

十二脏腑背俞穴分别是：

肺的背俞穴肺俞；心包的背俞穴厥阴俞；心的背俞穴心俞；肝的背俞穴肝俞；胆的背俞穴胆俞；脾的背俞穴脾俞；胃的背俞穴胃俞；三焦的背俞穴三焦俞；肾的背俞穴肾俞；大肠的背俞穴大肠俞；小肠的背俞穴小肠俞；膀胱的背俞穴膀胱俞。

附：十二经背俞穴歌

胸三肺俞四厥阴，心五肝九胆十临；

十一脾俞十二胃，腰一三焦腰二肾；

腰四骶一大小肠，膀胱骶二椎外寻。

（六）募穴

脏腑之气结聚于胸腹部的腧穴，称为募穴。各脏腑均有一个腹募穴，故称为十二募穴。募穴均分布于胸腹部，其位置大体上与脏腑所在部位相对应，其募穴相当于相应脏腑之体表投影，但募穴不一定分布在脏腑所属的经脉上，分布于任脉者为单穴，分布在其他经脉上者为左右对称一名两穴。《素问·阴阳应象大论》言："阳病治阴。""阳病"即指六腑病，"治阴"是指在腹部上的募穴，就是六腑病取用募穴治疗。如胃腑病取用募穴中脘治疗，大肠腑病取用募穴天枢治疗，膀胱病取用募穴中极治疗等，这是募穴在临床最常用的原则。临床中一般募穴最常与原穴或背俞穴配用治疗相应脏腑病，因为原穴是五脏六腑之原，背俞穴与腹募穴皆是五脏六腑之背俞与五脏六腑之腹募，故在临床中三类特定穴常相互配用治疗相应脏腑之疾，这是针灸临床中一个重要的取穴原则。

十二腹募穴分别是：

肺的募穴中府；大肠的募穴天枢；胃的募穴中脘；脾的募穴章门；心的募

穴巨阙；小肠的募穴关元；膀胱的募穴中极；肾的募穴京门；心包的募穴膻中；三焦的募穴石门；胆的募穴日月；肝的募穴期门。

附：十二腹募穴歌

大肠天枢肺中府，关元小肠巨阙心；

中极膀胱京门肾，胆日月肝期门寻；

脾募章门胃中脘，气化三焦石门针；

心包募穴何处寻？胸前膻中觅浅深。

（七）下合穴

六腑之气下合手足三阳经的6个腧穴，称为下合穴，又称为六腑下合穴，与六腑关系密切。下合穴共有6个，相应于六腑。《灵枢·邪气脏腑病形》篇说"合治内腑"。《素问·咳论》篇言"治腑者，治其合"。均指出下合穴是主要用来治疗六腑病。如胃腑病之胃痛、胃胀、恶心、呕吐等，皆可以取用胃腑下合穴足三里治疗；大肠腑病之腹泻、便秘、腹痛等，皆可以取用大肠之下合穴上巨虚治疗；胆囊炎、胆结石等胆腑疾病，皆可以取用胆腑下合穴阳陵泉治疗。在临床中下合穴也可以与它穴配用，尤其与腹募穴合用治疗六腑病为特效组合。

六腑的下合穴分别是：

大肠腑的下合穴上巨虚；小肠腑的下合穴下巨虚；三焦腑的下合穴委阳；胃腑的下合穴足三里；胆腑的下合穴阳陵泉；膀胱腑的下合穴委中。

附：下合穴歌

胃腑下合三里乡，上下巨虚大小肠；

膀胱当合委中穴，三焦之合是委阳；

胆腑合于阳陵泉，合治内腑效必彰。

（八）八会穴

八会穴是脏、腑、经、脉、气、血、骨、髓八者精气汇聚的输穴。因此凡脏、腑、气、血、筋、脉、骨、髓的病变，皆可以取其相聚会的腧穴进行治疗。明代医家袁坤厚说："治病所取，总不外脏、腑、筋、脉、气、血、骨、髓八者而已，从诸穴之中，分测所会之处，即可分治所属之病。"比如半身不遂、下肢痿痹、筋脉拘挛、抽搐等疾病用阳陵泉治疗有独特的疗效；血会膈俞用于各种血证的治疗，如咳血、吐血、尿血、便血、崩漏以及瘀血痹阻经络之证；六腑病可取用腑会中脘治疗等，均是这一理论的具体运用。临床中八会穴皆可以和其他相关穴位配合用之，尤其是与郄穴的配用最多，形成了一种固定配穴法，称为郄会配穴法。如咳喘气逆突然发作是肺经之病，可以取用肺经郄穴孔最，再取八会穴中的气会膻中合用。

八会穴分别是：

腑会中脘穴；脏会章门；髓会绝骨（悬钟）；筋会阳陵泉；血会膈俞；骨会大杼；脉会太渊；气会膻中。

附：八会穴歌

> 腑会中脘脏章门，髓会绝骨筋阳陵，
>
> 血会膈俞骨大杼，脉会太渊气膻中。

（九）八脉交会穴

八脉交会穴是指奇经八脉与十二正经脉气相通的8个腧穴，又称为交经八穴，流注八穴，分布于四肢肘膝关节以下。临床上8个穴作用广泛、疗效高。李梴在《医学入门》中说："八法者，奇经八穴为要，乃十二经之大会……周身三百六十六穴统于手足六十六穴，六十六穴又统于八穴。"在此即言明了八脉交会穴的重要性，历代针灸临床对八脉交会穴都极为重视，用之最为经典的当为窦汉卿，仅用8个穴可治疗全身疾病。用之八穴不仅主治本经脉循行所过的四肢躯干（包括内脏）头面五官病变，也主治奇经八脉的有关病变，且为治疗所通奇经病证的首选腧穴。如督脉病证见颈项强痛、腰脊强痛、角弓反张等疾病，可取用与督脉相通的后溪来治疗；如当冲脉发生病变，表现为胸腹胀满、胸闷、心痛、呃逆、嗳气、恶心、呕吐、腹痛等气上冲心等相关症状，就可以取用通于冲脉的公孙治疗；如当失眠或嗜睡、夜发性癫痫、足跟痛、足痿不用等跷脉疾病就可取用照海、申脉治疗。

八脉交会穴既可以单独运用，也可以配伍运用。合用时多是两两相伍，形成了固定配穴法，形成四对有效对穴。一般常是内关配公孙、列缺配照海、后溪配申脉、外关配足临泣。一个在上肢配一个在下肢，阴经与阴经相配，阳经与阳经相配，是临床对穴的典型代表。阴经两对是五行相生关系配伍，内关是心包经，属火，公孙是脾经，属土，火生土，乃相生关系；列缺是肺经，属金，照海是肾经，属水，金生水，乃相生关系。主要治疗五脏在里之疾。阳经两对则是根据同名经同气相求的关系配伍，后溪穴属手太阳小肠经，申脉穴属足太阳膀胱经，二穴皆为太阳经；外关属于手少阳三焦经，足临泣属于足少阳胆经，二穴皆为少阳经。主治头面肢体在表之病。

因此这8个穴位既可以治疗头面躯体病证，又能治疗脏腑之疾，统治全身疾病。

八脉交会分别是：

公孙通于冲脉；内关通于阴维脉；足临泣通于带脉；外关通于阳维脉；后溪通于督脉；申脉通于阳跷脉；列缺通于任脉；照海通于阴跷脉。

附：八脉交会穴歌

公孙冲脉胃心胸，内关阴维下总同。

临泣胆经连带脉，阳维目锐外关逢。

后溪督脉内眦颈，申脉阳跷络亦通。

列缺任脉行肺系，阴跷照海膈喉咙。

（十）交会穴

交会穴是两条或两条以上经脉交会通过的腧穴，是经脉之间互通脉气的处所。交会穴正式全面记载是在《针灸甲乙经》一书中，对此有专门的论述，目前交会穴的认定仍以《针灸甲乙经》一书为主，人体全身的交会穴有一百个左右。

任脉12个，督脉10个，手太阴肺经1个，手阳明大肠经4个，足阳明胃经6个，足太阴脾经5个，手少阴心经0个，手太阳小肠经4个，足太阳膀胱经8个，足少阴肾经14个，手厥阴心包经1个，手少阳三焦经4个，足少阳胆经26个，足厥阴肝经2个。

交会穴是两条或两条以上经脉的交会之处，因此交会穴的主治作用就非常广泛，不仅仅能治疗本经（脏腑）的病证，而且还能同时治疗交会经脉及其脏腑的病证。如三阴交，属于足太阴脾经穴，但是又与足少阴、足厥阴相交会，因此本穴不仅治疗脾经之作用，而且还可以疏肝补肾的作用，能同时调理脾、肝、肾三脏，故成为临床重要的腧穴；关元、中极均是任脉经穴，但是两穴均与足三阴相交会，所以既能治疗任脉上的病，又能治疗足三阴经之病，沟通了任脉与三阴经之间的关系，这样可使得足三阴经穴位能治疗任脉病，也能使任脉穴位治疗足三阴经之病。一般来说，经脉交会的穴位越多，主治范围也就越广，"经脉所过，主治所及"，因此交会穴可治疗所交会之经脉病，起到了一穴治疗多经的作用，扩大了穴位主治作用，且起到了精穴疏针的功效。如三阴交是足之三阴之交会，关元、中极为4条阴经之交会，大椎是诸阳经之交会，百会则是手足三阳与督脉之交会，所以这些穴位皆是临床特要的穴位，用途极广，作用极强。

在临床中常用的交会穴仅有三四十个穴位，其中有些交会穴同时也属于其他类特定穴，如中脘穴不仅是交会穴，同时还属于八会之腑会，又属于胃的腹募穴；关元、中极除了是交会穴，还分别属于小肠、膀胱之腹募穴；申脉、照海之所以是交会穴，就是因为与奇经八脉交会，属于阴阳跷脉所生，故是特定穴中的八脉交会穴。所以在临床中学习交会穴时抓住这一特点就抓住了核心。在这里将重要的交会穴（除了其他各类特定穴之外，就是单纯的交会穴）介绍如下：迎香、颧髎、听宫、翳风、地仓、下关、睛明、风池、肩井、环跳、三阴交、天突、廉泉、承浆、水沟、百会、风府、哑门、大椎，共19个穴位。

二、针灸治病最基本的辨证体系

辨证论治是中医学的特色和精华之一，适宜于中医临床各科，针灸临床也不例外。因为针灸学是建立在中医学基础之上，也就不脱离中医理论的指导，掌握准确的辨证是针刺取效的关键因素，中医学的辨证非常复杂，辨证方法有很多，在临床中常取用的有八纲辨证、脏腑辨证、卫气营血辨证、经络辨证、六经辨证、气血津液辨证、三焦辨证等方法，这是中医中药的常用辨证方法。要想全面掌握这些辨证内容实属不易，更重要的是这些全部辨证方法也不完全适宜于针灸临床，因为针灸学又有自己独特的理论体系——经络学说，所以针灸治疗疾病有自己的特色。故针灸治病不能照搬中医所有的辨证方法，针灸治病到底应该使用何种辨证方法呢？

经络学说是针灸医学的核心理论，针灸临床辨证论治也必须突出强调经络辨证这个核心，再以八纲辨证为总纲的针灸辨证理论体系。也就是说，针灸治疗首先要确定疾病的经络归属，从而选择相应的经络治疗，再在八纲辨证的指导下，明确疾病的性质，做到不同矛盾用不同的方法解决——或针或灸，或针灸并用；或补或泻，或补泻兼施。

经络辨证就是辨经，是针灸治疗辨证的基础，辨经是通过经络分布和症候但是临床运用绝不可分割开来。虽然有些病症可以单纯采用局部腧穴处方能治，而有的疾患虽然可以只选远道腧穴处方能治，然而在临床中多数疾病则必须两者相互配合起来运用方能获效。远端用穴在于调气，多是以治本的作用，局部的用穴在于通滞，多是治其标的作用。对于邪实矛盾突出的疾患，能近取就近取，若是正气虚经络不通的疾患，多在远端取穴通经来发挥治疗作用。例如《百症赋》中言："廉泉（局部）中冲（远道），舌下肿痛堪攻。""强间（局部）丰隆（远道）之际，头痛难禁。""观其雀目肝气，睛明（局部）行间（远道）而细推。"《玉龙赋》中载："大陵（远道）人中（局部），频泻口气全除。"《医学入门·杂病穴法歌》载曰："但患伤寒两耳聋，金门（远道）听会（局部）疾如风。"等，都是常用的治例，均采用局部腧穴与远道腧穴相互配合的有效处方。这是针灸临床治病配穴的主要规律，这种远近联合搭配取穴，能发挥更好的调整治疗作用。董氏针灸重视远端用穴，很少在局部取穴，传统针灸时下非常重视局部的用穴，轻远端用穴，这样两者有效地结合，取长补短，就能获得很好的临床疗效。这也是写本书的重要意义，"奇正"结合。

四、艾灸、三棱针与毫针并重

针灸则是包括针与灸。因针与灸常相互为用，故称为针灸。如果在临床中只用针刺，不用灸，就称为干针，只有灸法就称为灸疗，针与灸相互为用，才能称为针灸。也就是说在针灸中针与灸应该有效地结合，相互并重，不可截然分开。早在《灵枢》上就说："针所不为，灸之所宜。"后李梴更指出："凡病药之不及，针之不到，必须灸之。"说明灸法有其独到之处，不能以针代灸，绝不可忽视。所以在针灸临床中应重视灸法的运用。灸法的临床适应范围非常广泛，可涉及临床各科，尤其各种虚证、寒湿证更适宜于灸法的运用。在针灸治疗原则中有"陷下则灸之"的运用总则，这说明灸法在针灸治疗中的重要性。

艾灸不仅对治疗疾病有重要的作用，而且对预防与保健更有独到的临床价值，历代有"若要身体安，三里常不干""夏秋交时关元灸，耄耋保寿""身柱风门着艾香，婴幼体强""常灸足三里，胜吃老母鸡"等各种灸法之说，这足以说明灸法在人们心目中的作用价值。所以在针灸临床中发挥好灸法的作用价值，要与针刺密切配合。在针灸临床中有"新病宜针，久病宜艾"之说。在《流注指微赋》中言到"浅恙新痾，用针之因；淹疾延患，着灸之由"。也就是说慢性久治不愈的疾病最适宜灸法的治疗，正确合理地运用，事半功倍，在临床中对一些顽症痼疾是一种有效的方法。董氏针灸重针轻灸，一般不用灸法，因此在临床中应当结合传统针灸中针与灸并重的治疗观。

在《灵枢·九针十二原第一》中系统地讲解了九种针具，根据患者的疾病不同，选择适宜的针具，在目前针灸临床中，最常用的当是毫针，其次是三棱针的运用。三棱针类似于古九针中的锋针，是刺血疗法的专用针具，随着针刺疗法的不断发展，刺血工具越来越多，目前最常用的是一次性刺血针头和各种刺血笔，但现代仍习惯以三棱针代刺血疗法之称。刺血疗法起源甚早，在帛书《五十二病方》中已有记载，在《黄帝内经》中全书162个篇章中，论及至刺血疗法的就多达40多个篇章，由此可见，刺血疗法在古代运用极为重视。

刺血疗法适应证非常广泛，也涉及临床各科中，不但能够治疗常见病，而且对一些重病、顽症痼疾有着重要的作用。在《灵枢·九针十二原》中载曰："锋针者，刃三隅，以发痼疾。"《灵枢·官针》云："病在经络痼痹者，取以锋针。"这说明顽症痼疾尤其适宜刺血疗法，在针灸治疗总则中有"宛陈则除之"的运用，也就是说有瘀滞之类的病证要用刺血的方法清除其瘀血。

刺血疗法重在消除经络之瘀滞，刺血调络；毫针重在调气，以调气通经。目前传统针灸重视毫针轻刺血疗法的运用，董氏针灸极为重视刺血疗法，毫针与刺血并重，所用极具特色，是董氏针灸中的一大特色，董氏针灸广泛推广运用以来，也极大地推广了刺血疗法在临床上的运用。

传统针灸重视毫针与艾灸并重，董氏针灸重视刺血与毫针并用，吸取各自优势，取长补短，将毫针、艾灸及刺血疗法完美地结合，相互并重，合理地运用，更加完善地发挥好针灸之应有的效能，为患者更好地服务。

第二章　奇正结合治疗验案30例分析

病案1　外感咳嗽

陈某，男，31岁，3天前因感受风寒而致咽痛、咳嗽，在家自服用复方氨酚烷胺片及板蓝根颗粒，咳嗽加重，痰略黏稠，故来诊。检查：咽喉部微充血，舌苔微黄，脉浮数。诊断为外感咳嗽（风热）。

治疗

先于少商穴点刺出血。

毫针处方：曲陵、分金、曲池、液门、鱼际。

治疗经过：第2日复诊时，咽痛消失，咳嗽明显缓解，继续毫针治疗，三诊时仅有微咳，经治疗3次而愈。

病案2　内伤咳嗽

李某，女，43岁。反复咳嗽、咳痰5年余，于1周前因受寒诱发发作，咳吐黏痰，以早、晚为重，感胸闷气喘。于某院检查，X线片示：两肺纹理增多，服用头孢克肟、氨溴索、咳特灵等药物，未缓解而来诊。检查：体温36.2℃，血压115/78mmHg，心肺听诊无异常，苔白厚，脉沉细。诊断为内伤咳嗽（痰湿蕴肺）。

治疗

毫针处方：重子、重仙（左右交替）、尺泽、鱼际、曲陵、丰隆、阴陵泉。

并于肺俞、脾俞、肾俞加用火针，隔日1次。

治疗经过：治疗2天即感咳嗽好转，痰易咳出，感胸闷，稍感气喘。将重子、重仙调为水通、水金，减鱼际，加用三阴交、肾关，火针继续按上方处理，治疗至第5天，咳嗽明显好转，胸闷气喘也好转。共治疗7次，诸症消失，随访至今1年来未发作。

按：以上2个病案均为咳嗽，病案1为外感咳嗽，病案2为内伤咳嗽。无论外感咳嗽还是内伤咳嗽皆是临床常见症状。咳嗽在临床中十分常见，现代医学目前治疗尚不理想，针灸疗法用之甚佳，值得临床广泛推广运用，所以在治疗验案中首将咳嗽一症列出，以示启发。一般当外感后经治疗其他症状往往都能较快地缓解，唯有咳嗽难以解决，治疗较为棘手。慢性咳嗽（内伤咳嗽）即现代医学的慢性支气管炎，现代医学治疗难以治愈，往往反复发作，若治疗不当，迁延不愈，而导致慢阻肺的发生，现代医学主要以抗生素配止咳化痰药治疗，疗效多较缓慢，难以根本治愈。急性咳嗽（外感咳嗽）治疗时间多在1周以上，药物副作用大，通过长期大量的针灸临床来看，针灸治疗咳嗽疗效非常满意，尤其是近几年新冠病毒及甲流等疾病的广泛流行，导致咳嗽的患者甚多，笔者以针灸的方法治疗了大量的急、慢性咳嗽患者，临床疗效十分满意，若能及时通过针灸干预，急性咳嗽（外感咳嗽）一般经2~3次的治疗即可达到满意的疗效，慢性咳嗽（内伤咳嗽）一般经过10~15天治疗就能达到满意的疗效，尤其是笔者通过"奇正"结合的方法运用，不仅极大地提高了临床疗效，而且明显地提高了治愈率。

中医治疗咳嗽当首辨外感与内伤。外感咳嗽是风、寒、热、燥侵袭肺系而成。风寒侵肺则鼻塞、流清涕、恶寒、无汗、吐痰清晰、舌苔薄白、脉多浮紧；外感风热则咳黄稠痰，身热头痛，汗出恶风，苔薄黄，脉多浮数，燥热灼肺则干咳无痰，或痰黄吐出不利，口干咽痛，舌燥脉数。

内伤咳嗽为脏腑功能失调，多由急性咳嗽不愈转变而成。脾虚则生湿痰、胸闷，舌苔白腻，脉浮濡；肝火犯肺，咳嗽多兼两胁作痛，气逆作呕，痰少而稠，面赤咽干，舌苔黄，脉弦数；肺阴亏虚则干咳少痰，或痰中带血，潮热盗汗，心烦，手足心热，舌红少苔，脉细数。

病案3　哮喘

刘某　男，16岁，患哮喘8年余。患者8年前因受凉感冒而引发胸闷气喘，经治疗病情缓解。之后时有发作，在当地县级医院就诊，诊断为支气管哮喘，每当发作就于当地医院或诊所输液治疗，可暂时缓解症状，但不能控制哮喘的反复发作，1天前又再次发作来诊。检查：呼吸急促，喘息抬肩，喉中痰鸣，痰稠色黄不易咳出，两肺听诊满布哮鸣音。舌暗淡少津，脉数略滑。诊断为哮喘（痰热内蕴）。

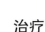

治疗

（1）刺血：尺泽与肺俞点刺放血。急性期每周2次，缓解后每周1次。

（2）毫针处方：重子、重仙、鱼际、孔最、膻中、丰隆。

治疗经过：经针刺10分钟后患者即感胸闷减轻，呼吸改善。当起针后患者自感症状明显缓解，经治疗3次后，咳痰明显减少，痰也易于咳出，喘基本消失，哮鸣音消失。后将重子、重仙调为水通、水金，孔最调为太渊，再加四花上穴，继续治疗15次，诸症消失。为巩固治疗，每周3次，又继续治疗15次，随访3年，未见复发。

按：哮喘是呼吸道的一种变态反应性疾病。变态反应可分为外源性和内源性两类。外源性变态反应原来自体外，如花粉、皮毛及鱼虾等；内源性变态反应原来自体内呼吸系统感染灶的细菌及其产物等。本病反复发作不易根治，因此在民间中有"内不治喘，外不治癣""大夫不治喘，治喘丢手段"等说法，这皆说明本病顽固难以治愈。发作常突然而迅速，表现为胸闷气短，呼吸急促，喉中痰鸣，甚至不能平卧，常常伴有明显的哮鸣音，给患者带来极大的痛苦，严重者，可带来生命危险。

哮喘主因为痰饮内伏，每遇气候突变、情志失调、过分劳累、食入海腥发物等而触发。肺为娇脏，外感风寒或风热，吸入花粉、烟尘等可致肺失宣肃而凝津成痰；饮食不当，脾失健运则聚湿生痰。当各种诱因引动内伏之痰饮，则痰随气升，气与痰结，壅塞气道，肺气上逆而发为哮喘。病初在肺，多属实证，此时若能及时正确地处理，可较快地得到治愈；若反复发作，则致脾、肺、肾、心诸脏俱虚。脾虚则运化失常，酿生痰浊；肺虚则气无所主，短气喘促；肾虚则摄纳无权，动则喘甚；心虚则脉动无力，唇甲青紫，汗出肢冷，甚则出现神昏、烦躁等危候。

针灸治疗本病若辨证准确，组方合理，多能标本兼治，对急性发作时可有即时平喘之效，而对缓解期则有治本的作用。传统针灸治疗哮喘急性发作期多以手太阴肺经的中府、尺泽、孔最、鱼际，任脉的天突、膻中，以及足太阳膀胱经的风门、肺俞等为主，根据患者的具体兼症再配用相关穴位，常以刺血、毫针及火针为主。在缓解期以辅助正气、提高抗病能力、减少或减轻急性发作为主。常以毫针、艾灸、贴敷及埋线等多方配合运用，以提高治愈率。

笔者在临床以针刺法治疗多例病案，最小的患者仅有6岁，最大的患者76岁，最快的患者1次完全止喘，均有不同程度的治疗效果，通过针灸完全治愈的患者也不乏少数。由此可见，针灸治疗本病有很好的疗效，值得临床推广运用，尤其通过董氏针灸与传统针灸（即"奇正"结合）的有效配合，更极大地提高了临床有效率及治愈率。

病案4　心悸

张某，女，46岁。心悸气短已3年余。患者于3年前因情绪不佳逐渐出现心悸气短、失眠健忘等症状，在当地医院用药效果不佳，后就诊于某省级医院，经检查诊断为心脏神经官能症，但经用药治疗疗效不佳，现经患者介绍来诊。患者自述心悸不安，胸闷憋气，睡眠欠佳，记忆力减退，时有头晕耳鸣，大便不调，经常发干，月经量少，且紫黑有块。检查：心率92次/分钟，舌质红，有少许裂纹，苔薄黄，脉沉细弦数。诊断为心悸（阴虚火旺）。

治疗

（1）刺血：耳尖及耳背刺血，每周2次。

（2）毫针处方：膻中、心门、心常、神门、内关、三阴交、太溪、太冲。

治疗经过：经治疗3次后胸闷、心悸较前缓解，睡眠及精神明显改善，10次后心悸及胸闷症状消失，睡眠与大便基本正常，后隔日1次治疗，继续巩固治疗7次，患者自述已基本恢复正常。随访半年一切正常。

按：心悸是临床常见的一种自觉异常症状，常表现为心中悸动、惊惕不安，甚则不能自主，又称为"惊悸""怔忡"，惊悸多为功能性，病情较轻；怔忡多为器质性病变所致，病情较重。中医学认为本病的病位在心，是由心失所养或邪扰心神，致心跳异常，自觉心慌悸动不安的病证。本病多呈阵发性，也有呈持续性者，常因情志波动或劳累过度而发作，常伴胸闷、气短、失眠、健忘、眩晕、耳鸣等多种症状。临床根据患者的不同症状表现可分为心虚胆怯证、心血不足证、心阳不振证、阴虚火旺证、心血瘀阻证及水气凌心证六种证型，较为复杂。由此可见，导致心悸的原因很多，病情较为复杂，治疗也较为棘手，针灸的疗效也有较大的差异。一般而言，功能性的患者明显优于器质性患者，功能性的患者疗效极快，往往一次即可见效，器质性的患者就慢一些；病情轻、病程短、发病年龄低者疗效就好；发病时间长、年老体衰、伴有并发症者，疗效就差。

实效性，凡非器质性疾病而引起的便秘，针灸治疗均效，一般针后立即见效而痊愈，器质性疾病引起的则需要结合原发病治疗。

便秘的发生常因外感寒热之邪，内伤饮食停滞，病后体虚，阴阳气虚不足等原因引起。本病病位在大肠，与脾、胃、肺、肝、肾等脏腑皆有关系，故有"魄门亦为五脏使"之说，脾虚传送无力，糟粕内停，致使大肠传导功能失常，而成便秘。传统针灸治疗便秘一症，取用有一定的规律性：腹部取穴常以天枢、腹结、气海、关元、中脘等为常用；腰背部常以大肠俞、脾俞、胃俞为常用；四肢常以支沟、上巨虚、照海、太冲、三阴交等为常用。其最常用的要穴有支沟、照海、上巨虚、天枢，董氏针灸最常用的有两组穴位，一是三其穴（其门、其角、其正）与火串穴。

病案7　输尿管结石

赵某，男，43岁。患者是笔者的学生，于中午饭后半小时，左侧腰部突发性绞痛，向腹部放射，牵及下腹部、外阴和大腿内侧，伴有寒战，疼痛剧烈，伴有恶心呕吐，发病有15分钟左右。检查：左侧腰部叩击痛，向左侧腹部放射，舌质红，苔黄腻，脉弦紧。诊断为输尿管结石。

治疗

毫针处方：马金水、马快水、下白穴、内关、太溪、筑宾、三阴交。

治疗经过：针刺完毕后疼痛即有所缓解，施以较强的行针，5分钟后疼痛已明显缓解，呕吐停止，恶心感消失。留针30分钟后患者仅有疲乏无力感，其他症状消失，下午继续正常按时听课。

按：尿路结石属于中医学中五淋证之石淋，是泌尿系统的常见病证，以发作时有尿频、尿急、尿痛，并有血尿及排石为特征。在中医学记述甚早，在《针灸甲乙经》及《针灸大成》中已有相关的针灸治疗记载。

本病因于外感湿热，留于下焦而得。由湿热蕴结下焦，煎熬水液，聚成砂石，阻于肾和输尿管、膀胱、尿道等处，由于结石阻塞，下焦气化不利，以致小便涩滞，气滞则血行受阻，血液不行于常道，溢于脉外，可表现腰腹胀痛，甚则剧烈绞痛、尿血等症状。患者有肾虚而膀胱热的病理体质，加之情志不畅，肝气郁滞，或肾气虚弱，水饮停聚，均可助生热生湿，从而聚成砂石。本病病位在肾和膀胱，并与肝脾等脏腑有关。

根据结石所在部位的不同，分为了肾结石、输尿管结石、膀胱结石及尿道结石，其共同症状为血尿，腰腹部阵发性绞痛或胀痛，小便不畅或疼痛等。是临床高发疾病，现代医学治疗结石主要通过碎石与手术取石的方法，这些方法痛苦性大，费用高，针灸治疗结石具有很好的作用，具有简、便、廉、验的特点，当结石引起绞痛发作时，通过针灸治疗，可有促进排石，快速止痛的作用。笔者在临床以针刺方法治疗17例结石绞痛发作的患者，均在10分钟内使疼痛消失，可见针灸治疗结石确具实效性，尤其以董氏针灸与传统针灸的有效结合，极大地提高了临床疗效，增强了排石的作用，很值得临床推广运用。在董氏针灸中治疗各种泌尿系结石均有特效用穴，马金水治疗肾结石、输尿管结石特效，马快水治疗膀胱结石特效，六快、七快治疗尿道结石特效。针灸治疗泌尿系结石不仅是止痛，更重要的是能够有效地排石，有的患者可一次使结石排出，多数患者治疗3~5次可使结石排出，对于结石体积较大的患者，可先采用超声体外碎石，再针刺排石。

病案8 胆石症

杨某，男，39岁。1小时前突发右上腹阵发性绞痛，伴寒战高热，恶心呕吐，故急来就诊。患者于2年前曾因腹痛就诊于某医院，经B超等检查，诊断为胆石症，经输液配合口服药物治疗而疼痛消失。检查：见患者屈膝抱腹，右上腹紧张、触痛，墨菲征阳性，黄疸明显，体温39.3℃。诊断为胆石症。

治疗

（1）刺血：十二井穴点刺放血，在各井穴点刺出血数滴。

（2）毫针处方：木枝、下白、日月、中脘、阳陵泉、胆囊穴、内关、足三里。

治疗经过：经治疗10分钟后疼痛及呕吐缓解，当留针30分钟后疼痛症状消失，留针50分钟后起针，仅有体温稍高，体温37.9℃，余症状消失。第2日复诊，未再疼痛，诸症平息，继续按原方治疗2次，行B超检查，结石已排出。

按：胆结石是外科常见病之一，现代医学主要以手术治疗为主，现代多以微创方法处理，针灸对胆结石的施治具有很好的疗效，为本病的非手术疗法提供了新的途径，针灸治疗减少了患者的手术创伤，减轻了痛苦，节省了费用，无副作用，可以作为胆石症保守治疗的一个重要方法，是值得临床推广的优势方法。

胆石症是指胆囊或胆道出现结石，并引起胆道相应症状的疾病，根据结石所在部位，可分为胆囊结石、肝内胆管结石、胆总管结石等。目前认为，结石的形成多与胆囊感染、胆汁代谢障碍和胆汁淤积有关，而由于结石的存在，也会加重上述胆囊病变的程度，而引起胆囊或胆道的疼痛或反复感染。部分胆石症患者并无任何临床症状，而部分患者存在胆囊不适症状，当胆石下行，导致胆管的痉挛或梗阻，则出现右上腹疼痛、恶心、呕吐、寒战、黄疸等急腹症表现。由于本病有以上特点，一般归于中医之"胁痛""黄疸"的范畴。中医认为本病的发生常与情志不畅、恣食肥甘、结石、蛔虫等因素有关。本病病位在胆，与肝关系密切。基本病机是胆腑气机不畅。

笔者通过针灸治疗胆结石的实践疗效来看，有着快捷的作用。尤其是传统针灸与董氏针灸的优势结合运用，更使得作用疗效倍增，一般以直径1cm以内的肝胆管结石疗效较好，如果结石直径超过2~3cm者难以排出，当结石发作时一般在20分钟内可使疼痛消失或明显缓解，多数经3~5次的治疗可使结石排出。

病案9　面痛（三叉神经痛）

宋某，女，51岁。患者左侧面颊部阵发性疼痛2个月余。患者于2个月前无名原因地出现颜面疼痛，呈阵发性、电击样、刀割样剧痛，每日反复发作，次数多少不等，每次发作持续数秒至1分钟。常因洗脸、刷牙、进食、说话等动作而诱发疼痛。曾于他处针灸并口服中西药治疗，效不佳，故来诊。检查：见2支与3支分布区扳机点明显压痛，舌质红，苔黄，脉滑数。诊断为面痛（三叉神经痛），辨证为风热毒邪侵袭。

治疗

（1）刺血：太阳、阿是穴。于患侧太阳穴及阿是穴（疼痛最明显处）点刺出血。

（2）毫针处方：健侧侧三里、侧下三里、三间，患侧后溪、颧髎、下关、翳风、听宫，双侧太冲、内庭。

治疗经过：经治疗2次后疼痛减轻，每天发作次数在5次以下，10次以后，其疼痛基本消失，偶有轻微的疼痛不适，后经巩固治疗7次，诸症消失而愈。随访1年未见复发。

按：三叉神经痛是临床常见病之一，有原发性和继发性两大类。三叉神经为混合神经，是第5对脑神经，也是面部最粗大的神经，由躯体感觉纤维和内脏运动纤维组成，支配脸部、口腔、鼻腔的感觉和咀嚼肌的运动，并将头部的感觉讯息传送至大脑。三叉神经由眼支（第1支）、上颌支（第2支）和下颌支（第3支）汇合而成。

中医学认为，本病的发生多与外感风邪、情志不调、外伤等因素有关。风寒之邪袭于阳明筋脉，寒性收引，凝滞筋脉，气血痹阻，发为面痛；风热邪毒浸淫面部筋脉，气血不畅，而致面痛；血气痹阻，久病入络，或因外伤，致气滞血瘀而发面痛。本病病位在面部，与手足三阳经密切相关。基本病机是面部经络气血阻滞，不通则痛。临床主要表现为突然发作的疼痛，呈闪电样、刀割样、针刺样、电灼样剧烈疼痛，持续数秒钟到数分钟。痛时面部肌肉抽搐，伴面部潮红、流泪、流涎、流涕等，常因说话、刷牙、洗脸、冷热刺激、情绪变化等诱发，发作次数不定，间歇期无症状。

本病目前现代医学主要是以药物治疗、神经阻滞疗法、手术疗法，药物副作用极大，且多治标难治本，手术治疗常发生各种并发症，其他疗法多是治标难治本，复发率极高，因此针灸疗法是一种较为理想的方法。通过长期的临床实践来看，针灸治疗原发性三叉神经痛要明显优于继发性三叉神经痛，病程越短疗效越好，病程越长治疗难度越大。本病大多发生于一侧，也有极少数患者两侧发生，临床中以第2与第3支分布区发病最为常见。

病案10　面瘫

袁某，女，61岁。患者于3天前右侧耳后、腮部胀痛，未在意，于3天后晨起出现右脸部不适，面部发紧麻木感，闭眼困难，家人因担心脑血管疾病，急陪同去某市级医院就诊，经检查确诊为面瘫，家人即放心，但不愿接受西医疗法，因家人之前曾是笔者的患者，故来就诊。检查：右侧额纹消失，右眼睑闭合不全，口角向左侧㖞斜，鼓腮时右口角漏气。右侧耳后及腮部有明显压痛感。舌质红，苔白，脉沉弦。诊断为面瘫（风邪侵袭，经络阻滞）。

治疗

（1）刺血：患侧口腔内瘀络与耳尖交替运用，每周各1次。

（2）毫针处方：健侧侧三里、侧下三里、合谷，患侧翳风、阳白、迎香、地仓、颊车，双侧风池、太冲。

治疗经过：经1次治疗后患者即感面部舒适，闭眼较前顺利，继续按上方治疗4次后，症状较前大有好转，然后将侧三里、侧下三里调为足三里与上巨虚，再加健侧的足三重，继续治疗10次，共治疗15次后，患者诸症消失。

按：面瘫又称为口眼㖞斜，俗称为口僻、口㖞、吊线风，是以口角㖞斜于一侧、目不能闭为主要表现的病症，是一种常见病、多发病，针灸治疗本病有悠久的历史，如《针灸甲乙经》载："口僻不正，翳风主之。"《铜人腧穴针灸图经》曰："客主人，治偏风口㖞斜。"《玉龙歌》言："口眼㖞斜最可嗟，地仓妙穴连颊车。"面瘫是历代针灸临床极为重视的疾病，是针灸界所公认的优势病种之一，针灸确具实效，若能正确地诊治，及时治疗，一般均能获得满意的疗效。笔者在临床中已治疗上百例患者，包括超过1年的后遗症患者，均能收到一定疗效。在历代中医文献中均列为中风门户，为中风四大证候之一的"中络"。故在治疗方面应以祛风散寒、活血通络为治则。因此在治疗中应重视刺血疗法的应用。刺血既可以祛外邪，又可以祛瘀而通络，根据"祛风先行血，血行风自灭"之理，可以同时发挥双重治疗作用，从而达到风邪祛、经络通等治疗目的。

中医学认为，劳作过度，机体正气不足，脉络空虚，卫外不固，风寒或风热乘虚入中面部经络，致气血痹阻，经筋功能失调，筋肉失于约束，出现㖞僻。本病病位在面部，与少阳、阳明经筋有关。基本病机是气血痹阻，经筋功能失调。临床以口眼㖞斜为主要特点。突然出现一侧面部肌肉板滞、麻木、瘫痪，额纹消失，眼裂变大，露睛流泪，鼻唇沟变浅，口角下垂㖞向健侧，病侧不能皱眉、蹙额、闭目、露齿、鼓颊等症状。

本病施治时一定要根据患者的病程确定治疗思路，早期患者（发病1周内）一定注意局部轻刺浅刺，远端重刺激，防止加重局部的充血水肿，即中医所言的病邪轻浅，防止引邪入内；中期患者（发病1周至15天）宜重视局部透刺法，扶正与祛邪并举；病久的患者宜加强调气血的治疗。

病案11 痫病

杨某，14岁，男。半年前因外感高热突发不规则四肢抽动，呈角弓反张，不省人事，口吐白沫，急诊到某院就诊，经检查确诊为痫病，脑电图检查有癫痫波，服用丙戊酸钠等药物治疗，但每月还发病5~8次不等，因父母担心药物副作用，又不能完全控制发作，故停用药物，经人介绍来诊。检查：患者发育正常，舌质红，苔黄微腻，脉弦滑。诊断为痫病。

治疗

毫针处方：百会、印堂、本神、鸠尾、腰奇、火枝、火全、肾关、丰隆。

治疗经过：以上为主穴，在临床治疗过程中，根据患者的症状临时调配相关穴位，前10日每日1次，后隔日1次，经治疗后第1个月患者仅发作了1次，以后按上方继续治疗，共治疗2个月，未再发作。因上学没有时间再继续接受针刺，又通过埋线疗法配合施治5次。随访1年未见复发。

按：痫证，即癫痫。是一种发作性神志异常的疾病，俗称为"羊痫风"。发病形式较多，最常见的有大发作、小发作、局限性发作和精神运动性发作。本证是由风、痰所引起，和肝、脾、肾三脏有关。肾藏精，肝藏血，精血互生。若因母体精气亏耗，损及胎气，或素体肾阴不足，则精不化血，血不养肝，可引起肝风。若大惊大恐，气机逆乱，损及脏腑，肝肾受损则易致阴不敛阳而化生风；或脾胃受损，水谷精微不得输布，痰浊内生。故七情损伤，饮食过饱，劳累过度，使脏腑功能失调，肝风夹痰浊上逆，蒙蔽清窍，走窜经络而发病。

癫痫的形式是多种多样的，有的癫痫患者在反复发作中只有一种发作形式，而有的可有一种以上，如有时为大发作，有时为失神发作；也有在一次临床发作中从一种发作转化为另一种发作；也有开始只有大发作，在长期反复发作后又出现精神运动性发作；也有在白天为精神运动性发作而晚间睡眠中为大发作等。临床中以大发作最多见，主要表现为猝然昏仆、牙关紧闭、强直抽搐、醒后如常人为特征的发作性疾病，以突然发作、自行缓解、多次反复为主要特点。

本病现代医学主要以药物治疗为主，但药物副作用极大，疗程长，停药缓慢，复发率高，因此难以坚持治疗，治疗较为棘手，通过长期的针灸临床来看，针灸治疗有较好的作用，具有标本兼治之功。早在《黄帝内经》中就有对本病的针灸治疗记载，故针灸学中积累了丰富的经验。通过历代经验来看，针灸治疗本病主要以督脉为主，其次为肝肾二经。《素问·骨空论》曰："督脉为病，脊强反折。"但是本病疗程较长，一般需要坚持治疗2~3个月稳定后方能停针，如果结合埋线疗法，可以减少针刺，并能提高疗效。

病案12　偏头痛

段某，女，51岁。患者间断性左侧头痛4年余，每月发作数次，少的时候每月发作两三次，多的时候每月可发作七八次，每次发作可持续数小时不等，疼痛部位以太阳穴为明显，并波及同侧眼睛周围，或视物不清，疼痛发作时常需要服用止痛药缓解。曾多次服用中西药物治疗，效果不显。本次疼痛发作2小时后来诊，疼痛症状如前。检查：见患者呈痛苦面容，舌质红，脉沉弦。诊断为偏头痛（少阳经头痛）。

治疗

（1）刺血：首先在太阳穴点刺放血，加拔罐。每3天治疗1次。

（2）毫针处方：侧三里、侧下三里、侠溪、门金、丝竹空透率谷。

治疗经过：经点刺放血，毫针针刺后5分钟，疼痛即明显缓解，留针20分钟疼痛消失，留针30分钟起针。第2日复诊时未再疼痛，共治疗3次。后因其他病及陪同介绍的患者经常来诊室，其头痛一直未再复发。

按：头痛是日常最常见的疼痛性病症之一，人的一生中几乎都会或轻或重的发生过头痛。现代医学将其头痛分为了原发性和继发性两类，临床中多数为原发性头痛，现代医学对原发性头痛仅能暂时止痛，因此临床中不乏各种各样的头痛，反复发作，给患者造成了极大的痛苦。针灸治疗头痛有很好的疗效，能够标本兼治，在历代文献多有记述，已对此积累了相当丰富的经验。如《黄帝内经》中载："大风颈项痛，刺风府。""头痛身重恶寒，治在风府。""厥头痛，意善忘，按之不得，取头面左右动脉，后取足太阴。""头半寒痛，先取手手阳、阳明，后取足少阳、阳明。""足太阳有通项入于脑者，正属目本，名曰眼系。头目苦痛，取之在项中两筋间。""厥头痛，头脉痛，心悲，善泣，视头动脉反盛者，刺尽去血，后调足厥阴。"《针灸甲乙经》曰："头痛项先痛，先取天柱，后取足太阳。""头痛，目窗及天冲、风池主之。""厥头痛，面肿起，商丘主之。"《伤寒论》曰："太阳病，头痛……针足阳明（足三里）。""头项强痛……当刺大椎第一间、肺俞、肝俞。"当时诸多的经典医籍中皆有关于头痛针灸治疗，除了以上三本圣典中，《千金要方》《类经图翼》《医学纲目》及多种歌赋中皆有头痛的记载。

针灸治疗头痛多通过辨经论治为主。前头痛属于阳明经头痛、后头痛属于太阳经头痛、头顶痛属于厥阴经头痛、两侧头痛属于少阳经头痛。针灸治疗一般根据经络辨证即可以解决，但是对于复杂性头痛需要结合病性辨证，中医将头痛分为了外感头痛和内伤头痛，然后再进一步辨证分型。实践证明，针灸治疗非器质性疾病引起的头痛效果良好，多能立止痛，远期疗效也有很好的作用，有治本之功。

笔者在临床治疗各种头痛多达几百例患者，疗效确切，仅经1次治疗，症状完全消失的患者占半数以上。刺血治疗对本病有较好的疗效，因此一般均配合刺血治疗，毫针治疗以远端与局部相结合的方法，远端为主，局部为辅，远近结合，"奇正"结合，疗效甚佳。

病案13　落枕

丁某，男，36岁。颈项部活动不适3天。患者3天前因睡眠姿势不当，致后项部不适，晨起后即感颈项活动受限，尤以左侧颈肩部明显，向左侧转动受限，前后也略受限。经在他处施以按摩拔罐方法处理，未见好转，故来诊。诊为落枕。

治疗

毫针处方：重子、重仙、承浆。

治疗经过：于右侧针刺重子、重仙，得气后嘱患者活动患处，经针刺1分钟左右患者左右转动明显改善，前后未缓解，然后再继针承浆，得气后嘱患者前后活动，留针20分钟，取针后患者仅感微微不适，已无大碍，第2天电话告知已无不适，完全正常。

按：落枕为针灸临床常见病，是颈部突然发生疼痛、活动受限的一种病证，又称为"失枕""失颈"。落枕的发生常与睡眠姿势不当、枕头高低不适、颈部负重过度、寒邪侵袭颈背部等因素有关。本病病位在颈项部经筋，与督脉、手足太阳和足少阳胆经密切相关。基本病机是经筋受损，筋络拘急，气血阻滞不通。

针灸治疗本病具有极佳的疗效，可谓是治疗本病的最有效手段之一，具有用穴少，见效快，治疗彻底的优势特点，若能正确治疗，一次即可达到显效或达到症状完全消失。本病在针灸学中记述甚早，《灵枢·杂病》曰："项痛不可俯仰，刺足太阳，不可以顾，刺手太阳也。"传统针灸临床以此法运用，确有实效。笔者在临床常以此法运用，常能随手而效。董氏针灸中以重子、重仙、正

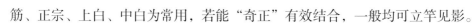

筋、正宗、上白、中白为常用，若能"奇正"有效结合，一般均可立竿见影。

病案14　腰痛

郭某，女，56岁，腰痛半年余。患者于半年前无名原因的出现腰部疼痛，就近在诊所用药治疗，效不佳，又于某市级医院就诊，诊断为腰肌劳损，服药疗效不佳，后又贴服膏药及推拿治疗，其疼痛时轻时重，一直未愈，近半月来腰痛较前加重，自觉腰部疼痛剧烈，尤其劳累后及半夜疼痛明显，故来诊。检查：腰2至腰5脊椎旁明显压痛，尤其以左侧区域明显，痛有定处，拒按，舌色暗，有瘀斑，苔薄黄，脉弦涩。诊断为慢性腰痛（瘀血腰痛）。

治疗

（1）刺血：阿是穴、委中。阿是穴点刺放血加拔火罐，委中瘀络点刺放血，每周2次。

（2）毫针处方：心门、灵骨、中白、昆仑、后溪。

治疗经过：经针刺15分钟后，患者活动腰部即感轻松，经治疗3次后腰痛症状明显缓解，5次后疼痛消失，巩固2次。2个月后随访未见复发。

按：腰痛是临床常见病证，也是针灸科常见病优势疾病，针灸治疗各种类型的腰痛均有较好的疗效，笔者在临床中用针灸治疗数百例的腰痛患者，收效满意。中医认为，本病的发生有外感与内伤两种：外感者，由于风寒水湿之气的侵袭，客邪凝滞于经络而致寒湿之腰痛；或闪挫扭伤，致气血运行不畅而成瘀血腰痛；内伤者，多因房劳过度，精气耗损，或劳力伤肾而引起肾虚性腰痛。内外二因，可相互影响，因腰为肾之府，故腰痛多与肾密切相关。基本病机是腰部经络不通，气血瘀阻；或肾精亏虚，腰部失于濡养、温煦。

腰痛可见于现代医学多种疾病，如腰部软组织损伤、肌肉风湿、腰椎病变及部分内脏疾病中，均可以导致以腰痛为主症。

现代医学治疗腰痛主要以非甾体类抗炎镇痛为主，多是即时疗效，难以治本，且本类药物副作用明显，故寻求一种绿色有效的方法十分必要。针灸治疗就有显著的疗效，尤其是单纯的腰肌劳损针刺最为显著。传统针灸治疗本病极为重视阿是穴，以及腰部夹脊用穴，常配合艾灸、拔罐及刺血疗法等。虚证及寒湿证采用艾灸疗法十分有效，可以配合运用，刺血疗法对瘀血性腰痛极具特效，若能合理的配用不同疗法，则能极大地提高临床疗效。传统针灸重视局部用穴，董氏针灸注重远端取穴，"奇正"结合，远端相配可有极佳的临床疗效。

病案15 急性腰扭伤

赵某，男，73岁。2天前因外出不慎滑倒导致腰部损伤，当时仅感轻微活动受限，回家后腰部疼痛不敢活动，家人急送医院，经检查腰部软组织急性扭挫伤，嘱其回家卧床休息，外用药及口服止痛药物。在家2天患者十分痛苦，腰部不敢活动，始终保持一个姿势，故来诊。检查：经家人搀扶而来，腰部活动明显受限，腰部肌肉紧张，腰部大面积压痛明显，咳嗽时疼痛明显加剧。并牵及两侧小腹疼痛，以右侧明显，有时成窜痛感，小便受限。诊断为急性腰扭伤（闪腰岔气）。

治疗

（1）刺血：委中刺血。在委中区域点刺放血，使血自然而出，瘀血出尽即可。

（2）毫针处方：马金水、马快水、二角明、太冲。

治疗经过：经针刺得气后，让患者慢慢朝不同方向活动腰部，其活动幅度渐渐加大，疼痛缓解，留针30分钟后其疼痛较前大有改善，患者可轻微的活动腰部，经治疗3次，症状基本消失。

按： 急性腰扭伤，指腰部筋膜、肌肉、韧带、椎间小关节、腰骶关节的急性损伤，多因突然遭受间接暴力所致，俗称为"闪腰""岔气"。主要表现为伤后出现腰部急性疼痛，活动受限。本病病位在腰部经筋，与膀胱经、督脉等经脉关系密切。基本病机是腰部经络不通，气血瘀滞。急性腰扭伤是日常常见的病证，一般多发生于青壮年和体力劳动者。现代医学治疗尚无理想的方法，针灸是目前治疗本病所公认的优势方法，具有取穴少，作用强，见效快，不留后遗症等特点。目前传统针灸以报道治疗腰扭伤的有效单穴高达50多穴以上，最常用的有效单穴有人中、后溪、养老、腰痛穴、手三里、束骨、复溜、委中、支沟、睛明、中渚、承山、条口、太溪、跗阳、龈交异点、太冲等穴。这些穴位用之最多，若能正确地选择运用，可有立竿见影之效。笔者临床治疗过上百例的急性腰扭伤患者，所有患者均一次见效，多数在3次左右痊愈或基本痊愈。董氏针灸以二角明、马金水、马快水、水通、水金最为常用。笔者常以"奇正"结合方法用穴，疗效甚为满意。

针灸治疗急性腰扭伤当以远端用穴为主，针刺后需要让患者活动患部；若用穴准确，则针后立竿见影。

病案16　漏肩风（肩周炎）

田某，女，51岁。双侧肩部疼痛2个月余。患者2个月前无明显原因地出现双侧肩痛，以右侧为重，夜间加剧，外展、外旋、抬高均受限，受寒则加剧，得温则减轻。曾贴服膏药及他处针灸治疗未效，而来诊。检查：右侧肩前外部、肩外及肩后均有压痛，以肩前外侧为明显，左侧仅见前外侧压痛，舌质淡，苔薄白，脉沉细。诊断为漏肩风（肩周炎）。

治疗

毫针处方：条口透承山、阳陵泉、灵骨、大白、反后绝。

治疗经过：经针刺得气后，便捻针嘱患者不同方向活动肩部，十余分钟后患者即感疼痛有所缓解，起针后前后摇摆幅度增大，隔日1次治疗，4次治疗后仅感肩部轻微不适，自愿要求再针2次巩固。经过3个月随访肩部情况正常。

按：漏肩风又有"五十肩""肩凝症""冻结肩"等名称，这些病名明确了其病因，漏肩风说明本病的发生乃风寒侵袭肩部，寒凝血瘀而致；五十肩是指五十岁左右的人多发，五十岁左右由于阳明脉衰，气血不足，筋失所养，不荣则痛；肩凝症、冻结肩是指肩部气血瘀滞，组织粘连，关节活动受限，故名为冻结肩、肩凝症。本病病位在肩部筋肉，与手三阳、手太阴经密切相关。基本病机是肩部经络不通或筋肉失于气血温煦和濡养。无论是感受风寒，气血痹阻，或劳作过度，外伤损及筋脉，还是年老气血不足，筋骨失养，皆可导致本病。

本病早期以疼痛为主，表现为日轻夜重，疼痛多局限于局部，轻重不一，本期易于治疗，治疗及时，疗效甚佳，此期若能准确地辨经，正确地用穴，能立竿见影；粘连期疼痛逐渐减轻或消失，但肩关节活动受限逐渐加重，呈冻结状态，此时治疗较前难度加大，此期加强局部的活血化瘀，松解局部的粘连，配合远端用穴调其经脉气血；恢复期多数已基本恢复，个别的患者造成肌肉萎缩，治疗更加缓慢，治疗当以补益气血为主。

传统针灸治疗本病多以局部取穴为主，如肩部的肩髃、肩髎、肩贞、肩前、巨骨、天宗、曲垣、肩井、阿是穴等为常用，笔者在临床极少局部取穴，若是局部取穴多以特殊针法运用，如刺血、火针、刃针、滞针等特殊针法运用。毫针远端取穴，主要是辨经取穴，根据经络所行，主治所及，选取相应的穴位，顽固性的患者结合辨病性取穴，两者结合治疗本病甚效。董氏针灸与传统针灸的结合，极大地提高了临床疗效。

病案17　坐骨神经痛

谭某，男，67岁。患者自感右侧臀部向下沿着大腿及小腿后侧一直放射至足部，抽搐样疼痛，行走、坐卧皆感困难，咳嗽时疼痛加剧，夜间翻身困难，一种姿势不能持久。曾于某院检查诊断为继发性坐骨神经痛（腰椎间盘突出），口服药物及推拿治疗，未效而来诊。检查：见右臀部、大腿后缘及小腿后侧中部等压痛明显，直腿抬高试验阳性。舌质淡、苔白，脉弦紧，寸脉弱。诊断坐骨神经痛（太阳经）。

治疗

（1）刺血：金林穴，于患侧金林穴点刺放血，金林穴分别在胸椎5、6、7旁开6寸。

（2）毫针处方：取用健侧灵骨、大白，手五金、手千金；患侧束骨。

治疗经过：先刺血后，再毫针针刺，先取用健侧的灵骨、大白，让患者在床前下蹲、屈伸及行走等活动，然后再针刺健侧手五金、手千金，继续活动，七八分钟后患者感觉疼痛有所缓解，让患者上床，再针刺患侧束骨，留针30分钟后起针，患者疼痛较前缓解，治疗3次后症状已明显缓解，共治疗7次，诸症消失。2个月后随访，未见复发。

按：坐骨神经痛在中医学中称为"坐臀风"，属于中医学"痹证""腰腿痛"之范畴，其发生常与感受外邪、跌仆闪挫有关。本病病位主要在足太阳、足少阳经。基本病机是经络不通，气血瘀滞。凡感受风寒湿邪，痹阻经脉，或腰部跌仆闪挫，损伤筋脉，均可导致本病。临床主要表现为腰或臀、大腿后侧、小腿后外侧及足外侧的放射样、电击样、烧灼样疼痛。起病急骤，痛势剧烈，痛处固定，拒按者为实证；起病缓慢，痛势隐隐，喜揉按，伴腰酸软，倦怠乏力，脉沉细者为虚证。

临床将其分为原发性和继发性坐骨神经痛，临床主要以继发性坐骨神经痛为常见，根据坐骨神经受压的情况，又分为了根性坐骨神经痛和干性坐骨神经痛两种。坐骨神经来自腰4~5神经和骶1~3神经根组成，经梨状肌下孔出骨盆到臀部，在臀大肌深面向下行。根性坐骨神经痛的病位在椎管内脊神经根处，常继发于腰椎管狭窄、腰椎间盘突出症、脊柱炎、脊柱裂、脊柱结核、腰椎肿瘤等；干性坐骨神经痛的病变部位在椎管外沿坐骨神经分布区，常见于髋关节炎、骶髂关节炎、臀部损伤、盆腔炎及肿物、梨状肌综合征等疾病。

本病为针灸疗法的适应证，只要取穴准确，手法得当，治疗及时，一般都可获良效。传统针灸施治主要是循经取穴，此法取穴多，见效较慢，而笔者治疗多是下病上取，左病右取，右病左取的方法施治。通过临床实践来看，这种取穴法要远远优于传统的循经取穴。此种针法在《黄帝内经》中称为缪刺。《素问·缪刺论》载："左邪客于大络者，左注右，右注左，上下左右，与经相干，而布于四末，其气无常处，不入于经俞，命曰缪刺。"董氏针灸取穴治疗本病均以此法为主，配用动气针法、倒马针法、牵引针法合用，极大地提高了针刺疗效，这种取穴具有取穴少、见效快、疗效高的特点，笔者在临床治疗近200例患者，疗效满意，值得临床推广。

病案18 膝痛

宋某，女，65岁。患者于1年前无明显诱因地出现右膝疼痛，行走过多后加重，休息后痛减。曾于当地县级医院就诊，X线片见膝内侧关节间隙略窄，髌骨上下，胫骨髁棘，胫骨内外髁有轻度骨质增生，诊断为老年性骨性关节炎，服用中西药物及外贴膏药等治疗，未效。检查：右膝髌骨周围及内侧关节间隙压痛，见舌质红，少苔，脉沉细。诊断为膝痛（膝骨性关节炎）。

治疗

（1）刺血：三金穴，于患侧三金穴点刺放血，每周2次。

（2）毫针处方：健侧胆穴与心膝交替用针、曲池、心门，患侧太冲。

治疗经过：当第一次起针后患者即感膝部轻松，7次治疗后明显缓解，后隔日1次，再继续巩固治疗4次，诸症消失，恢复正常。

按：膝关节是全身关节中结构最复杂、最大所受杠杆作用最强，负重较多，不太稳定的关节，因此临床发病极为常见。膝关节的疾病一般称之为膝痛，在中医中又称为"膝痹"，又有"骨痹""筋痹""膝骨错缝"等名称。包括了现代医学多种疾病，如半月板损伤、滑膜炎、韧带损伤、髌骨软化症、滑囊炎、脂肪垫损伤、胫骨平台炎、膝关节增生等。本病病位在膝部筋骨，属于本虚标实。基本病机是气血瘀滞，筋骨失养。

目前发病率较前明显地增高，现代医学治疗尚缺乏有效方法，针灸治疗有较好的作用，传统针灸主要以局部取穴为主，局部取穴用穴多，痛苦性大，作用慢，笔者治疗本病主要以远端用穴为主，极少单纯的局部毫针针刺，局部取穴多是以火针或艾灸方法处理，配合毫针同用有很好的疗效。董氏针灸治疗膝痛则有佳效，用穴主要在上肢，病在下高取之，具有用穴少、见效快、疗效高，若同时配合刺血治疗其疗效更好，新病者以委中、阿是穴为主，久病者以三金穴为主。

病案19　踝关节扭挫伤

刘某，男，23岁，1天前打篮球时不慎扭伤右侧脚踝来诊。检查：患者右脚不敢着地，外侧脚踝及脚背明显肿胀，呈青紫色，在外踝下方及前方明显压痛。诊断为踝关节扭挫伤。

治疗

刺血：阿是穴。在踝关节肿胀压痛明显处点刺出血，然后加拔罐，使瘀血尽出。

毫针处方：小节、中白、下白。

治疗经过：先刺血，当刺血完成后，肿胀缓解，疼痛即感缓解。针刺小节穴后，让患者渐渐活动患处，其疼痛又减轻，再继针中白、下白，让患者在治疗室内行走，已经能着地，但尚不能用力，留针30分钟起针后，疼痛明显缓解。第2日复诊时仅感轻微疼痛，又继续针刺小节与中白、下白，经2次治疗而愈。

按：踝关节扭挫伤是各关节损伤中最多见的，尤其是外踝关节的损伤更为多见。本病的发生常与日常行走时踩空、弹跳或足部运动时用力过猛或不当等因素有关。本病病位在踝部筋络。基本病机是筋络不通。损伤后导致了踝关节软组织韧带损伤引起的踝关节肿胀、疼痛，甚至活动受限的一种病证。

本病目前在现代医学中尚无理想的方法，针灸可谓是简单实效的好方法，通过长期的临床实践来看，一般3次左右针刺即可恢复或基本恢复。传统针灸治疗常以局部取穴为主，局部取穴具有取穴多，见效慢的情况，笔者一般远离病患处取穴，尤其董氏针灸用穴更为特效，临床中以小节穴最为常用，本穴确为临床实用之穴，笔者单独以本穴或以本穴为主穴治疗了上百例的踝关节损伤患者，均取得了显著疗效，董氏针灸中还有常用的五虎四、五虎五、中白、下白、驷马等穴，这些用穴皆远离病患处，多能立效。如果病患处肿胀，先在肿胀处刺血拔罐，使瘀血尽出，再施以毫针治疗，就能立竿见影了。远端用穴，针刺后一定配合动气针法，否则疗效欠佳。笔者在传统针灸中取穴多根据同名经对应取穴的原理找压痛反应点，也具特效，也是治疗本病的有效实用的取穴方法。

病案20　足跟痛

周某，男，55岁。右侧足跟痛近1年。患者于1年前左右无名原因的出现右侧足跟痛，每于晨起落地时既感疼痛，走路时逐渐加重，随走路时间的延长疼痛而加重。于某院检查，X线显示跟骨轻度骨质增生，用药治疗未效，后行中药泡脚及他处针灸未效，故来诊。检查：右侧足跟底多处压痛，舌质淡，苔少，脉沉细。诊断为：足跟痛。

治疗

（1）刺血疗法：委中，患侧委中点刺放血，然后加拔罐出血3~5毫升即可。

（2）毫针处方：灵骨、五虎四、五虎五、足跟痛点。

治疗经过：经第1次治疗后，即有轻微的好转，治疗5次后明显好转，经治疗10次后仅有轻微的疼痛，继续巩固治疗3次，诸症消失。随访1年未见复发。

按：足跟痛是指跟骨下面、后面的疼痛性症状，主要包括跟骨骨刺、跟骨滑囊炎、跟骨骨垫炎、跟骨骨质疏松和跖筋膜起点筋膜炎等疾病。因此，跟痛症不是单独一个疾病，它是由各种足跟疾病所引起的一种症状，由跟骨本身及其周围软组织疾患所产生。

足跟痛在临床中并不少见，是常见病、多发病，尤其多见于中老年人。中医认为足跟位于人体底部，赖气血的周流不息而不断得到温煦与濡养，如劳累过度、外伤、劳损，导致筋骨气血失和，或外感风寒湿邪，足跟部气血循行不畅，气血阻滞，不通则痛；或肝肾亏虚，无以充骨生髓，筋脉失养，导致本病。足跟与肾关系密切，肾主骨，《灵枢·经脉第十》载：肾经"别入跟中"。因此传统针灸治疗本病主要以补肾为主，常以足跟处的肾经穴位为常用，如太溪、水泉、大钟、照海等穴位常用。火针对本病也有很好的作用，《灵枢·经筋篇》言："治在燔针劫刺，以知为数，以痛为输。"尤其对顽固性患者配用火针治疗极具特效。董氏针灸治疗本病皆是远端用穴，常用五虎五穴、灵骨穴、火全穴、后会穴，传统针灸远端取穴以足跟痛点（大陵穴压痛处）为常用。通过大量的临床经验来看，针灸治疗确具实效，具有简、便、廉、验的特点，值得临床推广。

病案21　痛风

包某，男，56岁。因昨夜突发右侧第一跖趾关节疼痛而来诊。患者于昨晚聚餐时突发右侧第一跖趾关节疼痛，夜间疼痛加剧，难以忍受，痛如针刺。检查：局部红肿、压痛明显，舌质红，苔黄腻，脉沉弦。诊断为痛风性关节炎。

治疗

（1）刺血：委中；大敦、隐白。于患侧的委中找瘀络点刺放血，再于患侧的大敦、隐白点刺放血，每周2次。

（2）毫针处方：足三里、丰隆、阴陵泉（透天凉手法），五虎二、五虎三穴，通关、通山穴，曲池、骨关、木关、太溪。

治疗经过：经1次治疗疼痛较前缓解，3次后疼痛基本消失，然后去掉五虎二、五虎三、曲池，加用董氏针灸之下三皇，继续巩固治疗4次，患者诸症消失，随访1年未见复发。

按：痛风之证已成为时下高发疾病，临床发病率呈明显上升趋势，痛风易反复发作，发作时疼痛极为剧烈，给患者造成严重的痛苦，有的全身形成痛风结石，导致关节变形。现代医学常以秋水仙碱控制急性关节炎的发作，或用促进尿酸排出的丙磺舒和抑制尿酸形成的别嘌呤醇等治疗，均以其副作用而不能久用，或难以根治，反复发作。针灸作为绿色疗法，已在临床广为运用。笔者近几年因在青岛沿海区域门诊工作，痛风患者更为多见，每年针灸治疗痛风患者二三十人，通过临床实践来看，无论即时止痛，还是长期疗效来看，均较满意。一般急性发作的患者，针灸2~3次可使疼痛基本缓解或完全缓解，缓解期治疗能够有效地降低尿酸，防止复发。笔者在临床以"奇正"结合法为主，配合中药调理多例尿酸增高的患者，经过治疗，尿酸均有不同程度的降低，说明针灸降低尿酸有确实的疗效。

病案22　不孕症

陈某，女，28岁，患者婚后5年一直未孕。3年前经某市级医院检查，确诊为巧克力囊肿伴多囊卵巢，巧克力囊肿经2次手术治疗（第一次术后复发又行第2次手术治疗），多囊卵巢综合征用中西医治疗，但一直不能有效排卵，故一直

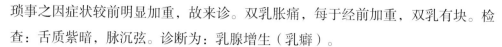

琐事之因症状较前明显加重，故来诊。双乳胀痛，每于经前加重，双乳有块。检查：舌质紫暗，脉沉弦。诊断为：乳腺增生（乳癖）。

治疗

毫针治疗：膻中、乳根、合谷、太冲、足三里、足三重。

治疗经过：于每月症状出现时开始治疗，到月经来潮时止，第一次治疗8天，第2次施治让患者月经前1周开始治疗，第2次治疗时患者已无症状。患者为巩固疗效，于第3个月经周期继续治疗5次。随访半年未见不适。

按：乳腺增生相当于中医之乳癖之范畴，本病多在经前、生气或劳累后乳房疼痛加重，肿块增大变硬。中医认为，本病的发生常与情志内伤、忧思恼怒等因素有关。本病病位在乳房，足阳明胃经过乳房，足厥阴肝经至乳下，足太阴脾经行于乳外，故本病与胃、肝、脾三经关系密切。基本病机是气滞痰凝，冲任失调。

本病是女性常见病，是乳房中的最高发疾病，占乳房疾病的70%以上。尤其时下快节奏的生活，家庭的不稳定性，使得本类疾病呈明显上升趋势，但现代医学尚缺乏有效的治疗方法，针灸治疗本病有良好的疗效，既能迅速改善症状，也能有效地达到治愈目的。

因为本病既不属于炎症，也非肿瘤的良性增生性疾病，愈后较好，针灸治疗同时要消除患者的恐惧心理，在治疗时调畅患者的心情十分关键，减轻患者的心理压力，解除不良情绪。本病施治时机极为关键，一般在症状出现前开始治疗，到月经来潮为止，不可忽视，这就是中医中所言的"因时制宜"的治疗原则。笔者通过董氏针灸与传统针灸相结合的方式施以治疗，更有效地提高了临床疗效。

病案25　甲状腺结节

张某，女，37岁，因于某市级医院体检时检查到甲状腺结节，根据TI-RADS5类分类标准，属于4B，医院建议手术治疗，患者拒绝手术，经人介绍来诊。检查：于颈部触摸及多个大小不等的结节，质地略硬，可移动。舌质略紫暗，苔薄白，有瘀点，脉沉弦。诊断为甲状腺结节（瘿瘤）。

治疗

毫针处方：膻中、内关、合谷、足三里、丰隆、三阴交、足三重、太冲。

治疗经过：用以上方案为基本方组施以治疗，每10次为1个疗程，每个疗程休息3天，治疗2个疗程后，调为隔日1次，再治疗1个疗程后复查，由4类降为3类，休息1周，继续治疗2个疗程复查，降为2类，即停止治疗。

按：甲状腺结节属于中医瘿瘤之范畴，属于局部异常增生引起的病变，是时下高发疾病，近几年发病率呈明显上升趋势，通过医学查体统计来看，在成人中发病率高达20%~70%或70%以上，尤其是女性患者更易高发，但现代医学对此尚无有效的保守方法，当检查为4类以上者，现代医学主张手术治疗，4类以下者，建议密切观察，可见现代医学对此治疗非常棘手。

中医认为，本病的发生主要与情志内伤、饮食及水土失宜等因素有关。本病病位在颈部喉结两旁，基本病机是气滞、痰凝、血瘀互结于颈部而致。近几年笔者通过针灸治疗了百余例的甲状腺结节患者，通过治疗疗效来看，临床疗效较为满意。因此笔者特举相关病案，并通过董氏针灸与传统针灸相结合的方法治疗取得了显著疗效，值得临床推广运用。结节越小疗效越好，囊性结节优于实性结节，笔者在临床中治疗最快的半个月可使结节消失。多数患者需要长程坚持治疗，否则疗效不佳，在治疗同时一定让患者放松情绪，减少心理压力，保持愉快的心情，对恢复极为重要。

病案26　甲状腺功能亢进

刘某，女，39岁。患者于5年前确诊为甲亢，曾服用甲硫咪唑、盐酸普萘洛尔等药物及中药治疗，症状时轻时重，反反复复。现在仍感心慌、气短、头晕，前颈部堵胀，怕热、多汗、疲乏，易于急躁，故来就诊。检查：双眼外突，眼球发胀，心率116次/分，舌质淡白，苔薄白，脉弦细数。诊断为突眼性甲亢（瘿病）。

治疗

毫针处方：膻中、通关、通山、足驷马穴、足三里、心常、内关、下三皇、火主。

治疗经过：每日1次，经治疗5次后心率正常，心率正常后通关、通山调为足千金、足五金，前15次每日1次，后调为隔日1次，共治疗1个月后，诸症消失，甲功检查正常。继续巩固治疗10次而停针，随访2年未见复发。

按：甲亢属于中医学"瘿病""心悸"等疾病范畴。本病主要表现为怕热、多汗、心悸、易怒、食欲亢进、消瘦、手指发抖等症状。病位在颈部瘿脉，病变波及肝、肾、心、脾胃，而以肝肾为主。中医认为，本病的发生与禀赋不足、情志内伤、饮食因素有关。

现代医学用药治疗有两大特点：一是病情不易稳定，容易反复发作；二是用药容易使甲亢导致甲低的发生。笔者在临床中曾遇到多例因甲亢服用药物而导致甲低就诊的患者，笔者通过长期的临床来看，针灸治疗具有良好的疗效，针灸治疗具有双向调节作用，既能迅速改善症状的作用，又有稳定的远期疗效，也不会导致甲低的发生，是值得临床推广运用的好方法。

病案26　肺结节

刘某，男，51岁。于1个月前查体发现肺结节，根据Lung rads分类法，定为3类，医院建议每半年一次复查。患者无咳嗽、咳痰，吸烟史33年，现每天吸一包烟左右。检查：肺部听诊无杂音，呼吸音正常，舌质略紫暗，苔黄腻，脉沉弦而略滑。

治疗

（1）刺血：四花中、外穴，膈俞、肺俞。于四花中、外找瘀络点刺出血，使之自然出血，血色变而止。肺俞、膈俞点刺放血加拔罐，每穴使之出血两三毫升即可。四花中、外穴与肺俞、膈俞交替运用，每周1次。

（2）毫针治疗：膻中、尺泽、内关、列缺透太渊、重子、重仙、火串。

治疗经过：以上述处方为基本方，在治疗期间根据患者的变化适当调整用穴，基本上为隔日1次治疗，共经治疗20次，经复查其结节较前明显好转改善。

目前各类结节性疾病（包括甲状腺结节、肺结节、乳腺结节等）呈明显的增高趋势，成为时下高发的一类顽固性症状，对于结节性一类疾病治疗，目前现代医学尚没有理想的方法，也无针对性药物，只能根据结节的情况选择手术治疗或静待观察发展。通过长期的针灸临床治疗来看，针灸治疗此类结节性疾病有着较好的疗效，通过针灸治疗可以有效的改善不同结节的发展，对于小结节能较快地达到消除目的，而对于较大的结节，针灸治疗也能明显的控制或明显的改善结节的发展，因此在针灸临床中就当进一步深入的研究，推广针灸疗法治疗本类疾病具有深远的意义。一是开创了有效的保守疗法解决了目前束手无策的局面，控制了此类结节的进一步发展；第二避免了西医的手术治疗，减少了痛苦，节约了费用。

病案27　荨麻疹

田某，女，27岁。反复发作性荨麻疹4年余。患者于4年前因腹膜炎时输注抗生素治疗后，渐出现全身瘙痒，抓挠处出现高出皮肤的风疹块，形状各异，面积逐渐扩大，继则连成片。之后每当受冷热及风邪刺激可引发，常以夜间与清晨晨起为重。曾间断性服用抗过敏药及中药治疗，病情时轻时重，反复发作。近几个月来症状较前加重，经常发作，故来诊。诊断为慢性荨麻疹。

治疗

（1）刺血：耳尖、耳背瘀络、膈俞。耳尖挤捏出血即可，耳背上1/3瘀络点刺出血，膈俞点刺加拔罐5分钟，使之出血2~3毫升即可，每周1次。

（2）毫针处方：曲池、足驷马、血海、风市、三阴交。隔日1次。神阙穴闪罐。

治疗经过：毫针处方与神阙穴闪罐均隔日1次，经治疗5次后，症状较前缓解，共治疗15次，仅个别部位偶有反复出现。继续每周2次神阙穴闪罐治疗，再继续4次后未再出现风团，观察半年未再复发。

按：荨麻疹又称为风疹，属于中医学瘾疹之范畴。是临床最为常见的皮肤黏膜过敏性疾病。中医学认为，本病的发生常与禀赋不耐、风邪侵袭，食用鱼虾荤腥食物等因素有关。本病病位在肌腹腠理。基本病机是营卫失和，邪郁腠理而致。

本病有急慢性两种，急性荨麻疹易于治疗，若治疗不及时或治疗不当则会迁延发展为慢性荨麻疹，慢性荨麻疹反复发作，不易治疗，往往缠绵难愈，短则数月，长则几十年不愈。现代医学治疗本病主要以抗过敏药治疗为主，一般是用之即效，药力过后就会再发，难以根治。针灸治疗有较好的疗效，在历代针灸文献中也有针灸治疗之记载。如《千金翼方·卷第二十八》曰："瘾疹，灸曲池二穴，随年壮，神良。"《针灸资生经》曰："合谷、曲池，疗大小人遍身风疹……肩髃，治热风瘾疹。曲池，治刺风瘾疹。"《神应经》曰："热风瘾疹：肩髃、曲池、曲泽、环跳、合谷、涌泉。"可见本病在针灸学中有较为丰富的临床经验。

笔者在临床中以董氏针灸结合传统针灸相合而用，具有更佳的临床疗效。通过长期的临床经验来看，刺血与神阙穴闪罐法对本病有特效，急性患者配合刺血疗法，慢性患者配合神阙穴闪罐法，可有显著疗效。笔者以神阙穴闪罐法为主治疗了多例慢性荨麻疹患者，获效非常理想，值得临床推广。

病案28　耳鸣、耳聋

肖某，女，28岁，患者双耳出现耳鸣伴听力减退2月余。患者于2个月前工作较为繁忙，渐出现了耳内鸣响，以左耳为重，并伴有轻微的听力减退，于某院就诊，诊断为神经性耳鸣，服用维生素B$_1$及甲钴胺等治疗，效不显，又与他处服用中药15剂，未见明显疗效而来诊。检查：舌质红，苔略黄，脉细弦。诊断为神经性耳鸣伴耳聋。

治疗

（1）外踝周围。于外踝周围找瘀络点刺出血，使之自然出血，每周1~2次。

（2）毫针处方：耳门透听会、翳风、液门、足驷马、风市、肾关、太冲、足临泣。

治疗经过：经第1次治疗起针后，患者即感耳鸣症状有所缓解，5次后右耳症状基本消失，左耳听力基本恢复，耳鸣也有明显好转。又经7次治疗，症状基本消失，后每周3次，又继续巩固治疗6次，一切恢复正常。随访3个月未见复发。

按：耳鸣、耳聋是日常常见的病证，是指听觉异常的两种症状。耳鸣以自觉耳内鸣响为主症，耳聋则以听力减退或听力丧失为主症，耳聋往往由耳鸣发展而来。现代医学治疗本病尚无理想的方法，尤其现代医学诊断为神经性耳鸣、耳聋者，几乎无有效方法，治疗较为棘手，针灸治疗有显著的疗效，是目前公认的有效方法，自古以来就积累了大量的临床经验。中医认为，本病的发生常与外感风邪、情志失畅、久病、年老体弱等因素有关。本病病位在耳，肾开窍于耳，少阳经入耳中，故本病与肝、胆、肾关系密切。实证多因外感风邪或肝胆郁火循经上扰清窍；虚证多因肾精亏虚，耳窍失养。基本病机是邪扰耳窍或耳窍失养。临床虽然分为虚实两证，但从长期的临床来看，患者病因多为虚实夹杂而致，因此临床应面对具体患者进行正确的分析，明确虚实之因。其治疗多是扶正与祛邪并举。

笔者治疗本病多是"奇正"结合，远近配合的方法运用，董氏针灸注重远端用穴，传统针灸注重耳周围的局部用穴，笔者既配合远端用穴，也配合局部用穴，局部用穴多以深刺强刺激为主，远端用穴虚者补之，实者泻之。笔者以上述方法治疗七十余例患者，临床取穴满意。

病案29　中风偏瘫后遗症

张某，女，58岁。患者左侧半身不遂46天。患者于46天前发生脑血栓，住院治疗20天，病情稳定后出院，继在他处针灸并口服中西药物治疗半月，但疗效不理想，故来诊。检查见：患侧臂痛挛急，手臂能左右动，但不能抬举，手指不能屈伸，左侧下肢无力，且发凉，行走艰难，需要别人搀扶下可行走十几步，纳食可，二便尚调。血压158/95mmHg，舌质淡润，苔白，脉沉细。诊断为中风偏瘫后遗症。

治疗

毫针处方：健侧木穴，健侧灵骨、大白、足三重、风市、肩中，患侧尺泽、腕骨，双侧水通、水金、肾关、足三里、曲池及百会。

治疗经过：先针健侧的木火穴7分钟（后每次递减1分钟），起针后再针百会，健侧的灵骨、大白，让患者在诊室内行走活动，再针健侧足三重，嘱患者活动患侧，将健侧穴位由上而下针刺，然后再针患侧穴位，第1次取针后，患者即感左侧下肢较前有力。5次治疗后，上肢疼痛未再发作，挛急缓解，且上肢自己已能稍微抬起，抬腿较前进步。再针7次后，上肢能抬至平肩处，手指并能开始屈伸，但还不能持物，下肢能够扶拐行走。之后隔日1次，治疗5次，症状较前大有改善，手已能持物，不用拐杖可以行走。

按：中风是目前发病率高、死亡率高、致残率高、复发率高的四高疾病，是当前严重困扰人类健康的重要疾病，现代医学在本病急性期治疗较为理想，但是后遗症的治疗在现代医学中尚缺乏有效的方法，针灸治疗有较为确实的作用，是目前全世界公认的有效方法，也是目前各医院针灸科就诊最多的疾病之一。若能够及时采取正确的治疗方法，均有较好的疗效。董氏针灸治疗本病有着较好的作用，尤其董师当年以董氏针灸治疗柬埔寨总统朗诺的中风后遗症引起了世界医学界的高度关注。传统针灸治疗本病也有毋庸置疑的疗效，如当今针灸界名家石学敏院士所创立的醒脑开窍法治疗本类疾病取得了显著疗效，得到了世界的公认，在临床中已广泛推广运用。若将两者优势结合运用，其疗效更为显著，笔者通过"奇正"结合法的联合运用，治疗了高达二百余例的相关患者，其治疗方法是以董氏针灸为主，传统针灸为辅，重用健侧，以患侧为辅，重视动气针法运用，临床收效极为满意，值得临床推广运用。

病案30　疝气

黄某，男，68岁。患者于2个月前因收拾院子过度用力而致小腹胀痛，痛连睾丸，站立用力时左囊肿大，疼痛明显，故在当地县级医院就诊，诊断为疝气，建议手术治疗，患者不接受手术方法，即到某中医诊所喝中药治疗，服用半个月中药，感觉疗效不明显而来就诊。检查：患者站立时肿块出现，平躺下后能够恢复，舌质淡，苔白，脉沉弦。诊断：狐疝。

治疗

刺血：内踝至三阴交区域。在内踝至三阴交区域找瘀络点刺放血，使之自然出血即可，每周1次。

毫针处方：大间、小间、浮间、外间、大敦、太冲、火包、气海、关元、足三里。

治疗经过：大间、小间与浮间、外间交替用针，气海、关元与足三里温针灸，大敦、太冲毫针刺，每日1次，并嘱患者卧床休息，少站立，不干重体力活动，经治疗3次后患者即感症状改善，继续治疗12次，诸症消失，随访3个月未见复发。

按：疝气又称为"小肠气""偏坠"。本病是以少腹、睾丸、阴囊等部位肿大、疼痛为主症的一种病证。中医学认为，本病的发生常与感受寒湿、劳累过度、年老体衰等因素有关。本病病位在少腹及前阴，前阴在任脉循行线上，任脉为病，内结七疝；足厥阴肝经过阴器、抵少腹，其病则溃疝，妇人少腹肿，故本病与任脉、足厥阴肝经密切相关。基本病机是寒湿、湿热阻络或脉失所养。

本病现代医学主要以手术方法治疗为主，手术治疗具有痛苦性大、费用高、易复发等特点，针灸有较好的疗效，可以有效地治愈，免除手术治疗。在治疗时一定要减少患者的活动，尤其是重体力活动，避免咳嗽、哭闹，适当增强营养。针灸治疗本病有较早的历史记载，尤其针与灸结合并用其效更佳。笔者通过"奇正"结合法，针与灸并用，治疗疝气具有特效，笔者根据以上方法治疗十几例患者，临床收效满意。

董氏针灸穴位索引

（以汉语拼音为序）